面向人民健康
提升健康素养

相约健康百科丛书

面向人民健康
提升健康素养

相约健康百科丛书

心理健康系列

用爱照亮童年

主审 陆林

主编 王小平

人民卫生出版社
·北京·

丛书专家指导委员会

主任委员　陈　竺

副主任委员　李　斌　于学军　王陇德　白书忠

委　　员　（院士名单按姓氏笔画排序）

于金明　马　丁　王　辰　王　俊　王松灵
王建安　田金洲　付小兵　乔　杰　邬堂春
庄　辉　李校堃　杨宝峰　邱贵兴　沈洪兵
张　强　张伯礼　陆　林　陈可冀　陈孝平
陈君石　陈赛娟　尚　红　周宏灏　郎景和
贺福初　贾伟平　夏照帆　顾东风　徐建国
郭应禄　黄荷凤　葛均波　董尔丹　董家鸿
韩济生　韩雅玲　詹启敏

丛书工作委员会

主任委员　李新华

副主任委员　徐卸古　何　翔　杨　峰　孙　伟
孙　巍　裴亚军　武留信　王　挺

委　　员　（按姓氏笔画排序）

王凤丽　王丽娟　皮雪花　朱　玲　刘　彬
刘召芬　杜振雷　李　祯　庞　静　强东昌
鲍鸿志　谭　嘉

本书编委会

主　审　陆　林

主　编　王小平

副主编　柯晓燕　高雪屏　欧建君

编　者　（按姓氏笔画排序）

马　筠　武汉市精神卫生中心
王　我　重庆医科大学附属大学城医院
王小平　中南大学湘雅二医院
王晨阳　南京医科大学附属脑科医院
卢　瑾　昆明医科大学第一附属医院
卢建平　深圳市康宁医院
申艳梅　中南大学湘雅二医院
朱　峰　苏州市广济医院
刘华清　北京回龙观医院
刘剑波　深圳市康宁医院
刘寰忠　安徽医科大学附属巢湖医院
孙　凌　天津市安定医院
孙锦华　复旦大学附属儿科医院
杨　莉　北京大学第六医院
何　凡　首都医科大学附属北京安定医院
何玉琼　中南大学湘雅二医院
况　利　重庆医科大学附属第一医院
陈　旭　首都医科大学附属北京安定医院
欧建君　中南大学湘雅二医院
罗学荣　中南大学湘雅二医院
胡珍玉　宁波大学附属康宁医院
柯晓燕　南京医科大学附属脑科医院
钟　慧　合肥市第四人民医院
高雪屏　中南大学湘雅二医院
曹庆久　北京大学第六医院
崔夕龙　中南大学湘雅二医院
崔永华　首都医科大学附属北京儿童医院
程文红　上海交通大学附属上海精神卫生中心
舒　畅　武汉大学人民医院

学术秘书　申艳梅　中南大学湘雅二医院
　　　　　何玉琼　中南大学湘雅二医院

陈竺院士

说健康

相约健康百科丛书

总　序

人民健康是现代化最重要的指标之一，也是人民幸福生活的基础。党的二十大报告明确到 2035 年建成健康中国。社会各界，尤其是全国医疗卫生工作者，要坚持以人民为中心的发展思想，把保障人民健康放在优先发展的战略位置，加快推进健康中国建设，全方位全周期保障人民健康，为实现“两个一百年”奋斗目标、实现中华民族伟大复兴的中国梦打下坚实的健康基础，为共建人类卫生健康共同体作出应有的贡献。

为助力健康中国建设，提升人民健康素养，人民卫生出版社（以下简称“人卫社”）联合相关学（协）会、平台、媒体共同策划，整合各方优势、创新传播途径，打造高质量的纸数融合立体化传播健康知识普及出版物《相约健康百科丛书》（以下简称“丛书”）。丛书通过图书、新媒体、互联网平台等全媒体，努力为人民群众提供全生命周期的健康知识服务。在深入了解丛书的策划方案、组织管理和工作安排后，我欣然接受了邀请，担任丛书专家指导委员会主任委员，主要基于以下考虑。

建设健康中国，人人享有健康。党的十八大以来，以习近平同志为核心的党中央一直高度重视、持续推动健康中国建设。2016 年党中央、国务院印发的《“健康中国 2030”规划纲要》指出，推进健康中国建设，是全面建成小康社会、基本实现社会主义现代化的重要基础，是全面提升中华民族健康素质、实现人民健康与经济社会协调发展的国家战略。健康中国的主题是“共建共享、全民健康”，共建共享是基本路径，全民健康是根本目的。人人参与、人人尽力、人人享有，实现全民健康，需要全社会共同努力。党的二十大对新时代新征程上推进健康中国建设作出新的战略部署，赋予了新的任务使命，提出“把保障人民健康放在优先发展的战略位置，完善人民健康促进政策”。丛书建设抓住了健康中国建设的核心要义。

提升健康素养，需要终身学习。健康素养是人的一种能力：它能够帮助个人获取和理解基本的健康信息和服务，并能运用其作出正确的判断和决定，以维持并促进自己的健康。2008 年 1 月，卫生部发布《中国公民健康素养——基本知识与技能（试行）》，首次以政府文件的形式界定了居民健康素养，我很高兴签发了这份文件。此后，我持续关注该工作的进展和成效。经过多年的不懈努力，我国健康素养促进工作蓬勃发展，居民健康素养水平从 2009 年的 6.48% 上升至 2021 年的 25.4%，人民健康状况和基本医疗卫生服务的公平性、可及性持续改善，主要健康指标居于中高收入国家前列，为以中国式现代化全面推进中华民族伟大复兴奠定了坚实的健康基础。健康素养需要持续地学习和养成，丛书正是致力于此。

健康第一责任人，是我们自己。2019 年 12 月，十三届全国人大常委会第十五次会议通过了《中华人民共和国基本医疗卫生与健康促进法》，该法第六十九条提出“公民是自己健康的第一责任人，树立和践行对自己健康负责的健康管理理念，主动学习健康知识，提高健康素养，加强健康管理。倡导家庭成员相互关爱，形成符合自身和家庭特点的健康生活方式。”从国家法律到健康中国战略，都强调每个人是自己健康的第一责任人。只有人人都具备了良好的健康素养，成为自己健康的第一责任人，健康中国才有了最坚实的基础。丛书始终秉持了这一理念，能够切实帮助读者承担起自己的健康责任。

接受丛书编著邀请后，我多次听取了丛书工作委员会和人卫社的汇报，提出了一些建议，并录制了“院士说健康”视频。我很高兴能以此项工作为依托，为人民健康多做些有意义的工作。丛书工作委员会和人卫社的同仁们一致认为，这件事做好了，对提高国民特别是青少年健康素养意义重大！

2022 年 11 月，在丛书启动会议上，我提出丛书建设要做到心系于民、科学严谨、质量第一、无私奉献四点希望。2023 年 9 月，丛书“健康一生系列”正式出版！丛书建设者们高度负责、团结协作，严谨、创新、务实地推进丛书建设，让我对丛书即将发挥的作用充满了信心，也对健康科普工作有了更多的思考。

一是健康科普工作需把社会责任放在首位。丛书为做好顶层设计，邀请一批院士担任专家指导委员会的成员。院士们的本职工作非常繁忙，但他们仍以极高的热情投入丛书建设中，指导把关、录制视频，担任健康代言人，身体力行地参与健康科普工作。全国广大医务工作者也要积极行动起来，把社会责任放在首位，践行习近平总书记提出的“科技创新、科学普及是实现创新发展的两翼”之工作要求，把健康科学普及放在与医药科技创新同等重要的位置，防治并重，守护人民健康。

二是健康科普工作应始终心系于民。健康科普需要找准人民群众普遍关心的健康问题，有针对性地开展工作，方能事半功倍。丛书每一个系列都将开展健康问题征集活动，“健康一生系列”收集了两万余个来自大众的健康问题，说明人民群众的健康需求是旺盛的，对专家解答是企盼的。丛书组织专家对这些问题进行了认真的整理、分析和解答，并在正式出版前后组织群众试读活动，以不断改进工作，提升质量，满足人民健康需求，这些都是服务于民的重要体现。丛书更是积极尝试应用新技术新方法，为科普传播模式创新赋能，强化场景化应用，努力探索克服健康科普“知易行难”这个最大的难题。

三是健康科普工作须坚持高质量原则。高质量发展是中国式现代化的本质要求之一。健康科普工作事关人民健康，须遵从“人民至上、生命至上”的理念，把质量放在最重要的位置，以人民群众喜闻乐见的方式，传递科学的、权威的、通俗易懂的健康知识，要在健康科普工作中塑造尊重科学、学习科学、践行科学之风，让“伪科学”“健康谣言”“假专家”无处遁形。丛书工作委员会、各编委会坚持了这一原则，将质量要求落实到每一个环节。

四是健康科普工作要注重创新。不同的时代，健康需求发生着变化，健康科普方式也应与时俱进，才能做到精准、有效。丛书建设模式创新也是耳目一新，比如立足不同的应用场景，面向未来健康需求的无限可能，设计了“1+N”的丛书系列开放体系，成熟一个系列就开发一个；充分发挥专业学（协）会和权威专家作用，对每个系列的分册构建进行充分研讨，提出要从健康科普“读者视角”着眼，构建具有中国特色的国民健康知识体系；精心设计各分册内容结构和具有中华民族特色的系列 IP 形象；针对人民接受健康知识的主要渠道从纸媒向互联网转移的特点，设计纸数融合图书与在线健康知识问答库结合，文字、图片、视频、动画等联动的全媒体传播模式，全方位、全媒体、全生命周期服务人民健康等。

五是健康科普工作需要高水平人才队伍。人才是所有事业的第一资源。丛书除自身的出版传播外，着眼于健康中国建设大局，建立编写团队组建、遴选与培养的系列流程，开展了编写过程和团队建设研究，组建来自全国，老、中、青结合的高水平编者团队，且每个分册都通过编写过程的管理努力提升作者的健康科普能力。这项工作非常有意义。希望未来，越来越多的卫生健康工作者能以高度的社会责任感、职业使命感，以无私奉献的精神参与到健康科普工作中，以更多更好的健康科普精品，服务人民健康。

衷心希望，通过驰而不息的建设，丛书能让健康中国、健康素养、健康第一责任人的理念深入人心，并转化为建设健康中国的重要动力，成为国民追求和促进健康的重要支撑。

衷心希望，能以大型健康科普精品丛书为依托，培养一支高水平的健康科普作者队伍，增强文化自信的建设力量，从而更好地为中华民族现代文明贡献健康力量。

衷心希望，读者朋友们积极行动起来，认真汲取《相约健康百科丛书》中的健康知识，把它们运用到自己的生活里，让自己更健康，也为健康中国建设作出每个公民的贡献！

中国红十字会会长
中国科学院院士
丛书专家指导委员会主任委员 陈竺

2023 年 7 月

相约健康百科丛书

出版说明

健康是幸福生活最重要的指标，健康是 1，其他是后面的 0，没有 1，再多的 0 也没有意义。提升健康素养，是提高全民健康水平最根本、最经济、最有效的措施之一。党的二十大报告要求，加强国家科普能力建设，深化全民阅读活动。习近平总书记指出，科技创新、科学普及是实现创新发展的两翼，要把科学普及放在与科技创新同等重要的位置。在这一重要指示精神的指引下，人民卫生出版社（以下简称“人卫社”）努力探索让科学普及这“一翼”变得与科技创新同样强大，进而助力创新型国家建设。经过深入调研，团结广大医学科学家、健康传播专家、学（协）会、媒体、平台，共同策划出版《相约健康百科丛书》（以下简称“丛书”）。

为了帮助读者更好地了解和使用丛书，特将出版相关情况说明如下。

一、丛书建设目标

丛书努力实现五个建设目标，即：高质量出版健康科普精品，培养优秀的健康科普团队，创新数字赋能传播模式，打造知识共建共享平台，最终提升国民健康素养，服务健康中国行动落实和中华民族现代文明建设。

二、丛书体系构建

1. 丛书各系列分册设计遵从人民至上的理念，突出读者健康需求和视角。各系列的分册设计经过多轮专家论证、读者健康需求调研，形成从读者需求入手进行分册设计的共识，更好地与读者形成共鸣，让读者愿意读、喜欢读，并能转化为自身健康生活方式和行为。

比如，丛书第一个系列“健康一生系列”，既不按医学学科分类，也不按人体系统分类，更不按病种分类，而是围绕每个人在日常生活中会遇到的健康相关问题和挑战分类。这个系列分别针对健康理念养成，到人生面临的生、老、病问题，再到每天一睁眼要面对的食、动、睡问题，最后到更高层次的养、乐、美问题，共设立 10 个分册，分别是《健康每一天》《健康始于孕育》《守护老年健康》《对疾病说不》《饮食的健康密码》《运动的健康密码》《睡眠的健康密码》《中医养生智慧》《快乐的健康密码》和《美丽的健康密码》。

2. 丛书努力构建从健康知识普及到健康行为指导的全生命周期全媒体的健康知识服务体系。依靠权威学（协）会和专家的反复多次研究论证，从读者的健康需求出发，丛书构建了“1+N”系列开放体系，即以“健康一生系列”为“1”；以不同人群、不同场景的不同健康需求或面临的挑战为“N”，成熟一个系列就开发一个系列。“主动健康系列”“应急急救系列”“就医问药系列”“康养康复系列”“肿瘤防治系列”“心理健康系列”“口腔健康系列”“健康体检系列”在“十四五”期间陆续启动和出版。

3. 丛书建设有力贯彻落实“两翼论”精神，推动健康科普高质量创新发展。丛书除自身的出版传播外，还建立编写团队组建、遴选与培养的系列流程，开展了编写过程和团队建设研究，组建来自全国，老、中、青结合的高水平编者团队，并通过编写过程的管理努力提升作者的健康科普能力。丛书建设部分相关内容还努力申报了国家“十四五”主动健康和人口老龄化科技应对重点专项；以“《相约健康百科丛书》策划出版为基础探索全方位、立体化大众科普类图书出版新模式”为题，成功获得人卫研究院创新发展研究项目支持。

三、丛书创新特色

1. 体现科学性、权威性、严谨性。为做好丛书的顶层设计、项目实施和编写出版工作，保障科学性，成立丛书专家指导委员会、工作委员会和各分册编委会。

第十二届、十三届全国人大常委会副委员长，中国红十字会会长陈竺院士担任丛书专家指导委员会主任委员，国家卫生健康委员会副主任李斌、中国计划生育协会常务副会长于学军、中华预防医学会名誉会长王陇德院士、中国健康促进基金会创会理事长白书忠等担任副主任委员，三十余位院士应邀担任委员。专家们积极做好丛书顶层设计、指导把关工作，录制“院士说健康”视频，审阅书稿，甚至承担具体编写工作……他们率先垂范，以极高的社会责任感投入健康科普工作，为全国医务工作者参与健康科普工作树立了榜样。

人民卫生出版社、中国健康促进基金会、中国计划生育协会、中华预防医学会、中国科普研究所、全国科学技术名词审定委员会、健康报社、新华网客户端《新华大健康》等机构负责健康科普工作的领导和专家组成了丛书工作委员会，并成立了丛书工作组，形成每周例会、专题会、组建专班等工作机制，确保丛书建设的严谨性和高质量推进。

各系列各分册编委会均由相关学（协）会、医学院校、研究机构等领域具有卓越影响力的专家组成。专家们面对公众健康需求迫切，但优秀科普作品供给不足、科普内容良莠不齐的局面，均以极大的热忱投入丛书建设与编写工作中，召开编写会、审稿会、定稿会等各类会议，对架构反复研究，对内容精益求精，对表达字斟句酌，为丛书的科学性、权威性和严谨性提供了可靠保证。

2. 彰显时代性、人民性、创新性。习近平总书记在文化传承发展座谈会上发表重要讲话，强调“在新的起点上继续推动文化繁荣、建设文化强国、建设中华民族现代文明，是我们在新时代新的文化使命”。丛书以“同中国具体实际相结合、同中华优秀传统文化相结合”理念为指导，彰显时代性、人民性、创新性。

丛书高度重视调查研究工作，各个系列都会开展面向全社会的问题征集活动，并将征集到的问题融入各个分册。此外，在正式出版前后都专门开展试读工作，以了解读者的真实感受，不断调整、优化工作思路和方法，实现内容“来自人民，根植人民，服务人民”。

在丛书整体设计和 IP 形象设计中，力求用中国元素讲好中国健康科普故事。丛书在全程管理方面始终坚持创新，在书稿撰写阶段，即采用人卫投审稿平台数字化编写方式，从源头实现“纸数融合”。在图书编写过程中，同步建设在线知识问答库。在图书出版后，实现纸媒、电子书、音频、视频同步传播，为不同人群的不同健康需求提供全媒体健康知识服务。

3. 突显全媒性、场景性、互动性。丛书采取纸电同步方式出版，读者可通过数字终端设备，如电脑、手机等进行阅读或“听书”；同时推出配套数字平台服务，读者可通过图书配套数字平台搜索健康知识，平台将通过文字、语音、直播等形式与读者互动。此外，丛书通过对内容的数字化、结构化、标引化，建立与健康场景化语词的映射关系，构建场景化知识图谱，利用人们接触的各类健康数字产品，精准地将健康知识推送至需求者的即时应用现场，努力探索克服健康科普“知易行难”这个最大的难题。

四、丛书的读者对象、内容设计和使用方法

参照《中国公民健康素养 66 条》锁定的目标人群，丛书读者对象定为接受九年义务教育及具备以上文化水平的人群，采用问答形式编写，重点选择大众日常生活中“应知道”“想知道”“不知道”和“怎么办”的问题。丛书重在解决“怎么办”，突出可操作性，架起大众对“预防为主”和“一般健康问题”从“为什么”到“怎么办”的桥梁，助力从“以治病为中心”向“以健康为中心”转变。

丛书是一套适合普通家庭阅读、查阅和收藏的健康科普书，覆盖日常生活中会遇到的常见健康问题。日常阅读，可以有效提升健康素养；遇到健康问题时查阅对应内容，可以达到答疑解惑、排忧解难的目的。此外，丛书还配有丰富的富媒体资源，扫码观看视频即可接收来自专家针对具体健康问题的进一步讲解。

《庄子·内篇·养生主》提醒我们：“吾生也有涯，而知也无涯，以有涯随无涯，殆已！”如何有效地让无穷的医学知识转化为有限的健康素养，远远不止“授人以渔”这么简单，这需要以大型健康科普精品出版物为依托，培养一支高水平的健康科普作者队伍；需要积极推进相关领域教育、科技、人才三位一体发展，大力弘扬科学精神和科学家精神；还需要社会各界积极融健康入万策，并在此基础上努力建设健康科学文化，增强文化自信的建设力量，从而更好地为中华民族现代文明建设贡献健康力量。

衷心感谢丛书建设者们和读者们的大力支持，让我们共同努力，为健康中国建设和中华民族现代文明建设作出力所能及的贡献。

丛书工作委员会

2023 年 7 月

前　言

儿童的精神世界就像一片繁茂而敏感的花苗，阳光、雨露、土壤的细微变化都可能影响花苗的生长。另外，处于儿童期的孩子们也很难用清晰的言语表达自己的情绪或困惑。他们的“不安”可能隐藏在频繁的哭闹中，或隐藏在看似任性的行为背后。近年来，儿童青少年的心理健康问题日益受到关注。每一位家长都希望孩子能够健康快乐地成长，拥有健全的身体和心理。然而，面对孩子的行为和情绪表现，许多家长却陷入了困惑与焦虑之中。一方面，家长们可能完全无法察觉或忽视了孩子潜在的心理问题，错过了早期识别和干预的最佳时机；另一方面，又可能对孩子生长发育过程中的正常心理和行为过度担忧，疑神疑鬼，惶惶不可终日。这种困境，不仅让家长们感到无助，也可能对孩子产生不必要的压力。为了帮助家长们走出迷茫，为孩子们的心理健康保驾护航，我们组织专家编写了本书。

本书共分为五章，遵循儿童从出生至青春前期（12~14 岁）的身心发展规律，精心编撰了百余个主题，系统地涵盖了儿童多个重要的发展领域。第一章聚焦于“认知与语言的发展”，深入探讨了孩子好奇心的培养、记忆能力的形成、语言学习的特点，以及异常发展问题的识别与干预。第二章深入剖析了“社交与情感的发展”，从亲子关系的建立、同伴游戏的重要性到社交技能的培养，再到情绪问题的识别与干预，全方位地指导家长如何帮助孩子建立良好的人际关系。第三章着重探讨了“情绪与压力的管理”，详细介绍了儿童期焦虑、抑

陆林院士
说健康

郁、强迫等常见情绪与行为问题的表现、成因及应对策略，帮助家长给予孩子科学的支持和引导。第四章围绕“学习与注意力”展开，分析了学习技能的发展轨迹、学习困难的成因与干预方法，以及多动症等注意力问题的识别与治疗，助力家长为孩子打造高效的学习环境，提升学习能力。第五章则关注了其他“需关注的行为与问题”，例如抽动障碍、遗尿症等，为家长提供了全面的识别与干预建议，确保孩子的全面发展。个中精彩，留待家长们从本书中细细品味。

在未来的日子里，随着社会对儿童青少年心理健康的关注度不断提高，我们相信通过科学的教育和引导，能够为孩子们创造一个更加健康、快乐的成长环境。本书的编写与出版，正是希望成为家长们在育儿道路上的一盏明灯，照亮孩子们的童年心灵，守护他们的成长之路。让我们携手共进，为孩子们的未来打下坚实的心理健康基础，让他们在爱与关怀中茁壮成长，绽放属于自己的光彩。

王小平

2025 年 4 月

心理健康系列

目 录

第一章 认知与语言——解锁成长密码

第一章

认知与语言
——解锁成长密码

一

正常的认知和语言发展

1. 为什么宝宝看到**新奇的**东西会**伸手去抓**

关键词

好奇心 探索性行为

宝宝天生就有好奇心，主动探索外部世界是好奇心的生动体现。当宝宝感受到安全时，在好奇心的驱使下也会出现各种探索性行为，例如家长们经常见到宝宝看到新奇的东西时会伸手去抓。

专家说

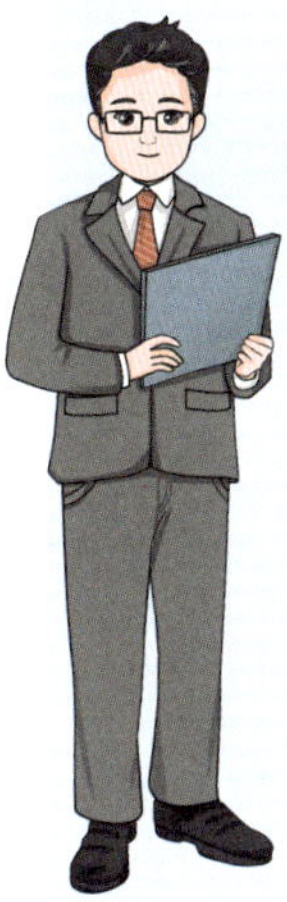

（1）宝宝好奇心是如何发展的?

好奇心的发展是一个循序渐进、由浅入深、从单一到复杂的过程。宝宝的好奇心主要体现在对周围环境的初步感知上，他们通过听觉、视觉、嗅觉、触觉等来探索世界，当他们能够抓握时，会对身边的玩具或者物品产生好奇。这种探索性行为看似简单，但是却标志着他们主动地与外界开始互动。1~3 岁儿童的好奇心主要是通过动作来表达，他们会到处爬或走，去探索家里的各个角落，并对各种物体的功能产生好奇。学龄前儿童的好奇心范围会更广，他们进入广泛探索的兴趣阶段，会对自然现象、动植物、社会生活等各个方面都充满好奇。学龄前儿童不再仅仅满足于简单的观察和提问，他们会主动探究，例如做手工活动时，他们会尝试用不同的材料和方法来制作玩具。学龄期儿童进入了系统学习与好奇心互动阶段，他们的好奇心受到逻辑思维的引导，这种以逻辑思维为基础的好奇心探索方式使他们能够更深入、更科学地了解事物的本质，为未来的学习和研究打下良好的基础。

（2）家长如何培养宝宝的好奇心？

家长可以根据自身条件采取提供相对丰富的物质环境、营造宽松的心理环境、不断引导宝宝采用多样的探索方法，并恰当运用自身榜样的作用等策略培养宝宝的好奇心。第一，适当的变化和丰富性有助于促进培养宝宝的好奇心和探索能力，环境中可同时放置新和旧的物品玩具。第二，要允许宝宝“犯错误”“搞破坏”，不要用“不许扔”“别弄乱了”之类的话来阻止宝宝。第三，我们还可以经常描述或者询问宝宝正在探索的物品来鼓励宝宝的好奇心，例如常说“你看到什么啦？”或“你发现什么啦？”等。第四，如果家长和宝宝之间能形成安全的依恋关系，宝宝会把家长当作“安全基地”，从而变得勇敢、活跃，出现更多的探索性行为。

健康加油站

家长碰到好奇宝宝该怎样办？

家长碰到好奇宝宝，首先要理解到好奇心和探索性行为在促进宝宝的认知、社交、情感和身体发展方面发挥着很重要的作用。其次要掌握如何提高宝宝好奇心的小技巧。一般来说新奇的、不确定的刺激容易引发孩子的好奇心和探索式行为，但要注意刺激的程度与频率。例如当周围的刺激和宝宝曾经接触的差异过大时，会使宝宝感到不安、害怕，反而产生回避行为；当周围环境过于熟悉可能会让宝宝觉得无聊，从而失去好奇心。最后，还需要特别注意的是，所有的刺激都是相对而言的，家长们要结合自己宝宝的气质类型等个体差异，为增加宝宝的探索式行为提供适宜的环境。

（柯晓燕　蒋佶颖）

关键词

记忆　信息储存　回忆

2. 为什么孩子会记得他们最**喜欢**的玩具**放在哪里**

孩子的记忆能力是其认知发展的重要组成部分之一，具有鲜明的特点和规律。儿童记忆力的好坏会受到多种因素的影响，不少家长有一些相似的经历，例如家长特别希望孩子能记住某件重要的事情，就会反复地提醒或强调，可最终孩子还是没记住，但是他们对于自己喜欢的东西却相反，数量有多少、具体放在哪里，都能记得清清楚楚。这背后蕴藏着怎样的科学道理呢？值得我们共同探讨和研究。

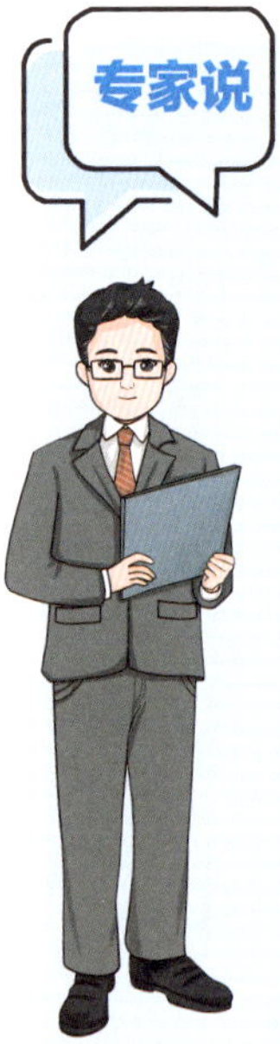

（1）记忆在人脑中是如何形成的?

记忆行为是一个复杂的过程，涵盖了信息的输入、储存与提取三个关键环节。在输入阶段，人们通过视觉、听觉、触觉等多种感觉积极摄取外界信息。然后，大脑初步筛选、整合及编码信息，使之条理化，并与已有知识及经验进行融合，建立记忆联结。随后进入储存阶段，信息首先暂存于感觉记忆，其间，大脑筛选剔除大量冗余信息，仅保留关键信息后转入工作记忆进行深度加工，借助重复与联想等策略，迁移至长时记忆。最后是提取阶段，当人们需要回忆某个特定的事件或物品时，大脑会启动检索机制，依据环境线索、情感及个人经验，从长时记忆中筛选并呈现出相关信息。

（2）正常儿童记忆的发展规律是怎样的?

儿童记忆的发展是一个逐步成熟的过程。0~6 月龄的宝宝记忆能力初显，仅能短暂记住周围事物，例如通过气味记住母亲。但此时他们尚未形成客体恒常性，玩具被遮盖后，就会停止寻找，仿佛玩具消失了。7~12 月龄的宝宝记忆范围扩展，能短暂回想起不在眼前之物，例如 12 月龄的宝宝，玩具被遮盖 3 秒后还能找到。他们开始明白物体从视线消失后仍然存在。1~3 岁的幼儿记忆力迅速提升，尤其是 2 岁后，孩子能长时间记住自己的经历，并理解物体的持久性和独立性。即使物体不在视线内，他们也不会认为物体消失了。例如久别重逢后，孩子依然能认出父母。3~6 岁的学龄前儿童记忆力显著增强，以无意记忆为主，但有意记忆也稳步跟进，孩子能记住喜爱玩具和食物位置。此阶段，形象记忆占优，语词记忆亦逐步发展，4~5 岁的孩子开始有意识记忆重要事项，形成记忆策略。6 岁后，孩子运用记忆策略更为自如，信息组织与提取能力得到提升。总之，儿童记忆的发展历经蜕变，从最初的短暂记忆到长时记忆，从无意记忆到有意记忆，从形象记忆到语词记忆，记忆策略亦由简至繁，逐步走向成熟。

健康术语

客体恒常性

这就是指当一个东西不在我们眼前或者我们感觉不到它的时候，我们仍然知道它是存在的，不会因为看不到、听不到或摸不着就认为它消失了。例如宝宝玩一个玩具，当玩具被藏到被子下面，宝宝如果有了客体恒常性，就会知道玩具还在被子下面，而不是觉得玩具突然不存在了。例如我们把手机放在另一个房间，虽然我们看不见它，但我们心里清楚手机依然在那个房间里，不会凭空消失，这就是客体恒常性在起作用。

健康云课堂

为什么孩子会记得他们最喜欢的玩具放在哪里

（柯晓燕　代雅欣）

3. 为什么孩子在玩假装游戏时会扮演不同的角色

关键词

象征性游戏 想象力 社会性发展

儿童与游戏有着密不可分的关系，游戏在儿童的成长过程中扮演着极其重要的角色，可以有效地促进儿童的体格发展、认知发展和社会性发展。象征性游戏，又称为假装游戏、想象游戏，是幼儿期最典型、最有特色的一种游戏形式。

专家说

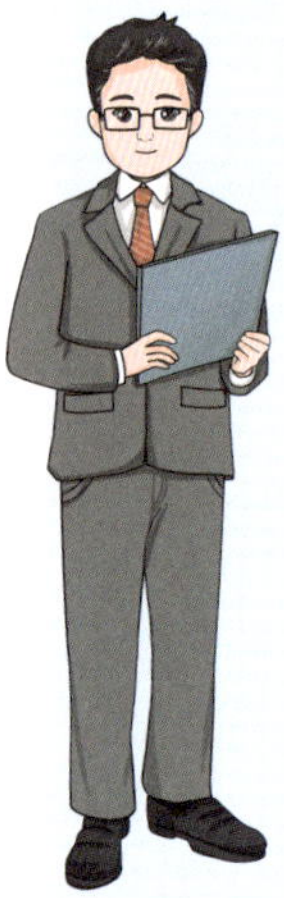

（1）儿童游戏的重要发展阶段有哪些?

儿童游戏水平的重要发展阶段主要包括以下几个阶段:

1）感觉运动游戏阶段（0~2 岁），孩子以简单重复的动作，例如摇晃铃铛、反复扔球等，以获得乐趣。

2）象征性游戏阶段（2~7 岁），2 岁左右的儿童运用积木等材料，开展建构类的活动，他们还能够将物品想象成其他东西，展现出初步的想象力和创造力；3 岁之后的儿童会与同伴一起扮演角色，模仿现实生活中的场景或角色，例如医院游戏、警察游戏等。

3）有规则游戏阶段（7~12岁），此阶段的儿童开始能够理解并遵守游戏规则，进行有组织的游戏活动，例如老鹰抓小鸡游戏、打球游戏等，这些游戏不仅要求儿童具备一定的认知能力，还需要他们遵守规则，进行竞争与合作。

（2）为什么假装游戏对儿童发展特别重要？

假装游戏为儿童提供了一个自由发挥想象力的平台，他们可以不受现实限制地创造各种虚构的情景、角色和故事。在假装游戏中孩子需要不断地思考，例如如何使角色之间的互动更加合理？等，很好地锻炼了孩子的逻辑思维、推理能力和问题解决能力。游戏过程中，孩子使用各种词汇、句式来描述游戏的角色行为和情感体验等，增强了孩子的语言表达能力。同时，假装游戏能够促进儿童的情感发展，满足儿童的各种情感体验，例如被爱、被认可、有力量等。最为重要的是，在假装游戏中，孩子需要从不同角色的角度去思考，理解他人的想法和情绪，这种换位思考的过程有助于培养孩子的同理心，且对其社会性的发展至关重要。

健康加油站

家长如何参与孩子的假装游戏？

在游戏开始前，家长可以为孩子准备丰富多样的游戏材料和道具，与孩子一起创造设计游戏环境。家长可以选择一个与孩子游戏相匹配的角色，而且一旦选择了角色就要全身心地投入。在游戏过程中，家长要不断肯定孩子在游戏中的表现和努力，还可以适时地提出建议，帮助孩子拓展游戏情节，例如在玩“超市”游戏时，家长可以问：“今天超市有什么促销活动啊？”等，使游戏更加生动有趣。此外，家长需特别留心孩子的不恰当行为，例如虐待小动物等，需要择机给予正确引导。

（柯晓燕　代雅欣）

关键词：求知欲　认知发展　自主性

4. 为什么孩子们喜欢问“这是什么”或“那是什么”

当孩子经常问“这是什么”或“那是什么”的时候，作为家长应该感到欣慰，因为这种提问行为是他们成长过程中不可或缺的一部分，也是他们好奇心、认知能力、社交互动、自我认知和探索世界的综合体现。

专家说

（1）儿童认知发展的主要规律有哪些？

儿童认知发展的规律主要遵循瑞士心理学家皮亚杰（J. Piaget，1896—1980）的认知发展理论，该理论将儿童从出生到青少年期的认知能力发展过程划

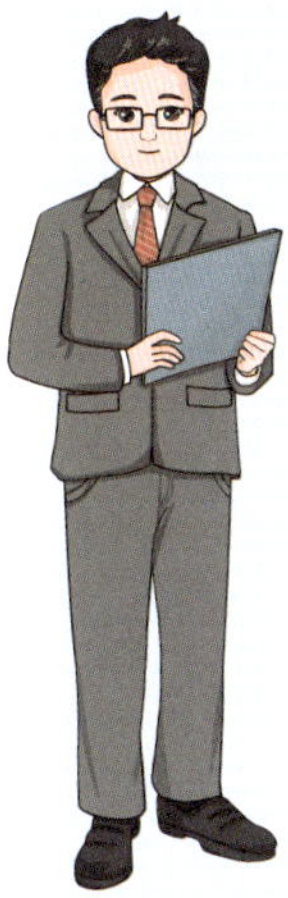

分为四个主要阶段：感知运动阶段（0~2 岁）、前运算阶段（2~7 岁）、具体运算阶段（7~11 岁）和形式运算阶段（11 岁及以后）。每个阶段都有其独特的认知特点和发展任务，例如感知运动阶段儿童主要通过感觉和动作来探索世界；前运算阶段的儿童的思维相对依赖直觉和以自我为中心的，也就是说这个阶段儿童很容易受到个人经验和角度的影响。同时儿童的认知发展速度和方式存在个体差异，不可过于教条。

（2）影响儿童认知发展的重要因素有哪些？

影响儿童认知发展的重要因素有：①遗传因素。儿童的智力与父母的智力水平具有相关性。②神经发育的速度。脑和神经系统的成熟是儿童心理发展必要的生理基础。③环境因素。包括家庭环境、社会经济状况、父母的养育行为、教育环境、同伴影响等。总之，儿童认知发展受到多种因素的综合影响，这些因素相互作用，共同影响着儿童的认知发展轨迹。了解这些因素将有助于教育者和家长更好地支持儿童的认知成长。

健康加油站

家长回应孩子问题时的注意事项有哪些？

随着孩子自主性的发展，他们会表现出很强的求知欲，不断通过提问来表达疑惑，这时家长的反馈就显得非常重要了，家长不但可以帮助孩子认识和理解世界，而且还可以强化孩子的求知欲，这对他们未来的主动学习具有积极意义。反之，如果家长敷衍了事或者干脆制止孩子的提问，则会对孩子的主动性和求知欲产生消极影响。好奇心是求知欲的催化剂，有时候回答孩子问题的最佳方式之一就是反问他们一个问题，这不但能锻炼孩子的思维能力，还能激发孩子的求知欲和自主探索。例如孩子问“小鱼为什么生活在水里？”我们可以试着反问：“你觉得小鱼为什么会生活在水里呀？小鱼生活在陆地会怎么样呢？”通过一个新的问题来引导孩子去思考。当我们对孩子问的问题束手无策时，我们可以坦诚地承认自己不知道，然后和孩子一起去寻找答案，树立终身学习的榜样。

（柯晓燕　蒋佶颖）

关键词

语言学习　模仿与重复　强化记忆

5. 为什么孩子**学新单词**时会**重复**说几遍

语言是人类区别于其他动物的显著特征之一。通过理解词语的意思、运用语法规则，我们能够和其他人充分交流、表达自己的想法。不过，很多家长发现，孩子在学习说话、掌握新词语时，常常要重复多遍、不能一下子流利地说出来。这时候，家长们难免会担心孩子的语言发展是不是出了问题。

专家说

孩子的语言是如何形成的呢?

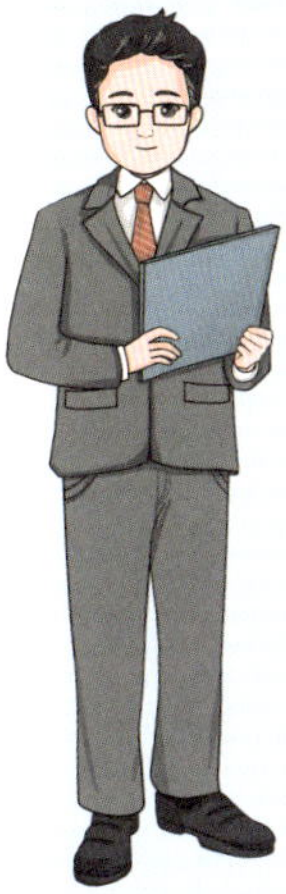

我们可以从以下几个方面来理解儿童的语言发育:

(1)语言发展顺序:孩子学习语言的过程是有规律的,通常是按照“词汇——句子——语篇”的顺序逐步发展。词汇是掌握更高级语言形式的基础。在学习语言的过程中,孩子们有时并不能完全理解单词的意思,他们会通过重复来巩固新学到的词汇。这是一种非常自然的语言练习方式。

(2)模仿行为:孩子天生就具有模仿能力,尤其是在学习语言时。当父母一遍遍重复某个词语时,孩子就会模仿父母的行为,跟着不断重复。这种模仿是他们学习语言的重要方式。

(3)强化记忆:记忆可以分为感觉记忆、短时记忆和长时记忆。要让新学的内容进入长时记忆,重复是关键。由于孩子的记忆容量有限,为了把新学的单词记住,他们就需要不断地重复,这是他们强化记忆的方式。

如果孩子只是单纯地重复单词,家长们也不必过于担心。但如果孩子同时出现其他症状,例如不与人交流、行为刻板、表达能力减弱等,那就可能与言语障碍、孤独症谱系障碍、智力障碍、强迫症等有关。这时候,就需要引起家长的关注了。

健康加油站

如何应对儿童的语词重复现象?

孩子的语言能力在一定程度上反映了他们智力和社交能力的发展。当发现孩子出现语词重复现象时，家长该如何应对呢?

（1）要保持耐心，观察并记录孩子的行为模式，尝试找出潜在的原因。

（2）对于孩子的语言，要积极回应并给予引导，同时提供正确的语言示范。例如孩子刚开始牙牙学语，看到天上飞的小鸟，兴奋地指着天空说:“鸟，鸟!”这时家长可以积极回应并给予引导，说:“对，是小鸟!宝宝看到小鸟啦，观察得真仔细!小鸟在天上飞呢，小鸟飞得高高的!”

（3）创造丰富的语言环境、提供充分的交流机会，鼓励孩子使用更多样化的表达方式。

需要注意的是，每个孩子的情况都是不同的。若语词重复现象持续或加重，建议及时寻求专业医疗人员的帮助。关于孩子健康和发展的任何决策，最好都在医生的指导下进行，以确保孩子得到准确的评估和治疗。

（刘华清　闫静怡）

6. 为什么孩子能用**不同的词**来描述**同一样东西**

关键词

词汇多样性　语言理解　语言运用能力

亲爱的家长们，你家孩子是否也会用很多不同的词来描述同一样东西？例如提到杨桃，孩子会说：“这是一个黄色的五角星，边缘还有一些绿线条，好像要长出来小树叶，它比我的手还要大，摸起来凉凉的、滑滑的……”这看似很平常的现象，其实是孩子语言与认知能力发展的重要标志。

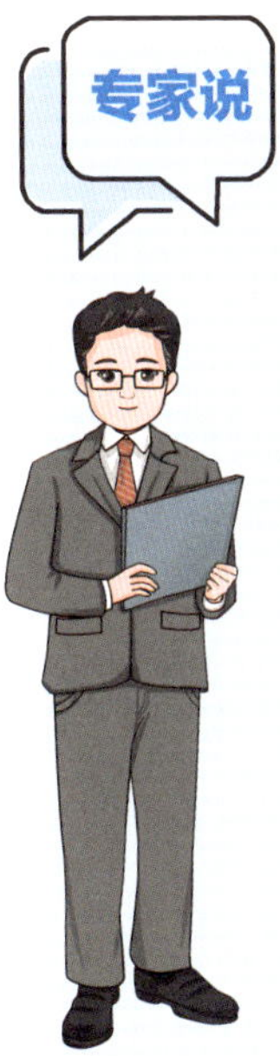

孩子会用不同的词来描述同一个事物，其中有多方面的原因。

（1）经验的累积：孩子在成长过程中，会不断接触到新的词汇，就像在收集宝物，然后他们会尝试把这些新词汇用到不同的场景。这不仅能帮助他们巩固新词汇，还能让他们理解词汇之间的细微差别。例如孩子学会了“光滑”和“粗糙”这两个词，他可能会用“光滑的苹果”和“粗糙的树皮”来描述，用于理解和表述不同的东西。

（2）观察角度和侧重点不同：孩子在描述事物时，会从不同的角度去观察。例如一个水杯，从功能角度出发，孩子会说“这是用来喝水的杯子”，而从颜色和外观角度则会说“这是透明的玻璃杯”。不同的角度，不同的词汇，这是孩子在用自己的方式去探索世界。

（3）语言环境的影响：家庭和学校是孩子语言学习的重要场所。在家庭里，孩子会模仿父母的说话方式；在学校里，他们会从老师和同学那里学到更多词汇。这些环境中有丰富的语言，就像肥沃的土壤，滋养着孩子的语言能力发育。

（4）认知发展阶段的特点：孩子小时候主要是通过直观的形象来认识事物。例如看到月亮，他们可能会说“弯弯的月亮”或“圆圆的月亮”。随着年龄增长，他们的认知水平会不断提升，开始学会用更科学的词汇来描述事物，例如用“哺乳动物”来称呼狗，这说明孩子的思维正在变得更加成熟。

健康加油站

家长如何帮助孩子提升语言表达能力?

（1）及时鼓励：当孩子用不同的词汇来描述事物时，家长一定要及时鼓励他们。这体现了孩子语言能力的发展及发散思维的成长，即孩子不再局限于事物的单一特征，而是能从多个角度去观察。家长及时的鼓励会让孩子更有信心，更愿意大胆表达自己的想法。

（2）帮助理解：如果孩子使用的词汇不太准确，家长也不要急于纠正，可以选择合适的时机，帮助他们理解不同词汇之间的差别。通过这样的方式，孩子不仅能学会正确使用词汇，还能感受到家长的支持和理解。

最后，家长们需要注意，孩子的语言能力是在不断探索和实践中成长的。作为家长，我们要多观察、多鼓励，为他们创造丰富的语言环境，帮助他们在语言的海洋里畅游。

（刘华清　闫静怡）

二

异常认知和语言发展问题的识别与评估

7. 为什么孩子总是
记不住新学的词语

关键词：认知发展异常　早期特点　预警征

孩子的学习之旅从出生后不久便悄然开启。他们用感官去探索外在世界，逐渐能够辨别出周围熟悉人的声音，随后进入牙牙学语的阶段。在这个过程中，有的孩子展现出惊人的语言天赋，学会说话后不久便能流利背诵出诗句；而有的孩子则在记忆词语方面显得有些吃力。

专家说

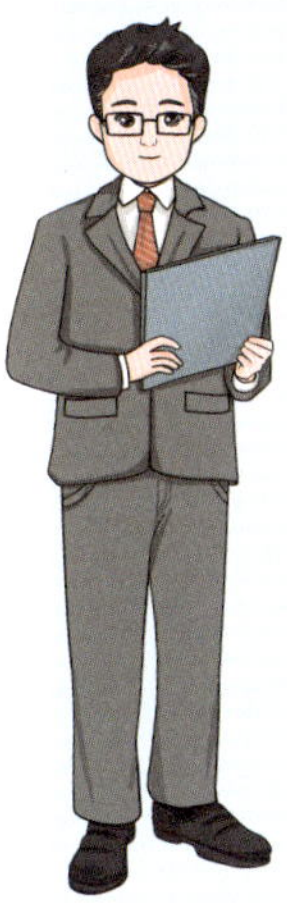

孩子的学习能力受多种因素影响，主要包括生理因素和认知发展等。

（1）大脑发育阶段特点：早期孩子的大脑处于不断发育的阶段。尤其是年幼的孩子，大脑的前额叶皮质等区域还未完全成熟。而该区域与记忆、注意力等认知功能密切相关。因此，孩子对于新学的词语会经常忘记，这在一定程度上是正常的。随着年龄的增长，大脑逐渐发育成熟，孩子的记忆和注意力也会逐步提升。

（2）认知发展差异：不同年龄段的孩子认知能力不同。较小的孩子可能还没有发展出足够的语言理解和记忆能力。但如果家长发现，随着年龄的增长，孩子的学习能力并没有提升，甚至出现倒退的现象，这就需要引起家长注意了。这可能提示孩子存在学习障碍，例如阅读障碍。患有阅读障碍的孩子在处理语言信息时可能会出现问题，不仅影响阅读，也会对单词记忆产生干扰。这类孩子可能会混淆字母顺序、发音等，像把“b”和“d”弄混，导致在记忆单词拼写和读音时困难重重。此外，注意缺陷多动障碍也会影响孩子的学习，这一障碍使孩子不能将注意力长久地保持在所学内容上，进而影响对知识的识记。

健康加油站

为什么要关注儿童的早期学习能力?

早期学习能力对孩子的大脑发育、认知能力、个性与社会性发展都有着深远的影响。

（1）大脑发育：儿童早期是大脑发育的关键时期。丰富多样的学习体验能刺激神经元之间建立更多的连接，为孩子的发展奠定坚实的基础。在这个阶段，孩子的学习能力不仅影响当前的学习效果，更会影响未来的学习潜力。

（2）认知能力：早期学习有助于培养孩子的观察力、注意力、记忆力、思维能力等基础认知能力。

（3）个性与社会性发展：当孩子在早期学习中取得一定的成绩，例如画出一幅漂亮的画，他们会获得成就感，增强自信心，形成积极的自我认知。同时，在早期学习过程中，孩子通过与同伴互动交流，学会与他人合作、分享和解决冲突等，这有助于提升他们的社交能力和情感表达能力。

（刘华清　闫静怡）

8. 为什么孩子**说话**比其他小朋友**晚**

关键词

语言发育异常　早期特点　预警征

语言的发展是一个漫长而奇妙的过程。孩子从出生开始聆听周围的声音，几个月后发出第一个咿呀声，再到逐渐说话清晰、语法准确，通常需要几年时间。在这个过程中，每个孩子的步伐都不尽相同，有的孩子可能比同龄人说话晚，甚至无法理解他人的话，只是单纯模仿声音。

专家说

以下几种情况可能提示孩子的语言发育存在问题：

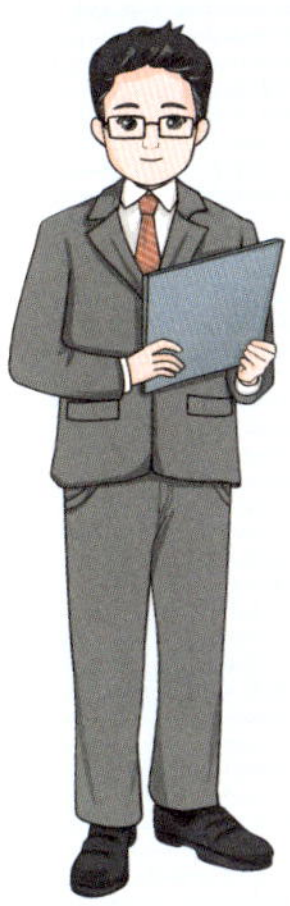

（1）语言发育指征均落后于同龄人：通常情况下，12~18 月龄的孩子应该能说出简单的单词，2~3 岁是孩子语言快速发展的关键时期，正常孩子在这个阶段能够使用简单的句子交流。如果孩子在这些阶段的发展明显落后，可能存在语言发育迟缓。

（2）交流行为异常：孩子在交流时会使用很多非语言方式，例如手势或眼神。但如果孩子总是避免眼神接触，或者对他人的话语毫无反应，这可能会暗示着语言发育问题。

（3）听力问题：听力障碍是导致语言发育迟缓的重要原因之一。如果孩子对声音反应迟钝，例如叫他的名字没有反应，或者对周围的声音（例如，玩具声、电视声）缺乏关注，就需要怀疑是否存在听力问题，进而影响语言发育。

（4）理解能力差：对日常简单指令，例如“把玩具拿过来”“去洗手”等无法执行，或者不能理解常见物品名称及简单问题含义，也可能存在语言发育问题。

（5）语言表达缺乏逻辑性：句子之间没有连贯性的含义，话语混乱无序，以及在交流中很少主动发起话题，总是被动回应，且回应内容简单、机械，这些都可能提示孩子语言发育存在状况。

健康加油站

发现孩子语言发育迟缓，应该怎么办？

（1）医疗机构进行全面评估：建议前往儿科、儿童保健科和儿少精神科等相关科室，进行全面评估。医生会观察孩子的行为表现、语言理解和表达能力，并检查听力是否异常。

（2）专业治疗：如果孩子不仅说话晚，还难以理解简单指令，甚至出现语言表达倒退（例如，原本会说的词语突然不说了），这可能是异常信号。孤独症谱系障碍中，部分孩子会出现语言和非语言表达的双重困难，这时需要尽早到专业医疗机构进行评估和针对性治疗和训练。

（3）家庭干预：如果排除了疾病因素，家庭干预至关重要。例如丰富语言环境：父母要多与孩子交流，描述日常生活中的事物、动作和场景；进行互动游戏，在亲子互动中鼓励孩子用语言表达需求。

健康云课堂

为什么孩子说话比其他小朋友晚

发现孩子语言发育迟缓，
家长应该做些什么

（刘华清　闫静怡）

9. 为什么怀疑孩子有**智力和语言**发育异常，应该**早看医生**

智力和语言发育异常可能由多种因素引起，包括遗传因素、孕期问题、出生时的并发症、早期的营养不良或疾病等。这些问题可能会影响孩子的认知能力、语言理解和表达能力，甚至影响他们的社交和情感发展。早期发现这些迹象，可以帮助我们更好地理解孩子的需求，并及时提供支持和干预。

专家说

发现孩子智力和语言发育异常，应尽早干预。

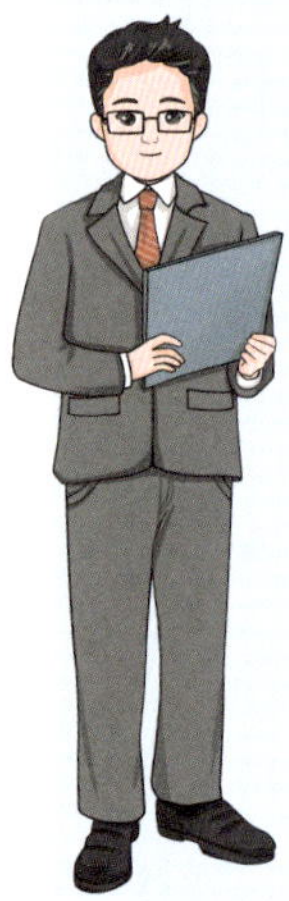

（1）大脑发育的可塑性：儿童时期，尤其是婴幼儿阶段，大脑具有高度可塑性。在这个时期，大脑神经回路还在不断地构建和调整。如果能在早期发现语言或智力发育异常并进行干预，例如通过专业的语言训练和认知刺激，可以帮助大脑建立更有效的神经连接。

（2）0~3 岁是儿童语言发育的黄金时期：如果在这个阶段发现并及时干预，可以显著提高孩子的语言能力。早期干预不仅能够改善患儿的语言能力和社交方式，还能缓解父母的照顾负担，对疾病的预后和康复起着关键性的作用。

（3）影响长期发展：语言发育迟缓可能会影响孩子的社交能力、学习成绩及自信心。大部分发育性语言障碍患儿的语言障碍不能随着年龄的增长而改善，这不仅严重影响患儿的语言表达能力，还会对患儿后期正常的生活和学习产生严重的持久性的影响。

此外，还有一些其他疾病，例如孤独症谱系障碍、学习障碍、精神分裂症等，也会出现语言和学习能力的缺失，需要尽早就医，明确疾病才能更有针对性地进行干预治疗。

健康加油站

智力障碍在不同年龄段的早期迹象如下：

（1）婴儿期（0~1岁）：孩子可能表现为嗜睡或少睡、喂养困难、对周围事物反应差、逗弄无反应，多哭或不哭，眼睛不会注视物体，抬头、翻身等能力全面落后于同龄孩子。

（2）幼儿期（1~3岁）：孩子可能表现出不会说话、说话晚、说话不清楚，听不懂简单指令，大小便不能控制，痴笑或表情呆滞，反应迟钝，理解能力差。

（3）学龄前期（3~6岁）：孩子可能表现出不会说完整的句子，不能有目的地发音，学习困难，记忆力差，注意力不集中，多动冲动，做事无目的性，生活中反应迟钝，对事情反应能力差，甚至是无反应。

（刘华清　闫静怡）

10. 哪些工具可以**评估**儿童的**智力和语言**发育状况

关键词

评估工具　结果解释

当家长们怀疑孩子的智力和语言发育落后时，常常会询问是否有血液指标或基因检测等客观标准。然而，在实际临床中，我们通常使用心理测验来评估儿童的智力和语言发育情况。这些心理测验是在标准情景下进行的，施测和评分都有严格的规则。评估结果需要专业人员进行详细描述和解释，才能真正体现其实际意义。通过这些专业的心理测试评估，我们可以较准确地反映儿童的智力和语言发育情况。

专家说

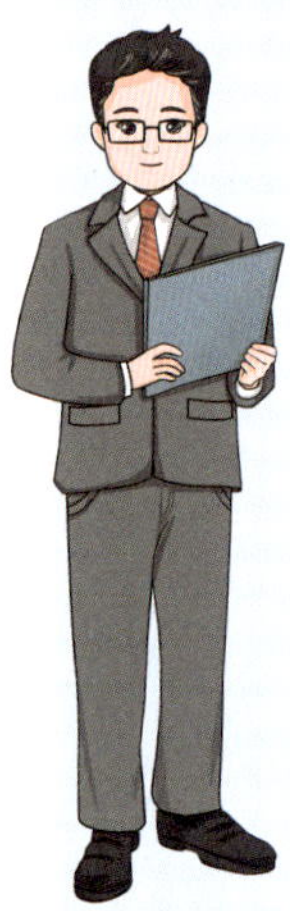

（1）儿童常见智力评估工具：智力评估主要用于了解儿童的认知发展水平，包括注意力、记忆力、语言理解、逻辑推理和问题解决能力等多个方面。以下是一些常用的智力评估工具：

1）贝利婴幼儿发展量表：适用于 2~30 月龄的孩子，主要用于评估婴幼儿当前的发展水平和特征，涵盖认知、语言和动作三个领域。它能帮助我们了解孩子在早期阶段的各项能力发展情况。

2）格里菲斯发育量表：适用于 0~8 岁儿童，具有优异的信度和效度，能够早期筛选出发育迟缓。该量表涵盖六大领域，全面评估儿童在粗大运动、精细运动、与人互动、日常生活自理能力、语言理解和表达、手眼协调和听觉能力以及解决问题能力等方面的发展情况。它还可用于评估听力缺陷、语言缺陷、智力缺陷等。

3）丹佛发育筛查测试：适用于 0~6 岁儿童，主要测试儿童的发育里程碑，包括与人互动的能力、手眼协调和精细动作技能、语言理解和表达以及走路、跳跃等动作。通过这些测试，我们可以及时发现孩子在发育过程中可能存在的问题。

4）韦氏儿童智力量表和韦氏学前智力量表：韦氏儿童智力量表适用于 6~16 岁儿童，而韦氏学前智力量表适用于 2.5~7 岁儿童。韦氏量表是国内外使用最为广泛的智力评估工具，其测量结果是国际上公认的评判儿童能力水平高低的客观指标，也是诊断儿童智力残疾严重程度的主要参考依据。

（2）儿童常见语言发展评估工具

1）语言发育迟缓检查法：适用于 1~6.5 岁的语言发育迟缓儿童。该方法将儿童语言发育分为五个阶段，结合年龄段的发展指标，判断是否存在语言发育迟缓。它能帮助我们精准定位孩子的语言发展水平，以便及时采取干预措施。

2）汉语沟通发展量表：适用于 8~30 月龄儿童，包括词汇和手势、词语和句子等方面。该量表可用于评估语言发育迟缓儿童的语言能力，帮助我们了解孩子在语言表达和理解方面的具体表现。

3）临床语言评估：适用于 2 岁以上儿童，主要评估儿童的语言理解和语言表达能力。通过情境对话、故事复述等方式，该工具能够全面评估儿童的语言功能，为语言治疗提供科学依据。

健康加油站

为什么要对孩子的智力和语言进行科学评估?

科学评估可以尽早发现儿童智力或语言发育异常，抓住大脑发育的关键时期进行有效干预，为个性化、专业化的治疗和语言智力康复训练提供科学依据，最大限度促进儿童的智力和语言发展。评估儿童智力和语言发展的工具有多种，适用于不同年龄段的儿童，且具有较好的信度和效度。专业医院的测试人员都经过严格培训，能够准确识别儿童智力和语言发展是否存在问题。

（王晨阳）

11. 为什么孩子会出现智力和语言发育的异常

智力和语言的发育是一个复杂的过程，涉及多种因素。任何影响中枢神经系统发育的因素都可能导致智力和语言发育落后。这些因素包括生物学因素、环境因素和心理社会因素。尽管现代医学技术已经非常发达，但智力障碍和语言发育迟缓的病因仍然难以明确。即使使用最先进的检查方法，大多数智力障碍和语言发育迟缓的儿童也难以找到具体的原因。

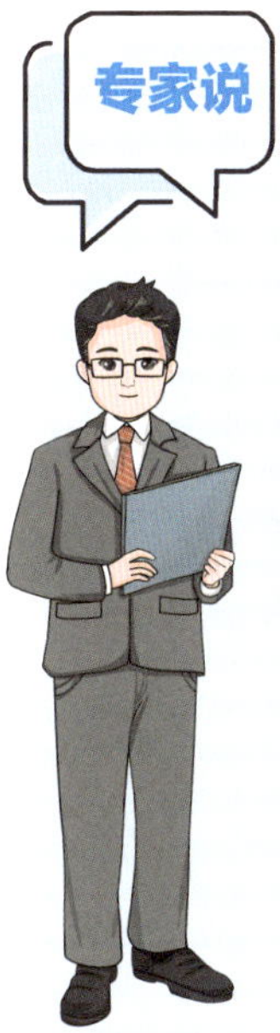

（1）生物学因素

1）遗传因素：遗传因素在智力障碍和语言发育迟缓的发病中起着重要作用。研究表明，遗传因素占不明原因智力障碍的 50%，在重度智力障碍儿童中尤为突出。语言发育迟缓也有明显的家族聚集性，双生子研究显示，同卵双生子患有语言障碍的一致性高于异卵双生子。某些基因突变，例如 *FOXP2* 的基因突变和 *CNTNAP2* 的遗传变异，会导致孩子的语言表达、语法和构音能力出现障碍。此外，染色体数目异常（例如，21- 三体综合征）和染色体结构异常（例如，脆性 X 综合征）也是导致智力发育迟缓的常见原因。单基因及多基因遗传性疾病（例如，苯丙酮尿症）同样会影响智力发展。

2）母孕期因素：母孕期的病毒感染（例如，风疹病毒）和寄生虫感染（例如，弓形虫）可能影响胎儿的脑发育，导致智力低下。接触重金属（例如，铅、汞）、过度吸烟、饮酒以及服用某些药物，都可能对胎儿的大脑发育产生不良影响。此外，放射线也会危害发育中的胚胎。

3）分娩因素：分娩过程中的产伤、宫内缺氧和出生时窒息都可能导致日后智力发育迟缓。

4）疾病因素：脑部感染（例如，化脓性脑膜炎、流行性乙型脑炎）和颅脑损伤（伴有意识障碍）可以对神经组织造成损伤，影响儿童的智能及语言发育。癫痫、先天性甲状腺功能减退以及神经结构和功能异常（如颞上回和双侧小脑后部的异常）也可能导致语言发育障碍。此外，听力障碍（例如，先天性耳聋、中耳炎）会限制儿童获取语言刺激，从而影响语言理解和表达能力。

（2）环境因素：单一环境因素可能不足以导致智力和语言发育落后，但孩子成长环境中缺乏语言输入刺激，例如父母与孩子互动交流少、主要照管者文化程度低、寡言少语，或者孩子过度依赖电视、手机、平板电脑等，被动接受信息而缺少互动，都会影响儿童的语言学习和认知发展。

（3）心理社会因素：长期的忽视、虐待或母爱缺失，以及缺乏安全依恋、文化教育机会、社会交往和学习模仿的机会，都会对儿童的智力和社会适应能力的发展产生负面影响。在双语环境下，儿童在早期语言发展中可能出现暂时的滞后，但智力发育通常不受影响。

健康加油站

当发现孩子出现智力和语言发育异常，家长应该怎么做？

首先要做到早期带孩子到正规医院进行专业评估，尽早发现可能的危险致病因素，尽早发现，尽早干预和治疗。专业检查和评估可以帮助发现智力和语言发展异常及落后的程度。家长要加强和孩子的交流互动，创造积极的语言刺激，及时表扬和鼓励孩子表达。因多数儿童病因不明确，康复训练和教育训练非常重要。

（王晨阳）

三

异常认知和语言发展问题的预防与干预

12. 促进儿童**智力**的正常发育，家长该怎么做

关键词

养育方式 教育促进

当孩子呱呱落地后，每个父母都希望给予孩子最好的智力启蒙。琳琅满目的育儿书籍、早教课程、各种各样推送给父母的“别人家孩子”的视频，常常会激发起父母的焦虑。真实情况是每一个孩子都是独特的个体，他们的智力发展有自己的节奏和路径。当父母不过度焦虑，也不放任自流，就会帮助孩子绽放智慧的光芒。

专家说

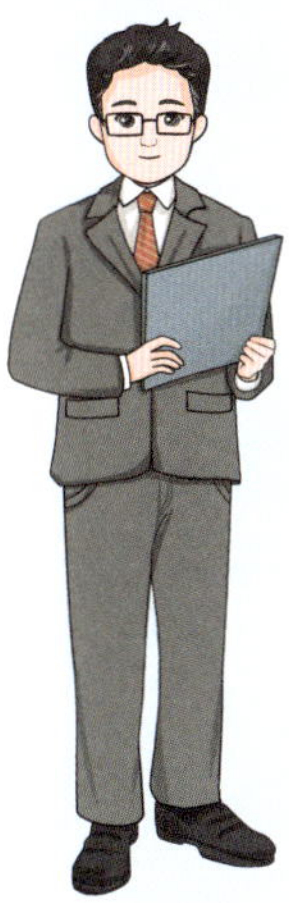

尽管遗传因素在智力发展中起到了重要作用，但后天的养育方式对智力发育的影响同样深远。

（1）了解孩子的发育水平：促进孩子发展的前提是真正懂孩子，即家长需要了解孩子目前的智力发展水平。科学的评估工具可以帮助家长判断孩子的认知能力、运动能力、语言能力是否符合其年龄发展标准，早期发现孩子是否有潜在的智力发育落后问题。

（2）把握大脑发育的黄金期：0~6 岁是大脑发育的关键窗口期，神经元以惊人的速度建立连接。哈佛大学儿童发展中心的研究显示，这个时期每秒可形成 100 万个新的神经连接。但这一惊人的数字不应成为家长焦虑的催化剂，而应提醒家长，每个日常瞬间都

是建构神经通路的黄金时刻。家长可以多给孩子创造可以体验的环境，让孩子在丰富的环境中自然成长。

（3）提供均衡的营养：良好的营养是大脑发育的基础，家长应注意为孩子提供合理的饮食，以促进儿童神经网络的建立和智力的健康发育。智力发展需要以下关键营养素：

蛋白质：蛋白质是神经元和神经递质的基础，肉类、蛋、奶、豆类和坚果等食物中富含此物。

ω-3 脂肪酸，即二十二碳六烯酸（docosahexoenoic acid，DHA）：DHA 是细胞膜的重要组成部分。

铁：缺铁可导致认知功能下降和注意力不集中。

锌：缺锌可能影响记忆力和学习能力。

碘：缺碘可能导致智力发育迟缓。

B 族维生素、维生素 C 和维生素 E：这些维生素参与神经递质合成，并保护大脑细胞免受氧化应激损伤。

（4）提供丰富的认知刺激：家长要为孩子提供多样化的感官体验，例如色彩丰富的环境、不同类型的音乐、各种睡前故事、不同材质的玩具等。

（5）提供丰富的语言环境：多与孩子对话，鼓励孩子提问并耐心回答。尽量用丰富的词汇与孩子交流，多给孩子讲故事，并引导孩子复述故事，增强语言理解和表达能力。

（6）多跟孩子玩游戏： 例如拼图、搭积木、假扮游戏等，这些游戏不仅能锻炼孩子的认知能力，还能增强亲子互动，促进孩子的情感发展。

总之，家长对孩子养育是科学和艺术的结合，需要在实践中动态调整，既给予足够的环境刺激，又不过度干预；既提供必要的支持，又尊重孩子的自主性。

健康术语

养育方式（parenting style）

这是指父母在教育和抚养子女过程中所表现出的一系列行为模式、态度和价值观。它不仅包括父母对孩子的直接教育行为，还涵盖了父母与孩子互动的方式、对孩子需求的反应以及对孩子自主性和独立性的支持程度。心理学家和教育学家通常将养育方式分为以下几种主要类型：权威型养育方式、专制型养育方式、放纵型养育方式和忽视型养育方式等。

（王晨阳）

13. 如何让孩子**说得更好**

关键词

语言发展　环境促进

语言是孩子们表达需求、分享感受的超级工具。有了语言，孩子可以轻松交朋友，融入小团体，学习能力和解决问题的能力也会随之提升。在孩子说出第一个单词之前，大脑就已经开始编织语言的神经网络。科学家发现，18 月龄婴儿的大脑每天新增约 5 个新词汇的神经回路，这种爆发式增长将持续到 6 岁。语言不仅是表达情感的工具，也是理解他人情感的关键。加拿大语言学家库尔发现，婴儿在听父母说话时，大脑中负责情感处理的边缘系统与语言中枢同步激活。这意味着有温暖眼神交流的对话比音频故事更能激活语言神经回路。因此，当孩子学会说话后，家长的引导和支持至关重要。

健康术语

儿童语言的爆发期

儿童语言的爆发期是指儿童在语言发展过程中，词汇量和语言表达能力突然快速提升的阶段。这一时期通常出现在 1 岁半到 3 岁之间，具体时间因个体差异而有所不同。

专家说

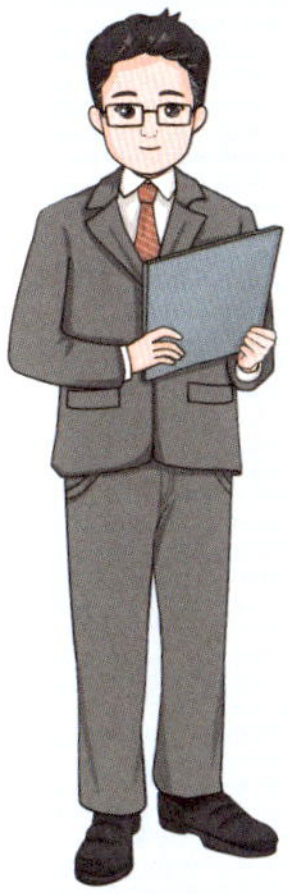

家长在孩子的语言培养过程中需要重点关注如何帮助孩子说得更清楚，表达得更丰富，语言更有逻辑。

（1）创造丰富的语言环境：多和孩子聊天，无论孩子是否能完全听懂，都要多和他们说话，描述日常活动。例如“你看，天很蓝，云很白。”带孩子去不同的地方，接触不同的人和事物，让他们有机会接触多样化的语言表达。家长尽量用完整的句子与孩子交流。例如孩子指着狗说“狗”，家长可以回应：“这只狗毛茸茸的，好可爱，看，它还盯着我们看呢。”此外，让孩子听故事、听儿歌、看动画片也是很好的方法。儿歌和歌曲的节奏感强，孩子们又喜欢模仿，这对提高孩子的语言流畅度及正确发音非常有帮助。

（2）鼓励自由表达：鼓励孩子自由表达自己的想法和感受。当孩子试图说话时，家长需要耐心倾听。哪怕孩子说得慢，表达不清楚，也不要急于纠正，要鼓励他们继续尝试。通过积极反馈，逐渐提高孩子语言表达的自信和准确性。每个孩子的语言发展速度不同，家长不应和其他孩子过度比较，产生焦虑情绪，强迫孩子说太复杂的句子。

（3）扩展对话：扩展对话是语言启蒙的黄金法则，简单而有效。例如孩子说“猫”，家长可以回应：“这是一只有着圆眼睛的小猫，它在寻找老鼠，老鼠喜欢藏在哪里呢？小猫能捉住老鼠吗？”通过这种方式，可以有效增加孩子的词汇量，同时锻炼他们的思维能力。

（4）通过图片、绘本阅读学习新词：家长可以边指着书上的图片，边讲故事，帮助孩子理解并学习新单词。绘本阅读不仅能增加词汇量，还能激发孩子的想象力和创造力。

（5）互动游戏：互动游戏可以激发语言兴趣，训练语言逻辑。游戏化的语言学习远比刻意教学有效。角色扮演游戏不仅能有效提高词汇量，还能提高语言组织能力。例如“扮娃娃家”“医生看病”“乘飞机旅行”以及扮演小老师等，都可以引导孩子表达。此外，“词语接龙”“模仿游戏”等可以让孩子在玩中学、学中玩，不经意间锻炼孩子的语言技能。

（6）安排讲故事时间：每天给孩子读故事，不仅能增加词汇量，还能激发孩子的想象力。家长可以让孩子用自己的话复述听到的故事，或者看连环图片编故事，训练他们的叙述能力、逻辑性和想象力。

（7）参加社交活动：不同的社交活动，例如家庭聚会、幼儿园活动、小朋友聚会等能够提供丰富的语言实践机会，促进语言技能的实际应用。

总之，早期的语言发展对儿童的健康成长至关重要。家长通过提供丰富的语言环境、适当的语言刺激，带孩子接触不同的人和事物，跟孩子多玩游戏，可以有效促进孩子语言能力的提升，为未来的全面发展打下坚实的基础。在此过程中，家长要切记每个孩子的语言发展节奏都是独特的，耐心和持续支持会得到更好的结果。

（王晨阳）

14. 孩子显得有些“**笨**”，将来会**恢复**正常吗

关键词

智力障碍　预后　相关因素

当家长发现孩子在某些领域显得不如同龄人聪明时，往往会感到焦虑和担忧。为什么我的孩子说话比别人晚？为什么他记东西比别人慢？为什么他不能像其他孩子那样专心搭积木？为什么他不能像其他孩子那样灵活地上下楼梯？请不要过于担心，因为您所认为的“笨”往往只是对儿童发展的误解，或者是与其他孩子的不恰当对比。实际上，大脑发育的个体差异是非常大的。哈佛大学儿童发展中心的研究显示，同龄儿童的大脑成熟度可能存在 2~3 年的差异，所谓的“笨”有时只是大脑不同区域发育节奏的暂时性差异。这些孩子在未来完全有可能赶上同龄孩子。即使是真的智力发育迟缓，大脑发育也具有惊人的重组能力。通过适当的刺激和训练，神经网络仍能建立新的连接，孩子的智力和认知能力是有改善空间的。

专家说

（1）不同类型及不同程度的智力或认知发育迟缓，其未来的恢复情况是不一样的。

1）智力发育障碍：智力发育障碍是一种神经发育障碍，主要表现为智力功能和社会适应能力的显著受限。通常情况下，这种状况难以完全恢复，但通过恰当的教育和训练，孩子的智力和认知能力仍可得到显著提升。例如轻度智力发育障碍的儿童通过适当的教育和训练，多数人可以融入社会，从事简单的工作；

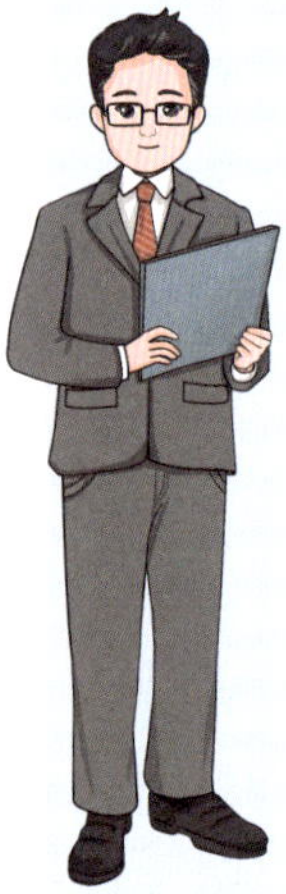

中度智力发育障碍的儿童在持续的支持下，部分人能够掌握基本的自理技能；而重度和极重度智力发育障碍的儿童通常需要更多的照顾。

2）发展性迟缓：发展性迟缓是指儿童在生理、认知、语言、社交或情感等领域的某一方面的发育比同龄人慢，但仍处于正常范围内。例如前额叶皮质的髓鞘化进程存在 2~3 年的自然差异，这些孩子随着年龄的增长，逐渐能够赶上其他孩子。

（2）影响预后的关键因素

1）科学评估和尽早干预：您发现孩子在某些领域比同龄人明显落后时，寻求专业评估和建议至关重要。专业化的测试能够全面评估孩子的认知、互动、语言及社交能力等。这些评估为孩子制订个性化的教育计划提供了科学依据。早期发现和早期干预是提高儿童智力发展的关键。0~3 岁是大脑发育最快的时期，环境刺激对大脑的发育影响尤为显著。如果在 3 岁前发现并干预儿童的语言或智力发育问题，许多孩子在 4~5 岁时能够赶上同龄人的语言能力；3~6 岁是语言、社交和情感能力迅速发展的阶段；6 岁至青春期，大脑的可塑性依然很强。

2）提供良好的环境，鼓励孩子多动脑，多交流。为孩子提供丰富的语言环境，共同阅读，互相讲故事，在互动游戏中学习词汇。倾听孩子的想法，关注过程而非结果；表扬孩子的敢于表达，不要急于纠错；尊重孩子的兴趣选择，让孩子多探索、多体验，鼓励孩子多参与社交活动。

3）保持合理的期望：设定切合实际的目标，避免给孩子过高的压力。孩子的情绪状态与他的认知表现密切相关。研究表明，大脑杏仁核过度活跃会抑制前额叶皮质的功能，这解释了为什么焦虑和压力大的孩子往往表现不佳。

4）为孩子提供均衡营养和保证充足睡眠：均衡营养是孩子智力发育的物质基础，而良好充足的睡眠则为孩子的智力发育提供了良好的环境。

健康加油站

儿童脑发育的关键期是指大脑在儿童生长发育的不同阶段对环境刺激和学习经验特别敏感的时期，这些时期对儿童的认知、情感和行为发展具有重要影响。以下是儿童脑发育的关键期及其特点：

（1）胎儿期（妊娠3~6个月）：是大脑发育的起始阶段，大脑细胞的裂变和神经系统的基础建立主要发生在这个时期。此时，孕妇的营养摄入（例如，叶酸、DHA等）对胎儿大脑发育至关重要。

（2）出生后的第一年（0~1岁）：是大脑发育最快的时期之一，神经元数量迅速增加，突触连接开始形成。丰富的环境刺激（例如，语言、视觉、触觉等）对大脑的发育至关重要。

（3）2~3岁：大脑的神经网络进一步完善，语言、运动和认知能力迅速发展。孩子开始能够独立思考和解决问题，这一阶段被称为“第一次智力飞跃”。

（4）3~6岁：这是大脑神经网络建立的高峰期，孩子在语言、思维、情感和社会交往能力方面发展迅速。研究表明，大脑在这一阶段的可塑性极强，适宜的教育和环境刺激对大脑发育至关重要。

（5）6~12岁：这一阶段大脑的神经网络进一步优化，孩子开始理解更复杂的抽象思维和逻辑推理。大脑的发育逐渐从快速生长转向精细化调整。

（6）青春期（12~18岁）：青春期大脑发育进入成熟阶段，大脑皮质的厚度和神经连接逐渐稳定。这一时期大脑的发育与情感控制、决策能力和社会适应能力密切相关。

每个孩子都是独特的，所谓的“笨”有时只是发展节奏有差异，而不是能力有缺陷。如果孩子存在智力发育迟缓，早期干预更为重要。您发现孩子在某些领域发育落后，应尽快带孩子到专业医院进行科学评估，尽早干预，抓住大脑可塑期，帮助孩子发挥潜能，您的孩子仍然拥有无限发展的可能。

（王晨阳）

15. 对于说话晚的孩子，家长该如何帮助他们提高语言能力

关键词

语言发育 正确关注 家庭干预

“孩子两岁了，还是只会说‘爸爸’‘妈妈’，别人家同龄孩子都能说完整的句子了，我家孩子是不是有问题呀？”不少家长在孩子语言发展比较缓慢的时候，都会产生这样的焦虑。孩子到底只是单纯发育得慢一些？还是存在更严重的问题呢？面对说话晚的孩子，家长该怎么做？又该如何帮助她们提高语言能力呢？

专家说

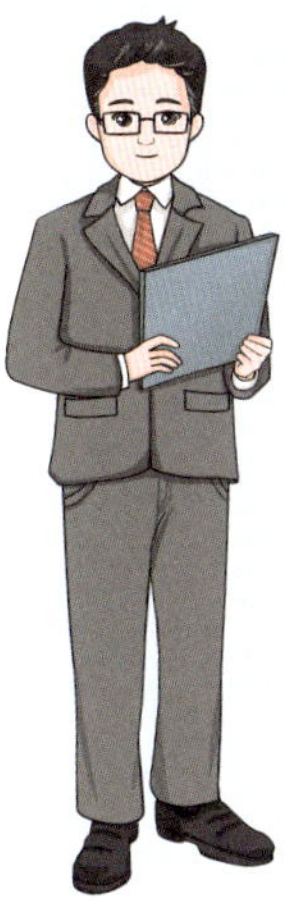

每个孩子的语言发展速度都不一样，有些孩子虽然说话晚，但理解能力并不差，只是表达能力稍弱一点。不过，如果孩子到了两岁半还不会说短句，或者3岁了还不太爱说话，就需要家长格外关注了。那么，家长能做些什么来帮助孩子呢？

（1）营造丰富的语言环境：家长要尽可能地多跟孩子交流，描述日常生活中的场景，例如“我们一起穿鞋子”“看，这是一只小狗”，让孩子在真实场景中学习语言。

（2）别逼迫孩子：孩子不说话时，有些家长一着急就会不停地追问：“你说什么？”这样反而会给孩子

造成压力，较好的做法是用正确的语言给孩子做示范。例如孩子指着水杯时，那家长就可以说："你是不是想喝水啦？"

（3）利用兴趣引导： 要是孩子喜欢玩车，家长就可以一边陪孩子玩，一边说"这是红色的车，车子开动了"，让语言学习和孩子的兴趣结合，效果会更好。

（4）增加亲子互动： 长时间让孩子看电视、玩手机，对他们的语言发展不利，家长可以多和孩子一起读绘本、玩角色扮演游戏，让孩子在互动中学习语言。

（5）及时就医评估： 要是孩子的语言发展明显落后，例如两岁还不会叫爸爸妈妈，或者不会模仿简单的词汇，建议家长咨询儿童语言发育方面的专业人士，像儿童精神科医师、儿童保健医师和言语治疗师。

健康加油站

家长们常对儿童语言发展缓慢有一些误解，常见的有以下几种：

（1）误解一："贵人语迟"意味着更聪明。

"贵人语迟"这种说法没有科学依据。有些孩子说话晚可能是正常个体差异，但也可能是语言发育出现了问题。如果两岁多了还不会短句，家长要及时采取措施，而不是盲目等待。

（2）误解二：听得懂但不说，没关系。

孩子能听懂大人的指令，却很少主动表达，这可能并不是他们“懒得说”，而是语言表达能力发展迟缓，甚至可能涉及听力或其他发育问题，所以应尽早进行评估。

（3）误解三：男孩说话晚是正常的。

虽然从统计数据来看，男孩的语言发育确实比女孩略慢一些，但差距也就几个月。如果孩子3岁了仍不会说句子，就不能简单归因于性别，而要关注孩子是否存在语言障碍或孤独症谱系障碍等疾病。

语言是孩子与世界沟通的重要工具，家长的耐心和正确的引导，能帮助他们更顺利地掌握这项能力。如果发现孩子语言发育明显落后，家长可别迟疑，要尽早行动起来！

（王小平　欧建君）

16. 为什么**早期教育**课程对预防儿童**认知和语言**发育迟缓有用

如今，早期教育课程众多，人们对早期教育课程褒贬不一。有人认为，在儿童大脑发育的关键时期，早期教育课程能够有效预防儿童认知和语言发育迟缓。然而，也有人对早教课程的效果持怀疑态度，认为部分机构存在过度宣传的问题。因此，许多家长在面对早期教育的宣传时，常常感到困惑，不确定早期教育课程是否真的对预防儿童认知和语言发育迟缓有效。

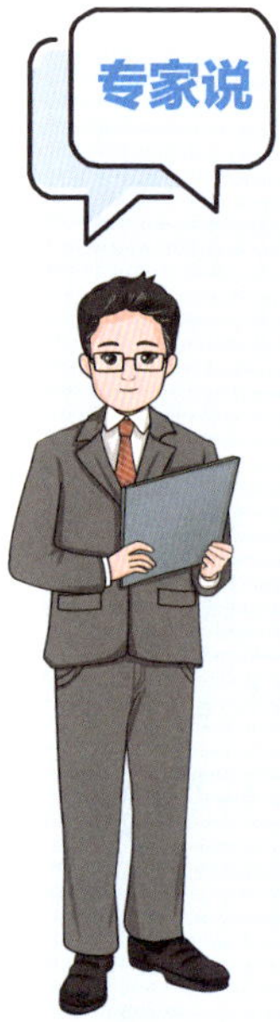

（1）早期教育课程对预防儿童认知和语言发育迟缓的科学性。儿童早期（0~6 岁）是大脑发育的关键时期，在这个阶段，科学、系统的早期教育课程能够提供丰富的语言、认知刺激和社交互动，促进儿童大脑发育。促进儿童大脑发育的活动不仅能提升儿童的语言、认知、社交等能力，还有助于预防儿童认知和语言发育迟缓。需要注意的是，早期教育课程在关键期的教育不应该是强制灌输，而应该顺应儿童的天性，尊重其个体差异，在把握发育规律与尊重个体成长节奏之间找到平衡。

（2）早期教育课程预防儿童认知和语言发育迟缓的效果受到多种因素的影响。早期教育课程是由有资质的专业人士基于儿童不同的生长发育阶段、心理生理特点等多方面因素综合设计而成的。早期教育课程预防儿童认知和语言发育迟缓的效果可能受到多种因素的影响，包括课程的科学性（例如，课程的内容与质量、针对性等）和系统性、课程参与度、儿童个体因素、医疗支持、家庭与社会支持程度等。因此，选择科学、系统的早期教育课程，并积极参与和配合课程的实施，对于提升早期教育课程预防儿童认知和语言发育迟缓的效果至关重要。

健康加油站

早期教育影响儿童大脑发育的神经生物学机制？

大多数形式的学习都伴随着相关神经回路突触的变化，这称为突触可塑性。儿童早期（0~6 岁）是大脑发育的关键时期，该时期的大脑对特定环境刺激特别敏感，具有很强突触可塑性的特点，这特点为儿童的早期教育课程提供了神经生物学基础。科学的早期教育课程提供丰富的语言、认知等学习刺激，能够促进大脑的突触可塑性，从而支持了儿童认知、情感、社交等能力的发展。

（刘剑波）

关键词 发展迟缓 早干预

17. 为什么儿童存在**智力和语言**发育迟缓需要尽早**干预**

有些家长在发现孩子智力和语言发展落后于同龄孩子时，没有引起足够重视，认为“孩子还小，能力差一点很正常，长大后自然会学会”，因而没有及时就医，最终错过了最佳的干预期。

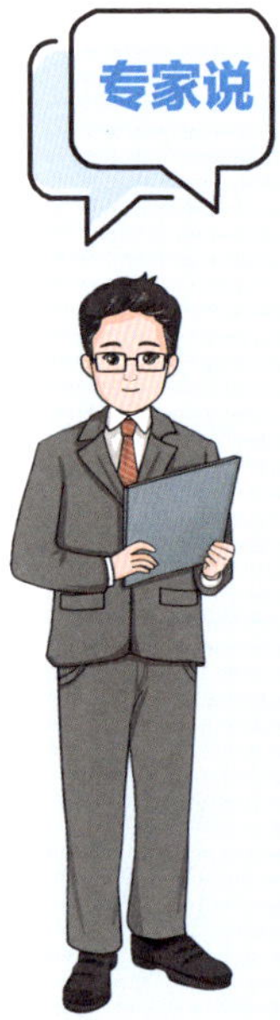

（1）0~3 岁是智力和语言发育迟缓干预的关键时期。0~3 岁是突触形成的高峰期，这一阶段神经可塑性极高，大脑对外界刺激和经验的反应最为敏感。及时识别智力和语言发育迟缓，并抓住这一关键时期进行干预，能够有效促进神经连接的形成与功能优化，进而提升智力和语言能力。早期干预不仅能帮助孩子在语言和认知能力上迎头赶上，还能为他们未来的社交和学习能力打下坚实的基础。

（2）智力障碍和语言发育迟缓的早期干预对儿童自身和家庭其他成员心理健康的重要性。智力障碍和语言发育迟缓的儿童面临着多维度的发展挑战。这些挑战不仅会影响孩子的社交能力和学习成绩，还可能对其心理健康产生负面影响。在社交方面，智力障碍和语言发育迟缓的孩子由于互动能力不足及社交能力发展滞后，不仅难以建立和维持同伴友谊，而且容易陷入被同伴排斥或欺凌的恶性循环。在学习方面，这些孩子的理解与表达能力不足，会使他们在学习新知识和技能时落后于同龄正常孩子。上述这些问题可能会引发孩子的自卑、焦虑甚至抑郁情绪。

智力障碍和语言发育迟缓的儿童通常需要更多的家庭照顾资源和干预投入，这不仅加重了家庭的经济负担，也给整个家庭带来了额外的压力。这种压力往往会影响照顾者的心理健康。早期干预对于智力障碍和语言发育迟缓的儿童具有极高的投资回报率。它不仅能有效改善孩子的发育状况，还能显著减轻家庭的经济和心理负担。同时，当家庭成员的心理健康得到改善时，他们能够为孩子提供更优质的照顾，从而间接促进孩子的心理健康，形成良性循环。

健康加油站

如何抓住智力障碍和语言发育迟缓早期干预的关键期？

（1）及时识别问题：当您发现孩子在语言、认知或社交方面落后于同龄孩子时，不要犹豫，尽快带孩子到专业医疗机构进行全面评估。

（2）科学干预：选择经过科学验证的干预方法和课程，确保干预措施的专业性和有效性。

（3）家庭支持：家长的支持和参与至关重要。通过家庭互动和日常练习，帮助孩子在自然环境中练习语言和认知技能。

（4）持续关注：有资质的专业人员定期评估孩子的进展，根据需要调整干预计划，确保干预措施的持续性和适应性。

（刘剑波）

18. 家长在日常生活中应如何帮助**智力发育障碍**的孩子

关键词

日常生活　亲子养育

家长在面对智力发育障碍的孩子时，通常会遇到很多挑战和困难，除了为智力发育障碍的孩子提供专业干预和支持外，在日常生活中，家长可以通过哪些具体方法帮助智力发育障碍的孩子，并为他们营造一个充满爱与包容的成长环境呢？

专家说

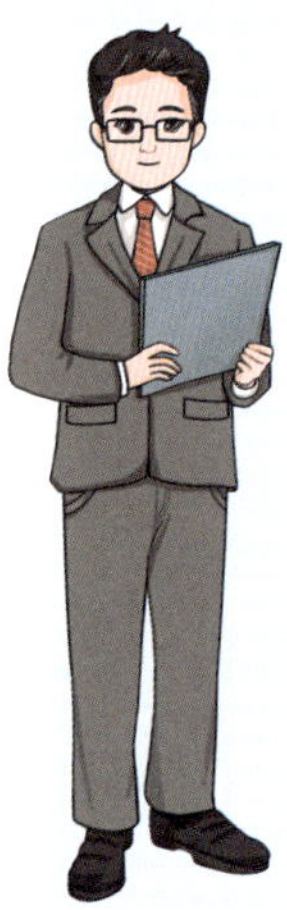

（1）心理建设：照顾一名智力发育障碍的孩子会需要家长付出更多的耐心和理解。家长应该充分认识到孩子在生活和学习中可能会遇到的困难，给予孩子更多的支持和鼓励，帮助他们建立自信心。家长多陪伴孩子，营造一个充满爱的家庭氛围，用积极的鼓励去代替批评，从而帮助孩子建立良好的安全感。同时，家长也需要关注自己的心理健康，积极参与互助组织，建立广泛的社会支持网络，并保持与专业干预团队的定期沟通。通过整合资源和有效的压力管理策略，家长可以逐步增强家庭的心理韧性，提升应对挑战的能力，从而更好地支持孩子的成长和发展。

（2）**日常生活技能培养：**在有资质的专业人员的指导下，根据孩子的不同智力水平，因材施教，制订相应的培养方案。例如在孩子的能力范围内，根据其个体需求，可利用自然生活的情景进行训练，采用游戏化等教学方法，让孩子在轻松的游戏氛围中学习。通过日常生活技能培养，孩子不仅能够提升生活自理能力，还能增强对社会环境的适应能力。

（3）**营养支持：**合理的营养摄入对孩子的成长至关重要。营养不仅是身体发育的基础，也能为大脑发育提供必要的物质支持，从而间接助力孩子能力的提升。确保孩子摄入均衡的营养，包括蛋白质、维生素、矿物质等，有助于他们的全面发展。

健康术语

社会适应能力（social adaptability）

这是指个体为在社会环境中更好地生存与发展，通过心理、生理及行为上的适应性改变，达到与社会和谐共处状态的一种综合性能力。在智力评价体系中，“社会适应能力”被界定为适应行为的一部分，用来衡量个体能否将认知能力转化为日常生活中的实际功能，以判断其是否存在“智力障碍”或“发展性残疾”。

（刘剑波）

19. 孩子智力和语言发育迟缓，常见的干预方法有哪些？

关键词

康复训练 特殊教育 应用行为分析 感觉统合训练

当发现孩子出现说话晚、理解力弱或社交困难时，很多家长都会感到焦虑。儿童发展研究显示，3~8 岁是干预的黄金窗口期，通过科学系统的康复训练，能显著提升大部分智力和语言发育迟缓的儿童的各项能力。接下来，我们将为家长解析常见的干预方法，帮助家长把握关键时机。

健康术语

（1）感觉统合失调：是大脑无法有效整合来自视觉、听觉、触觉等感官信息的能力障碍。表现为对刺激反应异常（例如，抗拒衣物标签摩擦）、动作协调性差（易摔跤），或难以判断身体空间位置（常撞到物品），多因神经发育异常导致，需通过专业感统训练改善前庭觉、本体觉等系统功能。

（2）应用行为分析法：是基于行为科学原理的干预方法，通过系统观察和强化策略，分解并训练目标行为。针对孤独症和智力障碍等儿童，治疗师利用正强化（例如，奖励）逐步教授生活自理、社交沟通等技能，所有干预方案均个体化设计并经循证验证有效性，是目前国际公认的行为干预的金标准。

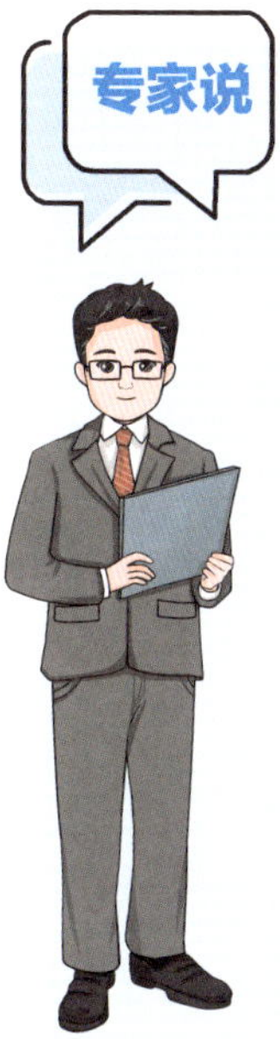

（1）语言康复训练：这类干预主要针对语言发育迟缓儿童。可通过“音素意识训练”和“语言拓展技术”，语言治疗师会像搭积木一样重建孩子的语言系统。例如用动物模型教“汪汪叫的小狗”，在游戏中重复强化词汇。研究发现，持续 3 个月训练可使 2~4 岁儿童词汇量提升约 40%。

（2）特殊教育：这类干预主要针对智力发育障碍儿童。种类很多，包括：①早期干预计划：适用对象为 0~3 岁发育迟缓儿童，内容包括认知训练、语言刺激和运动发展等。②结构化教学法，即孤独症及相关交流障碍儿童的治疗与教育（treatment and education of autistic and communication handicapped children，TEACCH）：适用对象为智力障碍伴重度学习困难儿童。核心设计包括视觉日程表、任务分解系统以及专属工作区等。③应用行为分析法（applied behavior analysis，ABA）：适用对象为有重复行为或社交困难的儿童。作用原理是将复杂技能拆解为小步骤，通过奖励强化目标行为。经典技术包括离散式教学（discrete trial teaching，DTT）、关键反应训练（pivotal response treatment，PRT）等。

（3）感觉统合训练：这类训练主要改善孩子的感觉统合失调。例如对于动作笨拙的孩子，可通过感觉统合工具进行治疗，就像给神经系统“重新接线”，帮助大脑正确处理感官信息。

（4）游戏治疗：游戏治疗可以提升孩子的社交能力。例如在沙盘游戏中，治疗师通过角色扮演，教孩子识别表情、轮流对话等社交规则，提升孩子的社交能力。

（5）家庭干预：智力发育障碍儿童的干预重点在于利用日常活动促进他们的能力发展，通过科学策略将生活场景转化为学习机会。世界卫生组织（World Health Organization，WHO）强调，家庭是儿童最重要的康复环境，家长的有效参与能使干预效果提升 30% 以上。

需要提醒家长注意的是：早期科学干预能帮助孩子重回发展正轨。干预方案必须个体化，为每个孩子的训练计划都应在治疗师的指导下“量身定制”。

（王小平　高雪屏）

第二章

社交与情感
——开启互动之旅

一

正常的社会性发展

1. 为什么亲子关系是孩子社交能力发展的起点

关键词

亲子关系　依恋关系　社交能力

亲子关系是孩子在生长发育早期与周围社会形成的第一种社会关系。良好的亲子关系是孩子早期依恋关系的基础，而安全的依恋关系则是孩子后续发展各种能力的基石。

专家说

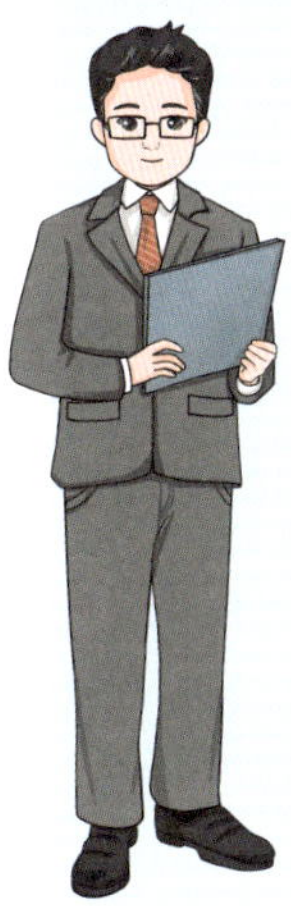

（1）安全感的建立：从婴儿出生到 2 岁之前，是婴儿与父母之间建立安全感的关键阶段。在此时期，安全感主要依赖于父母对婴儿生理和心理需求的满足。随着婴儿逐渐长大，他们开始对周围环境产生好奇并尝试探索，但父母仍然是他们的“安全基地”。在这个基础上，孩子才能够勇敢地探索世界，同时知道在需要时可以回到父母身边寻求安慰和支持。

（2）发展情绪表达与理解能力：在亲子互动的过程中，孩子学习理解他人的情绪。例如当父母皱眉头时，孩子可能会意识到父母不高兴；当父母微笑时，孩子可能会意识到父母很开心。在学会理解他人情绪之后，孩子开始学习如何表达自己的情绪。在幼儿时期，孩子可能会通过哭泣来表达难过或失望，但随着语言能力的发展，他们会在亲子沟通中逐渐学会用语言来表达情绪，例如“我很难过，因为你没给我买糖果”。

（3）识别自我与他人：在亲子互动过程中，孩子开始形成自我概念，认识到自己与他人的区别。例如孩子会意识到自己的物品归自己所有，了解自己的喜好和优势。同时，孩子也会逐渐形成对他人的概念。通过观察父母的行为，孩子逐渐理解他人的想法和行为。这种对他人的认知能力会随着孩子的成长扩展到与同伴的交往中，帮助他们更好地理解同伴的需求和想法，从而建立起良好的人际关系。

健康术语

依恋关系

这指婴儿与主要照顾者（通常是父母）之间形成的一种情感联结。这种情感联结具有强烈的情感纽带，会让婴儿在身体和心理上都倾向于接近照顾者。依恋关系通常在婴幼儿时期形成，并对个体的情感发展和社会适应产生重要影响。依恋关系通常可以分为四种类型：安全型依恋、回避型依恋、焦虑型依恋和混乱型依恋。

（何玉琼）

2. 为什么同伴游戏对儿童社交技能发展至关重要

关键词

同伴游戏　社交技能

孩子社交技能的发展受到家庭环境、学校教育、同伴游戏以及社会文化背景等多方面的影响。其中，同伴游戏（peer play）在社交技能发展中起着不可替代的关键作用。在与同伴的游戏和互动中，孩子们学习社交规则、进行相互模仿，并提升自我表达能力。

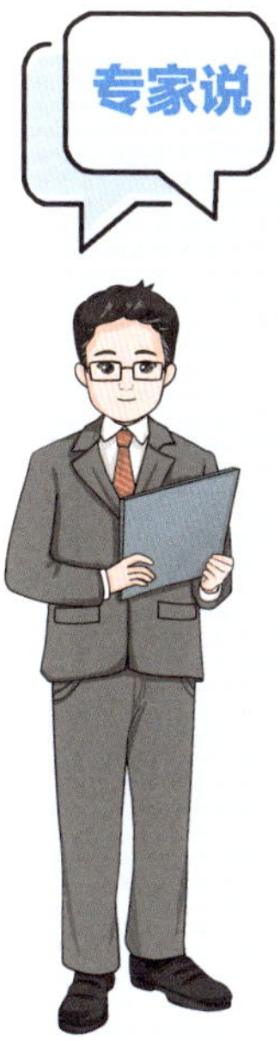

（1）提供真实社交场景：在同伴游戏中，孩子们置身于一个真实的社交环境中。在游戏过程中，他们需要协商如何分配角色、确定游戏情节，这就要求孩子们主动表达自己的想法和意愿。这种平等的交流情境让孩子们学会如何倾听他人的意见，尊重他人的选择，并且清楚地表达自己的观点，从而提升沟通能力。

（2）培养合作与竞争意识：许多同伴游戏都需要孩子们相互合作才能完成。孩子们需要学会理解自己在团队中的角色，并逐渐掌握合作的技巧，例如互相帮助、互相支持，懂得如何发挥自己的优势来为团队作出贡献。此外，像一些竞赛类游戏，会激发孩子的竞争意识，帮助他们在健康竞争中学会如何面对输赢，培养坚韧不拔的精神意志。

（3）促进情绪理解和情绪管理：在同伴游戏中，孩子们能够观察到其他同伴的情绪反应。他们会逐渐明白自己的行为可能会对别人的情绪产生影响，同时也能更好地体察自己的情绪。通过这些互动，孩子们学会如何控制和表达自己的情绪，用合适的方式来解决冲突，培养良好的情绪调节能力。

（4）帮助建立自我认知和社会角色认知：在同伴游戏中，孩子们通过与同伴的比较和互动来认识自己，了解自己的优势和劣势，从而更好地调整自己的行为，发挥优势，弥补不足。此外，孩子们还会在集体游戏中尝试不同的社会角色，这些有助于孩子们对不同的社会角色有更清晰的认识，为他们未来的社会交往打下坚实的基础。

健康术语

同伴游戏

这是指年龄相近的儿童（同伴）通过自发或组织化的互动活动，通过合作、交流、协商等方式并遵循一定规则或想象框架的游戏行为。它是儿童社会性发展、认知能力提升和情感调节的重要载体，强调平等参与、合作协商与共享乐趣，而非成人主导或竞争性目标。同伴游戏可以分为多种类型，包括角色扮演、规则游戏、合作游戏和探索性游戏等。

（何玉琼）

3. 不同年龄的儿童，**社交互动**有哪些特点

关键词

社交互动　不同年龄

社会性发展是个体在社会环境中逐渐成长，并学会与他人互动交往、理解社会规则和文化、形成自我认同等诸多方面的综合发展过程。这一过程对孩子的身心健康和未来适应社会的能力具有深远影响。

专家说

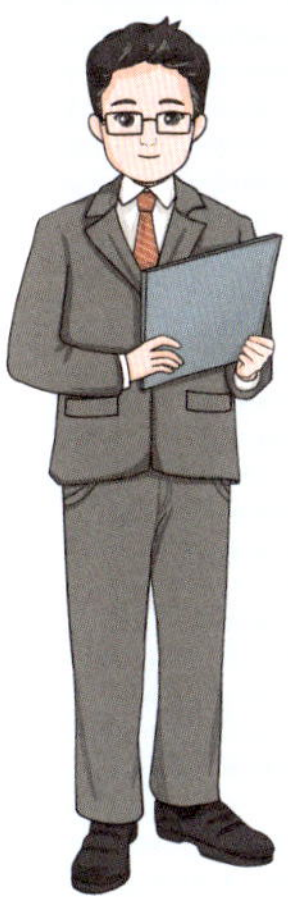

儿童的社会性发展在不同年龄阶段有不同的表现。

（1）婴儿期：婴儿期是社会性发展的起点。在此阶段，婴儿开始对周围照顾的人产生兴趣，逐渐发展出稳定的依恋关系。例如婴儿更倾向于关注人脸而非物品。到了 6 月龄左右，婴儿在看到妈妈的脸时会微笑，而看到陌生人时可能会表现出害怕并哭泣。这种对熟悉和陌生人的不同反应，标志着婴儿开始形成基本的社会认知。

（2）幼儿期：幼儿期的孩子开始发展出自我意识，能够用“我”来表达自己的需求和想法。例如孩子会用手指物或用语言表达“我想要”。随着年龄的增长，幼儿开始能够与其他儿童一起进行互动玩耍，但这种互动往往缺乏深度合作。例如他们可能会一起玩追逐

打闹的游戏。此外，幼儿时期的孩子开始学习如何表达和理解情绪。例如看到妈妈不开心，孩子可能会主动上前表达安慰。

（3）学龄前期：学龄前期的孩子开始逐步理解一些基本规则，发展合作意识，并逐渐能够完成一些合作游戏。例如在幼儿园里，孩子们在老师的带领下可以完成“老鹰抓小鸡”等游戏。在照顾者的教导下，这一时期的儿童开始理解和形成是非对错的观念，形成自己的道德观。此外，学龄前期儿童能够在一定程度上控制自己的行为和情绪。例如在幼儿园，孩子可以在老师的引导下排队等待，在集体课上不乱发脾气。

（4）童年期：童年期的孩子倾向于与同龄人一起玩耍，同伴游戏在他们的生活中占据了重要位置。例如相比于父母或长辈，孩子更倾向于与同龄人一起玩耍。随着认知的发展，孩子能够更好地理解他人的观点和感受。例如在与他人发生冲突时，孩子也能站在他人的角度去思考问题，展现出更高的同理心。

健康术语

社会性

这指的是个体作为社会中的一员所表现出的有利于集体和社会发展的特性。它是人的基本属性之一。人是社会性的动物，社会性使人能够与他人合作、交流，并在社会环境中生存和发展。社会性发展不仅影响孩子的情感和行为，还对他们的认知和道德发展起到重要作用。

（何玉琼）

4. 社交媒体

对儿童社会性发展的影响是正面的还是负面的

关键词

社交媒体 儿童 社会性发展

社交媒体是大众传媒技术发展的重要产物，包括微信、微博、短视频等。它改变了现在儿童社交的方式和内容。社交媒体对社会性发展的影响非常复杂，既包含正面影响，也存在负面影响。

专家说

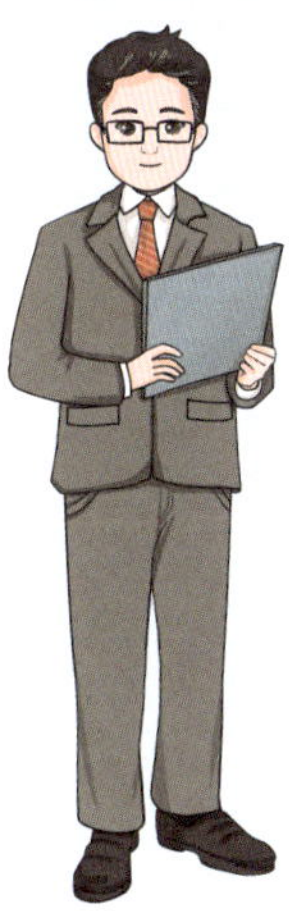

（1）社交技能的影响：社交媒体为孩子提供了与他人交流和互动的新平台。一些互动性平台，例如在线学习社区和儿童社交软件，确实为孩子提供了练习语言和社交技能的机会。例如互动式的语言学习平台通过游戏化的学习方式，让孩子在互动中学习不同的语言，提升沟通能力。然而，过度依赖社交媒体进行社交可能会减少孩子在现实场景中与同龄人互动的机会，从而影响他们现实社交技能的发展。特别是对于那些游戏成瘾的孩子，由于缺乏现实中的同伴游戏，他们可能在社交技能上存在明显缺陷，难以建立真实的人际关系。

（2）知识的获得：社交媒体为孩子提供了前所未有的丰富信息资源，使他们能够接触到许多在现实生活中难以接触到的知识。这有助于孩子拓宽知识面，激发好奇心和学习兴趣。然而，社交媒体上的信息质量参差不齐，缺乏有效监管的内容可能包含不良信息，对孩子的价值观形成产生负面影响。例如一些短视频平台上的内容可能包含暴力、不尊重他人等不良行为，孩子在模仿中可能会习得这些不良做法，影响他们的道德和行为发展。

（3）情感需求：社交媒体打破了距离的限制，使得远在外地的亲人可以通过视频通话等方式与孩子保持亲密的情感联系，这对于孩子的心理健康是非常有益的。然而，长时间使用社交媒体可能会减少孩子与家人的面对面交流，不利于口语表达等社交技能的习得。此外，过度依赖虚拟社交可能会让孩子在现实生活中感到社交焦虑，影响他们与家人和朋友的亲密关系。

（4）其他影响：长时间使用社交媒体还可能对孩子的身体健康产生负面影响。长时间盯着电子屏幕不仅会影响孩子的视力，增加近视和弱视的风险，还会减少他们户外活动的时间，导致肥胖和运动能力下降等问题。这些健康问题不仅影响孩子的身体发育，也可能间接影响他们的社交能力和心理健康。

健康加油站

长时间使用社交媒体，不仅影响孩子社交技能的发展，还会影响孩子价值观的形成。

长时间使用社交媒体可能会对孩子价值观形成产生深远影响。社交媒体中海量的信息往往包含多种多样的观点和价值观，这些内容可能相互矛盾，缺乏统一和正确的引导。因此，孩子在接触这些信息时，很容易感到困惑，难以建立起自己正确的判断体系。此外，在虚拟的社交环境中，孩子可能会频繁接收到陌生人的夸奖、评论甚至批评。这些未经筛选和引导的反馈可能对孩子的自我认知产生误导，影响他们对自己行为和能力的正确认知。

（何玉琼）

二

社会性发展问题的识别与评估

5. 为什么有的孩子
不会社交

关键词

社交能力　危险因素

社交能力是孩子成长过程中极为重要的技能，它不仅影响孩子与他人的互动，还与情感发展、语言表达和问题解决能力密切相关。

专家说

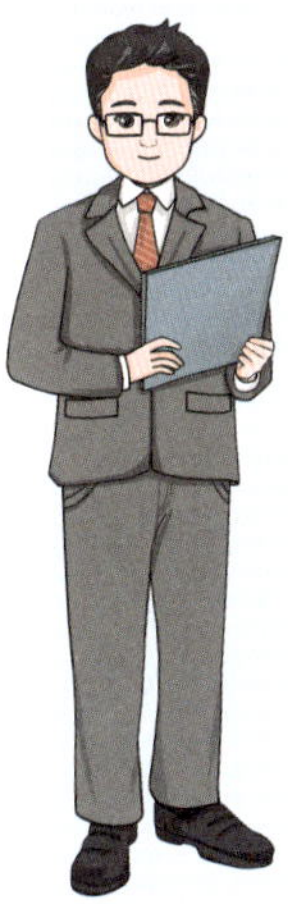

孩子不会社交的原因有很多，总体来说，可以分为先天因素、孩子自身心理因素、周围环境因素。

（1）先天因素：部分孩子由于神经发育问题（例如，孤独症），可能在社交沟通方面存在先天性缺陷。例如一些孩子可能会出现语言发育迟缓，甚至没有口头语言能力，难以理解或做出社会性的互动姿势。这些孩子可能在对话中反复使用相同的词句，缺乏双向互动的自然交流。他们可能难以理解和回应他人的情感和社交线索，回避眼神接触，无法顺畅参与对话，或表现出不善于与同龄人互动的特征。这些先天性问题可能会严重影响孩子的社交能力发展。

（2）孩子自身心理因素：部分孩子天生的气质类型偏内向，更倾向于独处，对社交活动缺乏兴趣。这种性格倾向使得他们缺乏社交活动及社交能力的锻炼机会。此外，还有部分孩子可能具有敏感型气质，他们对环境变化、他人的情绪反应都非常敏感，因而容易害怕在社交过程中受挫或回避社交。长此以往，他们的社交能力可能会受影响。

（3）周围环境因素：很多家长对孩子保护过度，限制了他们与外界环境以及其他人的接触。这种过度的保护可能导致孩子缺乏社交锻炼和社交经验。此外，如果家庭成员关系紧张，孩子在家庭内不愿表达，形成内向敏感的性格，也不利于孩子的社交能力发展。家庭环境对孩子的社交能力发展起着至关重要的作用。

健康加油站

为什么要关注孩子的社交能力?

关注孩子的社交能力对他们的全面发展至关重要。社交能力不仅影响孩子与他人的互动，还与情感发展、语言表达和问题解决等多个领域密切相关。通过社交互动，孩子学会如何理解他人的情感、表达自己的需求、合作解决问题，这些都是未来建立健康人际关系、融入社会的重要基础。早期的社交能力发展还与心理健康息息相关。具备良好社交能力的孩子更容易形成积极的自我认知，并在面对挫折时表现出较好的情绪调节能力。相反，如果社交能力滞后，孩子可能难以形成良好的人际关系和适应社会的能力，甚至可能影响他们的学业和心理健康。

（何玉琼）

6. 如何**快速识别**出孩子的**社交困难**

关键词

社交困难 识别方法

社交能力是在孩子成长过程中极为重要的技能，它不仅影响孩子与他人的互动，还与情感发展、语言表达和问题解决能力密切相关。

专家说

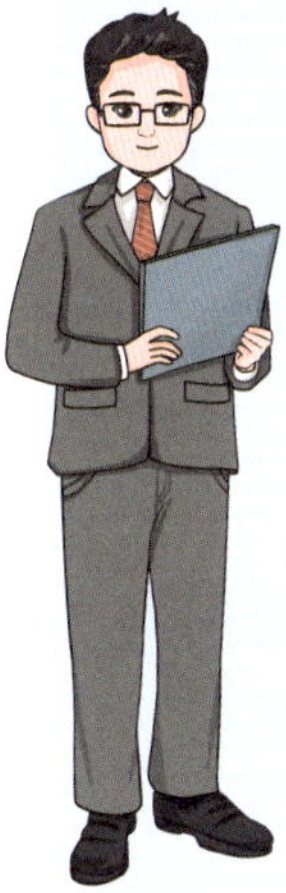

孩子的社交困难通常可以通过以下表现来识别：

（1）与同龄人交往时的紧张或困惑。例如孩子在与其他小朋友一起玩耍时，总是无法融入游戏，或者常常不知道如何开启对话，总是站在旁边旁观其他人的游戏。这种紧张或困惑可能表明孩子在社交互动中感到不自在，需要更多的指导和支持。

（2）被同龄人排斥或忽视。如果孩子经常感到被孤立，可能是因为他们在与他人交往时缺乏一些基本的社交技巧，例如眼神接触少、表情不恰当，或难以理解他人的情绪和意图。这些行为可能导致其他孩子不愿意与他们互动，从而让孩子感到被排斥。

（3）回避或抗拒群体活动。一些孩子对参与集体活动感到焦虑，表现为过度回避，或者总是依赖父母或者老师的陪伴或引导，无法独立参与社交互动。这种抗拒可能表明孩子在社交场合中感到不安，需要更多的安全感和自信心。

家长可以通过观察孩子在日常生活中的互动，留意他们是否能够自如地与他人沟通，情感表达是否与环境相符，从而及时发现孩子是否存在社交困境。

健康加油站

如何区分社交困难与性格内向?

许多家长可能将孩子的社交困难与性格内向相混淆，但两者其实有所不同。

性格内向的孩子通常并不排斥社交，只是他们在与他人互动时倾向于保持安静和谨慎。他们可能喜欢独处，但在熟悉的环境中，依然能够与他人建立良好的关系。内向孩子的社交问题更多是出于性格特点，并不一定影响日常生活。

社交困难的孩子则在与他人交往时表现出明显的困扰和焦虑。他们可能害怕与人互动，甚至会回避社交场合。与内向孩子不同，社交困难的孩子在理解他人情感、表达自己或融入集体时，往往遇到较大障碍，且这种情况常常影响到他们的日常生活。

（欧建君）

7. 孩子出现社交困难的原因有哪些

有些孩子在社交方面存在明显的困难。了解这些困难的原因，可以帮助我们更好地支持孩子，促进其社交能力的提升。

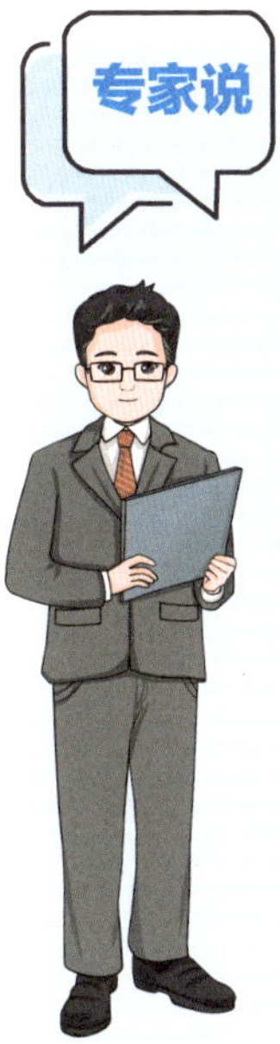

孩子出现社交困难可能由多方面原因导致：

（1）遗传因素：社交困难与遗传有一定关联。遗传特质会影响孩子的情绪识别、共情能力和人际互动技巧，从而导致他们在社交中遇到困难。例如某些基因可能影响孩子对社交线索的敏感度，使他们在理解他人情感时感到困惑。

（2）疾病影响：神经发育类疾病常直接影响社交能力。例如孤独症会让孩子对他人情绪不敏感，多动症可能导致孩子难以专注倾听，语言障碍则限制表达与理解。这些疾病可能在早期就表现出社交互动的困难，需要家长和专业人士的特别关注。

（3）不良家庭环境：家庭是孩子社交发展的重要环境。不良家庭氛围，例如冲突频繁、冷漠或过度保护，可能让孩子缺乏安全感，进而回避社交或表现不当。一个和谐、积极的家庭环境能够帮助孩子建立自信，鼓励他们勇敢地与他人互动。

（4）教育训练不足：社交能力需要通过学习和实践获得。如果孩子在关键期缺乏参与集体活动或语言表达的引导，可能导致社交技能落后。同时，父母或老师的忽视或不当教育方式，也可能让孩子错失学习机会。高质量的早期教育通过集体活动和教师引导，使孩子在与同伴的互动中学习社交技巧。

社交困难往往是多重因素共同作用的结果。家长和社会应从遗传、环境及教育等方面全面了解和支持孩子，帮助他们更好地适应社交环境，健康成长。

健康加油站

为了发展孩子良好的社交能力，家庭和社会可以怎么做？

首先，家庭支持至关重要，父母的关爱和积极互动能增强孩子的自信心和安全感，帮助他们更好地与他人沟通。其次，需要高质量的早期教育，通过集体活动和教师引导，使孩子在与同伴的互动中学习社交技巧。与同龄孩子的友好关系也是关键，支持性和积极的同伴关系能提升孩子的社交信心并减少焦虑。情感调节能力也是社交能力的重要组成部分，家长可引导孩子有效管理情绪，灵活处理社交中的冲突和挑战。社会技能的培养同样不可忽视，通过角色扮演和团队合作，孩子可以学会如何表达自己、倾听他人以及解决问题。此外，个性化的引导也很重要，对于内向的孩子，适当的鼓励和支持可以帮助他们逐步克服社交障碍，提升自信。总之，通过家庭、教育、同伴关系和情感管理等多方面的保护性因素，孩子能够在一个积极支持的环境中发展良好的社交能力。

（欧建君）

关键词

『社牛』 社交困难

8. 为什么“社牛”的孩子也可能存在社交困难

看似外向、健谈、“社牛”的孩子，其社交能力并不一定完美无缺，他们也可能会在其他方面存在一些困难，例如忽略社交距离、忽视他人感受或缺乏深层次的情感交流。社交不仅需要外向和主动，还需要共情、情绪识别和适应不同场景的能力。

健康术语

共情

这是帮助孩子学会“用心感受他人”的重要能力。例如当孩子的小伙伴因为玩具被抢而哭泣时，孩子不仅能发现对方在难过，还能主动递上纸巾或拍拍对方肩膀说“别伤心啦”。这种能力包含两方面：情感共鸣（例如看到别人哭，孩子也会跟着难过）和换位思考（理解对方为什么伤心，例如知道玩具是对方最心爱的东西）。共情能让孩子更受欢迎，减少争吵，还能帮他们交到真心的朋友；但家长也要注意，如果孩子总是过度关心别人而忽略自己（例如，因为同桌被批评而一直闷闷不乐），可以教孩子说“我知道你很难过，但我们可以一起想办法”。共情不是要求孩子“牺牲自己”，而是教会孩子带着善意理解世界，同时学会保护自己的心情。

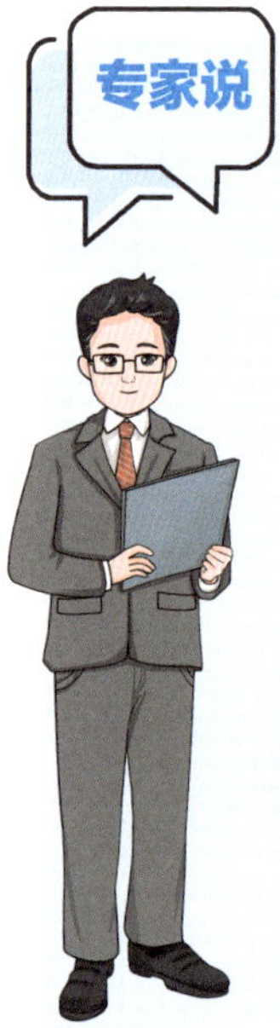

“社牛”的孩子在社交过程中，可能会面临以下困难：

（1）忽略社交距离：有些“社牛”的孩子因为过于热情，可能忽略了社交距离的重要性。例如在与他人互动时表现得过于亲密或冒失，可能会让对方感到心理或者躯体不适，从而影响关系。

（2）忽视他人感受：在表达自己时，“社牛”的孩子可能更关注自我表现，而忽视倾听他人或感知他人情绪的需求。这种缺乏同理心的行为，容易导致他人误解或产生疏远感。

（3）缺乏深层次情感交流：“社牛”的孩子善于表面社交，但可能缺乏与他人建立深层次关系的能力，例如共情或理解对方的内心需求。这可能让他们的友谊流于表面，缺乏稳固和长久的关系支持。

（4）无法适应不同场景：“社牛”的孩子可能习惯了高调的表现方式，但在需要冷静、倾听或深入交流的场景中，可能显得不够灵活，导致难以适应复杂的社交环境。

“社牛”的孩子虽然外向，但仍需引导他们发展全面的社交能力，特别是情绪识别、同理心和适应能力，以便在各种场景中建立健康的人际关系。

（欧建君）

9. 为什么“**聪明**”的孩子也可能存在**社交困难**

关键词

阿斯伯格综合征　发展不平衡

许多家长常常认为，智力出众的孩子在社交场合中能够游刃有余。然而，事实并非总是如此。智力超群并不等同于社交能力出色。有些孩子可能因为过度专注于自己的兴趣领域，而忽略了他人的情感和需求。他们或许在表达上过于直接，缺乏对他人感受的细腻体察，这在一定程度上阻碍了他们与人顺畅交流。社交能力的构建，不仅需要智力作为支撑，更需要具备敏锐的情绪识别能力、深刻的共情能力，以及灵活适应他人需求的能力。

专家说

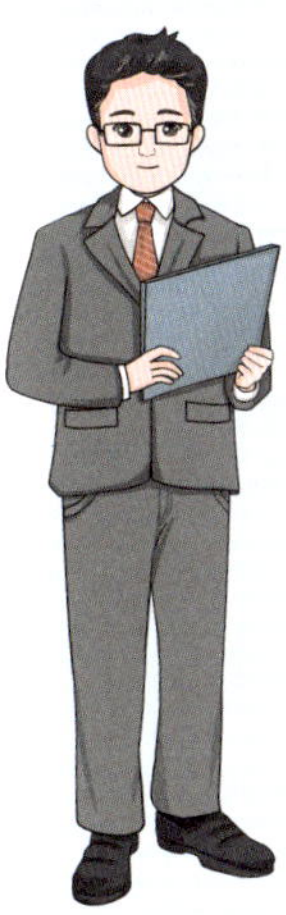

“聪明”的孩子在学业上表现出色，但他们在社交上也可能面临困境：

（1）发展不平衡：一些孩子在智力上超前，但社交技能却滞后。虽然他们在语言表达、学术能力和解决问题上非常突出，但在情绪调节、合作与分享等方面却存在困难。这些孩子往往专注于自己的兴趣和思维方式，忽视了与同龄人建立情感联系的必要性。因此，他们可能感到与他人互动不流畅，难以融入群体。这种发展不平衡在许多孩子中较为常见，但随着成长和引导，社交能力通常可以得到改善，家长不必担忧。

（2）阿斯伯格综合征（Asperger syndrome）：当发展不平衡的现象更加严重时，可能演变为阿斯伯格综合征。患有阿斯伯格综合征的孩子的智力通常没有问题，甚至在某些特定领域，例如数学、语言方面表现出色。然而，他们在社交交流和情感理解方面存在显著困难，难以解读他人的非语言信号，例如面部表情、语气或肢体语言。他们的社交互动常常显得机械，缺乏灵活性，导致他们在人际关系中感到孤立或被误解。

发展不平衡和更为严重的阿斯伯格综合征是许多“聪明”孩子社交困难的常见原因。家长应关注这些孩子的社交发展，并提供专业支持与训练，帮助他们提升社交能力。

健康加油站

如何帮助这些“聪明”的孩子提升社交能力？

（1）情绪识别与共情：通过角色扮演和情景模拟，帮助孩子学会识别和理解他人的情绪，培养共情能力。

（2）社交技能训练：参加社交技能训练课程，学习如何与他人建立和维持良好的关系。

（3）多样化的社交活动：鼓励孩子参与多样化的社交活动，例如团队运动、兴趣小组等，帮助他们在实践中提升社交能力。

（4）专业支持：如果怀疑孩子可能患有阿斯伯格综合征或其他社交障碍，建议寻求专业评估和干预。

（欧建君）

关键词

社交困难 孤独症 鉴别

10. 出现社交困难就一定是孤独症吗

孩子出现社交困难时，家长可能会联想到孤独症。然而，社交困难并不一定意味着确诊孤独症。社交能力的发展受到多种因素的影响，包括性格、情感发展、家庭环境以及教育经验等。孤独症只是其中一种可能的原因，但社交困难的孩子未必都符合孤独症的诊断标准。

健康术语

孤独症

孤独症又被称为自闭症，或孤独症谱系障碍，是一种大脑发育异常所致的神经发育障碍。孩子可能在社交沟通和行为兴趣等方面表现出异常：例如有的孩子不会用语言进行社交沟通，很少用眼神或手势与人互动，似乎“活在自己的世界”；有的孩子会出现明显的重复和刻板行为，例如反复排列玩具、反复观看旋转的物体或相同的视频、反复询问相同的问题或重复他人的话语。家长可以关注这些早期信号：1岁时叫名字不回应、不会模仿“再见”或“欢迎”动作；2岁时不会说3个物品的名称；3岁时不会说自己的名字，不会玩假想游戏（例如，给玩偶“喂饭”）等。如发现这些问题，请及时寻求专业医生的帮助。

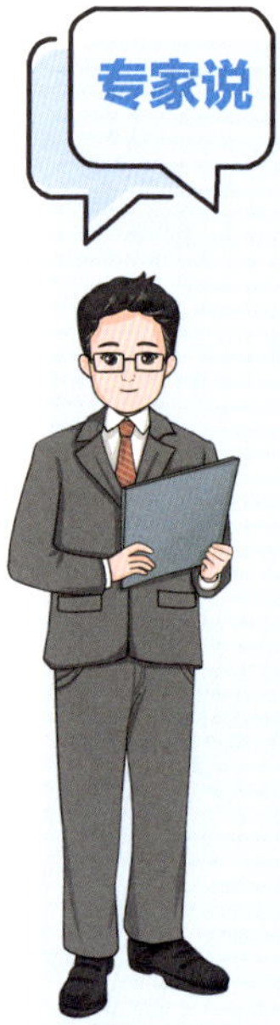

社交困难的原因多样，理解这些原因有助于为孩子提供有效的支持：

（1）社交困难普遍存在：一些孩子的社交困难可能仅仅是性格内向、情绪敏感或缺乏自信。对于这类孩子来说，社交困难通常是暂时的，主要表现为在人际交往中感到不适或缺乏兴趣。这种社交困难并不代表一定存在障碍，而是孩子在社交技能发展中的常见挑战。通过适当的引导和支持，孩子的社交能力通常会得到提升。

（2）精神障碍的症状：社交困难的加剧可能与精神障碍相关。孤独症是导致社交困难最常见的精神障碍之一。除了孤独症，社交困难也可能与多动症、社交焦虑障碍、选择性缄默、智力障碍、抑郁症、双相障碍、精神分裂症等多种精神障碍相关。这些障碍往往伴随着其他认知、情感或行为问题，影响个体的社交能力和人际交往。

社交困难的原因有时是正常的个体差异，也可能是精神障碍的表现。家长应关注孩子社交行为的变化，如果社交困难是显著或持久的，建议寻求专业评估和诊断。

（欧建君）

11. 孩子有**社交困难**为什么要**尽早**看医生

关键词

社交困难　早期诊断

孩子出现社交困难时，除了家长的自主评判和通过教育训练来改善外，尽早看医生进行专业评估同样重要。医生可以帮助家长更准确地了解孩子的社交问题，排除可能的心理或发育障碍，并提供个性化的支持，促进社交技能的健康发展。

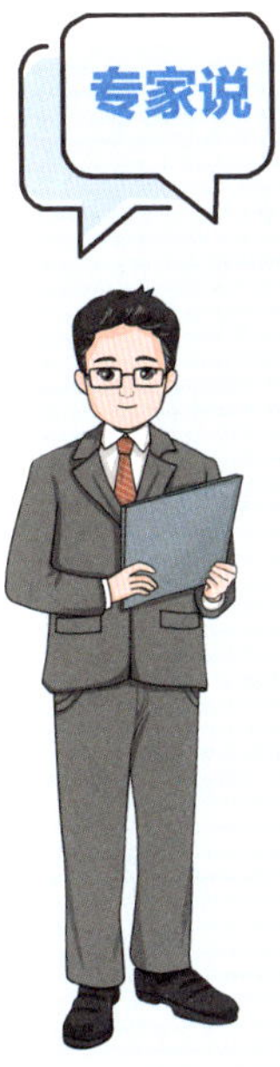

当家长发现孩子有社交困难时，通常会依赖自己的观察和判断，并尝试通过教育训练来改善孩子的社交能力。然而，家长的自主评估存在局限性，容易产生误判或遗漏，尤其是在社交困难的原因较为复杂时。

家长的评估通常基于个人经验，可能忽视一些轻微的社交问题。例如孩子可能表现得外向，但缺乏情感理解或难以解读他人的非语言信号，这类问题较难察觉。此外，社交困难可能与孤独症、社交焦虑等心理或发育障碍相关，家长可能将这些误解为“暂时的不适应”或“性格问题”。

专业医生通过系统评估，能够全面了解孩子的社交表现。医生利用标准化的测试工具、行为观察以及家长和教师的反馈，准确分析问题，帮助诊断是否存在潜在障碍。尤其当怀疑可能是孤独症时，专业医生能通过精准诊断，揭示问题的根源，并提供针对性的治疗方案。

通过专业评估，家长可以避免误诊和延误治疗，确保孩子获得合适的干预。这不仅有助于孩子改善社交技能，还能促进其心理健康。家长也能获得科学指导，更好地支持孩子融入社会。

健康加油站

如何判断孩子的社交困难与精神障碍相关？

家长可以着眼于以下方面：①社交困难的严重程度。如果孩子的社交困难较轻微，且能通过引导逐渐改善，通常无须过度担心。但如果社交困难明显影响孩子的日常生活或学校表现，可能需要进一步评估。②社交困难的持续时间。如果问题是短期的，随着时间推移会逐渐缓解，一般不必过于担忧。然而，长期存在的社交问题可能提示更深层次的原因。③是否伴随其他问题，例如情绪波动、注意力不集中或行为冲动等，许多精神障碍，例如孤独症、多动症或抑郁症常伴随有这些症状。如果孩子在社交困难之外，出现其他情绪或行为问题，可能与精神障碍有关。通过综合评估这些因素，家长可以更清楚地判断是否需要寻求专业帮助，及时干预可以帮助孩子提高社交能力，促进其心理健康和全面发展。

（欧建君）

三

社会性
发展问题的
预防与干预

12. 如何培养出**积极社交互动**的孩子

关键词

培养　社交互动　沟通技巧

在儿童成长的过程中，社交能力的发展非常重要。良好的社交对于儿童的认知发展也是至关重要。良好的社交能力不仅影响孩子的心理健康，还能增强他们的自信心和安全感。那么如何培养出积极社交互动的孩子？

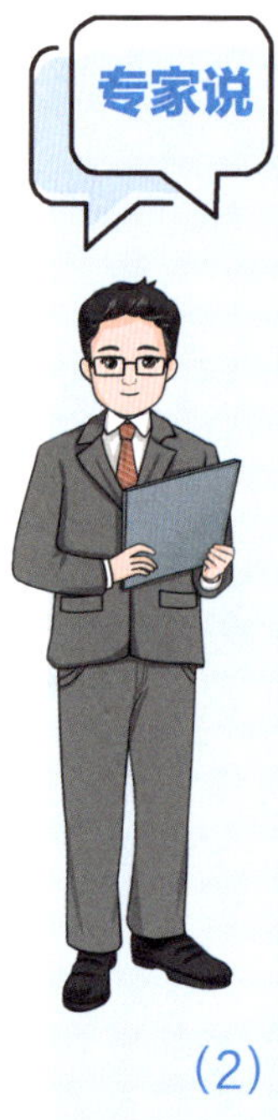

（1）**创造社交机会：**为孩子创造丰富的社交环境是培养社交能力的第一步。例如带孩子参加亲子活动、社区活动或小朋友聚会等，让孩子在这些活动中自然地锻炼社交能力。同时，增加与孩子之间的亲密互动，例如拥抱、牵手等肢体接触，能够增强亲子间的情感联系，为孩子提供一个温暖的社交起点。当孩子在社交场合中表现出良好的行为时，及时给予表扬和肯定，这不仅能增强孩子的自信心，还能激励他们继续保持积极的社交行为。例如可以通过小奖励（例如，食物、玩具或额外的活动时间）来强化孩子的良好表现。

（2）**家长做好榜样：**孩子一般是通过模仿来学习社交技能的，家长的行为会对孩子产生深远的影响。如果您在与人交往时表现出热情和友善，那么孩子也更容易学会积极的社交方式。例如当您与朋友聊天时，保持热情的语气和愉快的表情，孩子会看在眼里、记在心上。另外，家长的身教也会重于言教，在与他人的互动中，您可以让孩子学习到基本的社交规则和礼仪，例如如何礼貌地接受和拒绝别人的请求，如何表达感谢和不满。此外，您还可以与孩子一起探讨社交问题，鼓励他们的发散性思维，探讨更巧妙合理的应对方式，这更有助于培养孩子独立解决问题的能力。

（3）培养沟通技巧：教导孩子清晰地表达自己的想法和感受，并学会倾听他人，是社交能力的核心。可以通过角色扮演游戏来训练孩子的沟通技巧，例如模拟购物、问路等场景，让孩子在实践中练习说话和倾听。利用绘本中的社交场景，帮助孩子学习如何与人正确相处，增加应对社交场景的技巧。对于有社交恐惧或社交焦虑的孩子，教授他们通过深呼吸、肌肉放松等技巧来缓解焦虑情绪，减少在社交场合中的紧张感，从而更加自信地与人互动。

通过这些方法，孩子可以逐渐学会如何积极地与他人进行社交互动，从而在社交场合中表现得更加自如和自信。

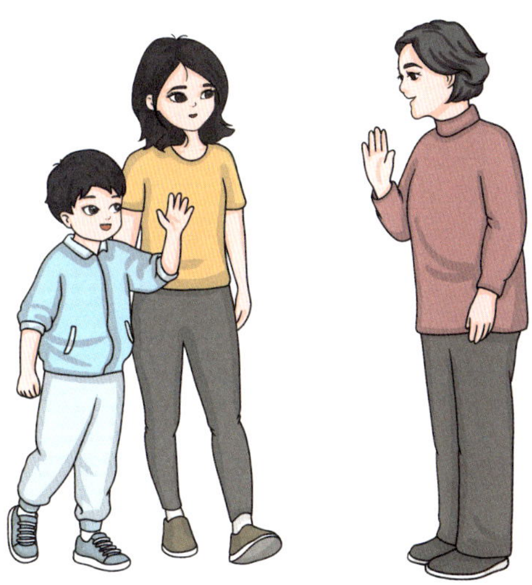

（胡珍玉）

13. 孩子有社交困难时，家长可以怎么做

关键词

社交困难 理解 关爱

当家长发现孩子存在社交困难，无法与他人建立恰当的联结时，家长一定焦虑过、迷茫过，尝试过很多方式帮助孩子，如果收效甚微，这说明孩子需要一些特别的理解与关爱。

专家说

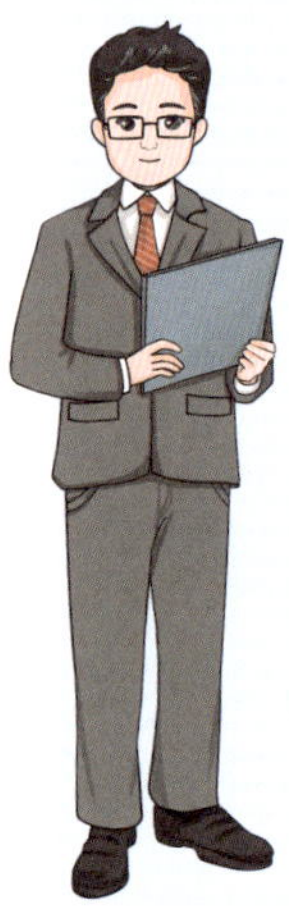

（1）调整自身状态： 作为家长，我们首先要调整好自己的心态。当孩子面临社交困难时，家长的情绪和状态会直接影响到孩子。如果家长自己处于焦虑或无助的状态，则会很难为孩子提供有效的支持。因此，当感到压力过大时，不妨向亲友倾诉，或者寻求专业机构的帮助。通过这些方式，家长可以更好地理解孩子行为背后的原因，从而在与孩子相处时拥有更多的精力和耐心，为孩子创造一个更加温暖、包容的成长空间。

（2）判断孩子的社交动机： 我们需要先判断孩子社交动机。如果孩子通常只沉迷于自己感兴趣的物品或玩具，对周围人无反应，甚至排斥他人的加入，即便偶尔与人互动也只是为了满足自己的需求，例如让大人帮忙拿东西，那么这有可能意味着孩子的社交动机非常薄弱。相反，如果孩子渴望与他人一起玩耍或分享，但在互动过程中常常以生气、打人或沮丧情绪来告终，这说明孩子具有较强的社交动机，只是缺乏恰当的社交技能和沟通方式。

（3）提高孩子的社交动机：对于那些社交动机较弱的孩子，例如孤独症儿童，我们需要帮助他们发展社交动机。首先，从孩子的兴趣入手。无论孩子的玩耍方式多么单一或幼稚，家长不要急于纠正，可以跟随孩子的兴趣，在游戏中提供帮助和示范有趣的玩法，增加孩子与人一起互动的乐趣。其次，创造情境来引发孩子的社交动机。例如在玩游戏时，故意藏起来一个玩具部件，当孩子看向或询问家长时，再带孩子找到并交给他们。这样，孩子会逐渐体验到与家长互动是安全、自由且有趣的，从而可增加主动沟通的意愿。

（4）帮助孩子掌握社交技能：对于有社交动机但缺乏社交技能的孩子，例如阿斯伯格综合征儿童，家长需要帮助他们掌握恰当的社交技能。家长可以针对某一社交情境，准备相应的应对方式，并在家里创造类似的社交情境，可以通过角色扮演、社交故事的方式，帮助孩子理解在特定情境中如何评估对方对自己话题的兴趣，如何理解他人的想法和感受，以及如何做出恰当的回应和调整沟通方式。

健康术语

社交动机

这指推动个体参与社交互动的内在或外在动力。它是人类动机系统的重要组成部分，反映了个体对社交需求的追求，包括与他人建立联系、获得情感支持、满足归属感、实现自我价值等。社交动机的强弱和方向会受到个体的心理状态、社会环境、文化背景以及个人经历等多种因素的影响。

（胡珍玉）

14. 为什么**社交困难**儿童越**早干预**越好

关键词

孤独症　社交困难　早干预

当孩子在成长发育中持续出现明显的社交困难时（例如，孤独症儿童），有家长认为随着年龄的增长，孩子自然会“懂事”，社交能力也会随之提升，且相较于语言、运动等能力而言并不急需干预。实际上，这种观念是不准确的。实际上，社交困难儿童越早获得干预，其预后效果越好。

专家说

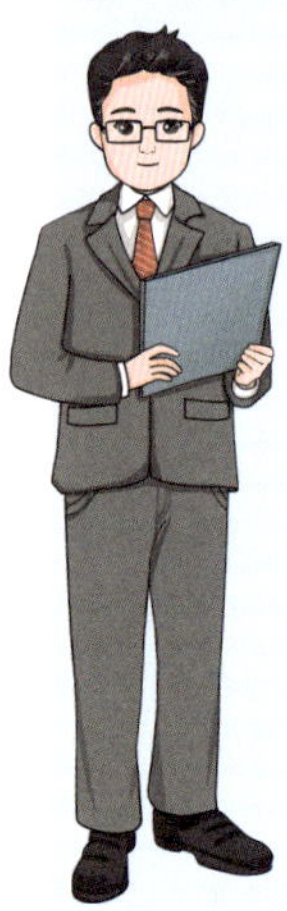

（1）神经系统的可塑性：社交困难往往与神经系统发育密切相关。研究表明，在儿童早期，大脑神经具有可塑性，许多神经发育问题在 3 岁以前通过干预可以得到较快改善。而随着年龄增长，大脑的可塑性会逐渐降低，干预的难度也相应增加。例如 7 岁之后开始干预的效果可能就不如更早期干预的理想。因此，家长一定要避免错过孩子最佳的干预时机。

（2）早期干预的重要性：早期干预的目标之一是帮助儿童建立基本的社交、沟通和认知技能，例如眼神交流、语言表达、表情理解等。这些技能是孩子未来学习和社会适应的基础。通过专业的干预计划，可以帮助孩子在关键时期发展社交和交流技能，同时也有助于家长更好地应对并理解孩子的状况。早期干预不仅能为孩子打下坚实的基础，还能为家长提供科学的指导和支持。

（3）**学校阶段干预的局限性**：当孩子进入学校后，随着学业的增加，能够用于干预的时间和频率往往会大幅减少，干预的效果也会受到限制。因此，对于社交困难儿童来说，干预的时间越早，整体效果越好。最佳的干预时间是 3 岁前，如果错过了这一阶段，那么“现在”就是最好的开始时间。家长切不可拖延，以免影响孩子的后期发育。

健康加油站

从神经发育的角度来看早期干预的重要性？

儿童大脑发育的过程，新生儿的大脑容积仅占成人大脑的 25% 左右，而在 1 岁时会发育到 50% 以上，3 岁时超过 80% 的大脑发育已经完成，5 岁时能达到 90% 左右，7 岁时达到 95% 左右，10 岁时则达到 98% 左右。孤独症儿童的社交困难常被认为与神经系统发育密切相关，而神经的可塑性在 3 岁以前干预较 3 岁以后更容易恢复重建。因此，无论是社交互动、语言沟通还是问题行为的干预，都应遵循“越早越好”的原则。

（胡珍玉）

15. 为什么帮助**社交困难**儿童时，**家长参与**很重要

关键词

社交困难　孤独症　家长干预

社交困难是孤独症儿童的核心表现之一，这些孩子在多种场合中常常表现出眼神对视不足、难以进行正常的对话交流、很少分享兴趣或情感、对同伴缺乏兴趣等特点。虽然康复训练是帮助这些孩子的重要手段，但家长的参与同样不可或缺。

专家说

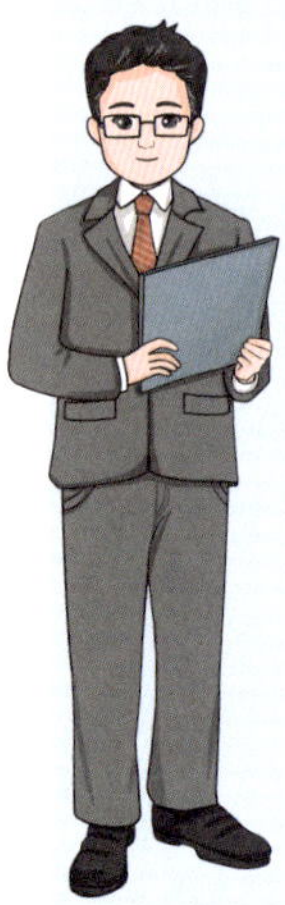

（1）家庭干预的优势：家长参与孩子的干预能够为孩子提供更多的练习时间。家长在日常生活中随时随地引导孩子进行社交练习，从而有效提高孩子的社交沟通能力，减少问题行为的发生。另外孩子在康复机构学到的社交技能，能够在现实生活中得到应用和巩固。

（2）理解孩子，建立合理期待：家长参与孩子的干预过程，有助于更深入地理解孩子的行为和能力水平，从而建立更合理的期待。这不仅有利于孩子的成长，也能帮助家长减轻焦虑，改善亲子关系。

（3）扩大干预支持网络：家长不仅可以自己参与孩子的干预，还可以将有效的互动策略传授给孩子生

活中的其他重要他人，例如祖父母、兄弟姐妹等。这样，孩子在日常生活中能够得到更多来自家庭成员的支持和帮助。

（4）家长的多重角色：在孩子的社交干预中，家长不仅是孩子社交技能的启蒙者、情感支持的坚强后盾，还是孩子社交环境的营造者和社交干预的持续推动者。通过倾听、积极回应和情感支持，家长可以增强孩子的情感联结，帮助孩子建立安全感，让他们在情感上感受到接纳和支持。

健康加油站

儿童社交困难时，家长应该怎么做?

家长可以通过角色扮演帮助孩子提升社交技能，例如孩子打招呼后就不知道如何继续对话时，家长可以从孩子感兴趣的话题入手，示范如何提出跟进性问题、如何评估对方的兴趣等，从而增加孩子来回对话的频次。

同时，家长应努力营造一个开放和支持的家庭氛围，进行无评判式的对话，倾听孩子的感受，了解他们的社交困惑。对于学龄儿童，家长可以在平时的晚上或周末安排孩子与其他孩子一起参与兴趣班或体育活动，在实际社交中观察孩子的社交模式。一旦孩子学会了一项社交技能，家长应尽快撤出对该技能的辅助，尽可能培养孩子的独立性。

（胡珍玉）

16. 为什么要使用**综合**方法**干预**社交困难

关键词

社交困难 干预 综合方法

案例：一名 3 岁的男孩，家长在其两岁半的时候发现，他虽然渴望和小朋友一起玩耍，但却不知道如何与人互动。他常会突然搂抱小朋友，甚至在兴奋时还会啃咬对方，导致其他小朋友不愿意和他玩。此外，孩子的言语表达能力差，经常发脾气。家长带着孩子来到专业的训练机构，培训老师告诉他们，孩子需要进行综合方法干预。

专家说

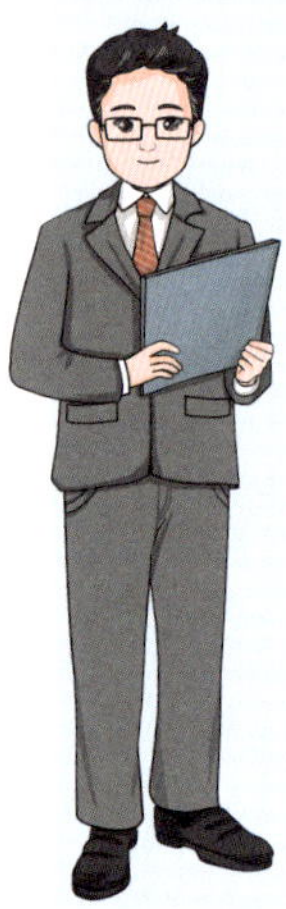

（1）综合干预的内涵：综合干预方法不仅涵盖多种训练内容，例如社交技能训练、言语训练、行为矫正、情绪管理训练等，还强调干预对象的多元化。干预的对象不仅是孩子，还包括家长，甚至有时还需要涉及老师等其他与孩子生活密切相关的人。通过这种方式，为孩子营造一个全方位的支持环境。

（2）社交困难的复杂性：社交困难的表现形式多种多样，有的孩子社交意愿低下，有的缺乏社交技能，有的存在社交焦虑，还有的可能因其他问题（例如，情绪问题、认知问题）导致社交障碍。例如情绪冲动、多动、智力发育迟缓等都可能影响孩子的社交能力。此外，社交困难的儿童还可能伴有其他问题，例如动作不协调、感知觉异常等。因此，单一的干预方法很难解决所有问题，必须采用综合干预手段，才能更全面地帮助孩子。

（3）综合干预的必要性：目前，针对社交困难的干预方法种类繁多，每种方法对某些类型的社交困难儿童都可能有一定的疗效。然而，每个孩子的情况都是独特的，一种方法对某个孩子可能无效，但对另一个孩子却可能效果显著。因此，采用综合干预手段，可以帮助我们找到最适合特定孩子的干预方法，从而更精准地满足他们的需求。

（4）照料者的角色：对于社交困难儿童的干预，不能仅仅局限于孩子本身，还需要对孩子的照料者（例如，家长、老师）进行干预。因为只有照料者掌握了相关的技能，才能在生活中随时、随地给予孩子支持和帮助。照料者的参与不仅能增强干预的效果，还能为孩子提供一个更稳定、更支持性的成长环境。

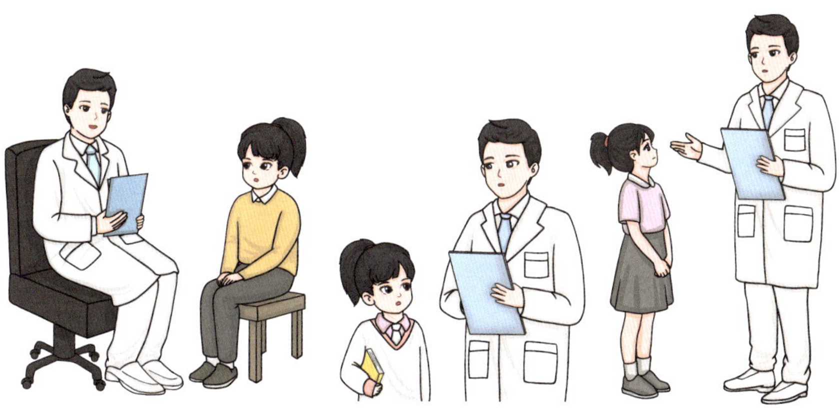

社交技能训练　　言语训练　　行为矫正

（曹庆久）

17. 为什么在尝试干预**新方法**时既要**积极**又要**谨慎**

关键词：社交困难　干预　新方法

小明因为社交困难在专业机构接受训练，除了常规的社交技能训练、言语训练和父母培训外，机构老师还推荐小明尝试一些新疗法，例如重复经颅磁刺激等。

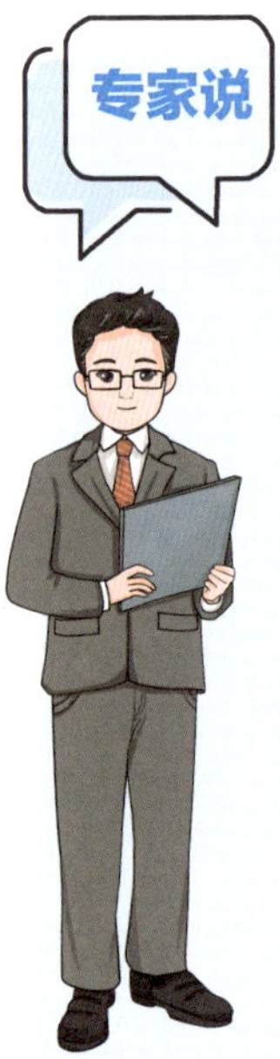

社交困难的成因复杂，可能涉及多种因素，其临床表现和严重程度也因人而异。目前，尚未有一种被广泛认可的、对所有社交困难儿童都有效的干预方法。在临床实践中，新的干预方法不断涌现，这对于满足社交困难儿童的个体化治疗需求以及适应其不断发展变化的康复要求至关重要。

新的干预方法为这类儿童的治疗和康复带来了新的希望，也为深入探讨社交障碍的病因学提供了新的可能性。因此，我们应当积极关注并探讨这些新方法的安全性和有效性。

然而，对于新的干预方法，我们仍须保持谨慎。一方面，我们尚未完全了解这些新方法的疗效，而社交技能训练本身存在关键期，过度依赖新的干预方法可能会错过孩子社交技能训练的最佳时机。另一方面，新方法的安全性仍须验证，可能存在潜在的副作用或风险。

因此，建议家长和专业人士在使用已被循证医学证实有效的传统干预方法的基础上，谨慎联合使用新的干预方法。可以在一定期限内尝试新的干预方法，并密切观察其安全性和有效性，而不是将全部希望寄托于新方法上。

健康加油站

如何评估一种新的训练 / 干预方法是否有效？

评估新的训练 / 干预方法是否有效是一个复杂的、综合的过程，我们可以通过量化的工具，例如标准化的量表，评估儿童在干预前后分数的变化，从而科学地分析和比较干预的效果。更重要的是通过观察儿童在实际学习和生活中的行为变化来进行评估。例如在课堂、家庭等不同环境下，孩子的行为表现是否有所改善？是否能够更好地与他人互动？是否在情绪管理上有所进步？这些都需要详细记录并进行分析。

（曹庆久）

18. 为什么有的**社交困难**儿童特别**多动**

关键词

多动　共病

社交困难的孩子往往伴有多动的现象，这在临床上较为常见。这些孩子表现为活动量大，总是闲不下来，爬上爬下，难以管教。上学后，他们在课堂上坐不住，频繁下座位，屁股在凳子上扭来扭去，手上小动作不断，还常常和同学说话，甚至严重影响课堂纪律。许多家长因为孩子的多动问题而带孩子就诊，却往往忽视了社交困难这一潜在问题。

专家说

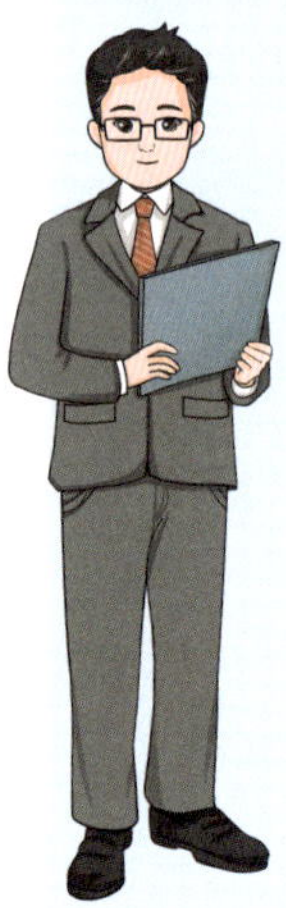

（1）社交困难与多动的共病现象：社交困难的孩子伴有多动是临床上较为常见的现象。研究表明，孤独症谱系障碍（autism spectrum disorder，ASD）患者中，有28%~44%共患注意缺陷多动障碍（attention deficit hyperactivity disorder，ADHD）。由于ASD和ADHD均属于神经发育障碍，二者不仅有共同的不良环境因素，还存在致病风险的遗传因素（例如，共同的风险基因）。此外，二者在大脑功能上也存在相似的异常，例如额叶、顶叶等区域的功能低下。

（2）社交困难与多动的相互影响：社交困难的孩子在与人交流时常难以保持专注、不恰当地打扰同伴。他们可能表现出频繁的刻板行为，或者沉浸在自己的特殊兴趣中，这些行为容易被误认为是多动的表现。而多动的孩子由于说话、做事冲动，常得罪同伴，缺乏耐心、不能等待，这也可能导致同伴不愿意与他们互动，从而引发社交困难。因此，社交困难和多动常会相互影响，形成最常见的共病问题。

健康加油站

对于社交困难共患多动行为的孩子，应该如何处理？

对于社交困难共患多动行为的孩子，可以通过多种方式综合干预。社交困难可以通过行为训练来提升孩子的社交能力，而多动行为则可以通过行为管理、训练等方式进行矫正。对于学龄前的社交困难伴有多动的孩子，建议通过行为矫正、训练和教育等非药物干预方式，改善社交困难和多动的症状。

对于学龄儿童，尤其是多动症状较为明显的孩子，可以在医生的指导下使用抗 ADHD 药物来改善多动症状。然而，社交困难的症状仍需通过系统的训练来提升。值得注意的是，多动症状的改善往往有助于提高行为训练的效果，因此综合干预是非常重要的。

建议家长在面对孩子的社交困难和多动问题时，既要关注孩子的行为表现，也要重视其社交能力的发展。如果您的孩子存在类似问题，及时咨询专业的儿童精神科医生或康复机构，以便获得个性化的干预方案。

（曹庆久）

19. 为什么有的**社交困难**儿童容易**担忧或悲伤**

关键词

情绪问题 共病

社交困难的儿童比普通儿童更容易出现情绪问题，例如焦虑、抑郁等。他们往往更容易发脾气，也更难控制自己的情绪。研究显示，2.5%~47.1% 的孤独症谱系障碍（autism spectrum disorder，ASD）孩子共患抑郁障碍，而成年 ASD 共患焦虑障碍的比例可高达 42%。情绪问题不仅是社交困难儿童的常见共病问题，还会进一步影响他们的社交能力，形成恶性循环。

专家说

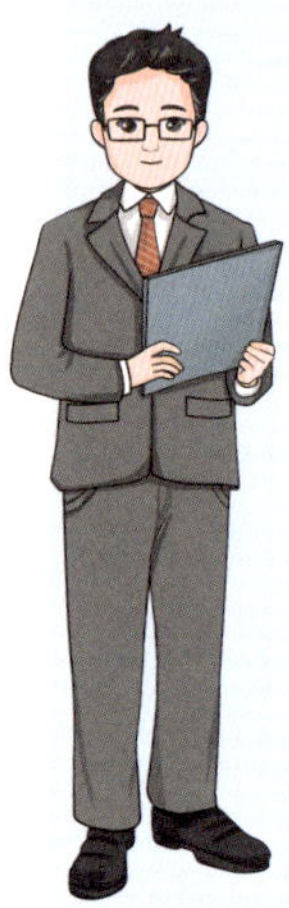

造成社交困难的儿童出现情绪问题的常见原因：

（1）共同的遗传风险因素：社交困难与焦虑、抑郁等情绪问题存在共同的遗传风险因素，例如可能存在共同的风险基因。这种遗传背景使得这些孩子在情绪调节方面可能天生就面临更大的挑战。

（2）情绪调节障碍：社交困难的儿童往往存在情绪调节障碍，表现为更容易出现负性情绪，负性情绪持续时间更长，且抑制负性情绪更为困难。他们难以像普通儿童那样迅速调整和恢复情绪平衡，从而更容易陷入焦虑、抑郁等情绪问题中。

（3）社交压力与情绪超负荷：社交困难的儿童通常对他人情绪的感知不足，情感互动欠佳，回应他人情绪时存在偏差。他们每天需要面对社交压力和大量不可预期的事件，这使得他们的情绪压力超负荷，容易被焦虑、抑郁等情绪问题困扰。

（4）不良经历的累积影响：社交困难的儿童往往经历更多的生活挫折，承受更多的压力。他们在群体中可能被忽视或孤立，难以获得同伴的认可和支持，甚至可能遭受霸凌。这些不良经历日积月累，会导致他们的负性情绪不断增加。到了青春期，这些情绪问题可能会进一步加剧，甚至发展为更严重的情绪或情感障碍。

健康加油站

如何帮助社交困难伴有情绪问题的儿童？

对于社交困难儿童，我们可以通过提高其社交技能，创造宽松、包容的社交环境，提供更多的支持、理解和帮助，缓解他们的社交压力，减少负性情绪的积累。如果不良的情绪持续时间长久，且对他们的生活产生了显著的负面影响，建议及时寻求专业机构的帮助。必要时，可以考虑进行心理治疗或药物治疗，以帮助孩子更好地管理情绪。

（曹庆久）

20. 为什么有些**社交困难**儿童会有**攻击**或**自伤**行为

关键词：攻击行为　自伤　共病

社交困难的儿童常常表现出易激惹的行为，最常见的是攻击和自伤行为。这些孩子容易发脾气，因为很小的刺激就产生强烈反应，甚至没有明显诱因也会出现类似行为。社交困难儿童的攻击和自伤行为可能在很小的时候就已出现，并可能在青春期进一步加重。这些行为不仅对孩子的身心健康造成威胁，还会加剧他们的社交困难。

专家说

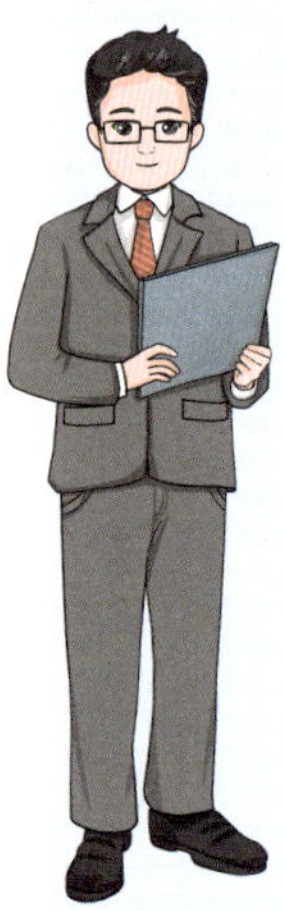

造成社交困难的儿童出现易激惹、攻击等行为的常见原因：

（1）生理因素的影响：社交困难儿童可能存在大脑中神经递质等化学物质释放异常的情况。此外，孩子可能因为身体不适却无法有效表达，从而通过攻击或自伤行为来缓解这种不适感。

（2）情绪调节障碍与共患情绪障碍：社交困难儿童在情绪管理方面往往存在困难，难以有效调节自己的情绪。当他们感到焦虑、压力过大或情绪失控时，可能会通过攻击或自伤行为来释放情绪。此外，共患的焦虑障碍、抑郁障碍等情绪问题也可能导致这些行为的出现。

（3）感知觉的影响：社交困难儿童常伴有感知觉异常，例如对声音、光线、触觉等特别敏感。某些刺激可能会让他们感到极度不适甚至痛苦，而自伤或攻击行为可能是试图缓解不适或逃避刺激的一种方式。

（4）其他影响因素：自伤或攻击行为可能是孩子试图引起家长或照顾者关注的方式。当孩子面对不喜欢的活动或要求时，这些行为可能是一种逃避手段。此外，不良的家庭环境、缺乏有效的亲子互动或过度依赖电子设备等，也可能加剧这些行为。

健康加油站

如何帮助有攻击及自伤行为的社交困难的孩子？

对于社交困难伴有攻击、自伤行为的孩子，要提供综合性的干预，可以鼓励及帮助孩子更好地表达自己的需求，教会孩子如何准确识别及表达自己的情绪，提高情绪调节的技能；可以使用行为干预的技术，例如应用行为分析、功能性行为评估等减少这类行为的发生；也可以使用认知行为干预、正念干预等方法，改变孩子的想法，稳定情绪，减少行为；对家长进行培训，让家长学会帮助孩子的方法。对于有严重冲动、自伤行为的孩子，在专科医师指导下，可使用药物治疗，某些抗精神病药物（例如，利培酮和阿立哌唑）已被批准用于治疗孤独症谱系障碍易激惹和攻击行为。这些药物通过调节大脑中的神经化学物质，减少不良情绪和冲动行为的发生。

（曹庆久）

关键词

社交困难 感觉敏感

21. 为什么有些社交困难孩子会有感觉敏感

在游乐场喧闹的环境中，大部分孩子能够开心玩耍，然而有的孩子会觉得吵闹而捂住耳朵蜷缩在角落；马路上汽车的声音也会让一些孩子浑身战栗；对某些布料、标签或身体接触（例如，拥抱、握手）感到不适，可能会拒绝穿特定材质的衣物或躲避肢体接触。这些对大部分人来说是微不足道的刺激，却是部分社交困难孩子来说是难以忍受的重负。部分社交困难的孩子可能存在感觉过敏的现象，这种感觉过敏不仅影响孩子的日常生活，还可能导致社交困难和学习障碍。由于对环境刺激的过度敏感，他们在社交场合中可能会感到极度不安，难以放松和参与互动。

专家说

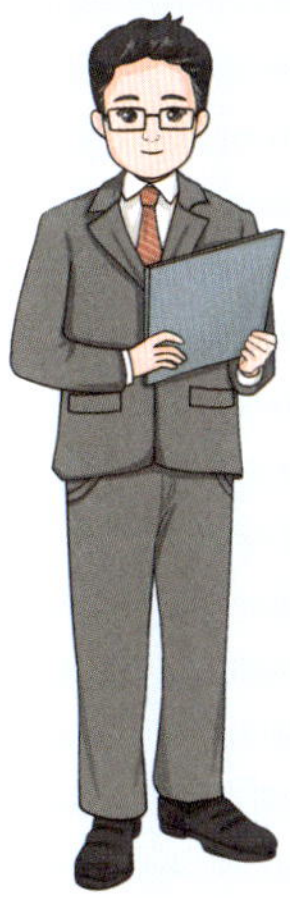

社交困难孩子感觉敏感可能源于多种因素的综合作用：

（1）神经发育本身的问题：神经发育差异使他们的神经系统对外界刺激更为敏感，大脑处理感官信号的方式异于常人，导致在社交场景中容易出现过度激活和超负荷运转。对感觉敏感的孩子而言，他们的丘脑过滤系统存在特殊编码，例如研究发现这类儿童的前额叶皮质与杏仁核的连接模式异于常人，导致他们无法像普通孩子那样有效过滤背景噪声。一个普通教室的环境声对他们而言，就像置身于重金属演唱会现场。

（2）情绪调节困难：情绪调节困难使他们难以有效管理焦虑和不安，影响社交表现。此外，他们对社交信号的理解可能与常人不同，容易误解他人意图，导致过度反应或退缩。环境压力、缺乏支持、过去的负面社交经历以及某些生理状况也可能加剧他们的敏感度。

（3）社交技能缺乏：社会支持不足和缺乏社交技能训练进一步使他们难以应对复杂的社交互动，从而感到敏感和不安。这些因素共同作用，使得这些儿童在社交场合中表现出明显的敏感和困难。

健康加油站

对于感知觉异常的孩子，家长该怎么做？

针对孩子的感知觉异常，家长可以采取以下策略，帮助孩子逐步适应并缓解感觉敏感问题：

（1）优化环境：为孩子创造一个安静、舒适的环境，避免高声环境、刺眼的灯光或过于拥挤的空间。使用柔和的灯光、隔音材料或降噪耳机，减少可能引发不适的感官刺激。在家中设置一个让孩子感到安全的区域，当孩子感到不适时可以到这里休息和调整情绪。

（2）逐步适应：从轻微刺激开始，逐步增加孩子接触刺激的时间和强度；当孩子成功应对某种刺激时，给予表扬或奖励，增强他们的信心和适应能力；通过游戏或趣味活动让孩子接触不同的感官刺激，例如用不同材质的布料做触觉游戏，或在柔和的灯光下进行视觉探索。

（3）寻求专业帮助：通过感统训练（例如，平衡训练、触觉刺激活动）或心理治疗缓解孩子的敏感问题。

（罗学荣　张雅茹）

22. 为什么要专门学习

家庭照护技巧

关键词：照护技巧　家庭

家庭照护技巧是指父母或照护者在家庭环境中，通过科学的方法和策略，满足孩子的生理、情感、认知和社会发展需求的能力与技能。通过科学的照护技巧，父母或照护者可以为孩子创造一个安全、温暖且富有支持性的成长环境，同时也能更好地应对育儿过程中的挑战。

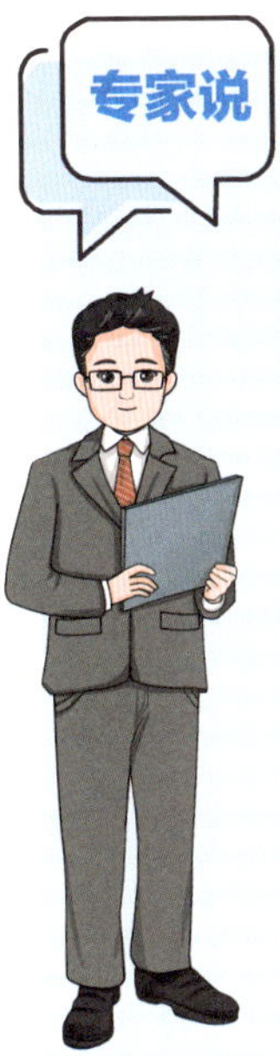

掌握正确的照护技巧（例如，喂养、睡眠管理、疾病护理）不仅能促进孩子的健康成长，还能有效预防疾病。

（1）增加亲子关系：学习专业的家庭照护技巧，家庭的照顾者能够更好地理解孩子的情感需求，给予他们足够的关爱和支持。通过与孩子进行有效的沟通和互动，建立起亲密、信任的亲子关系，减少家长的焦虑和压力，从而提升家庭整体生活质量。

（2）保障身体健康：专业的家庭照护技巧强调为孩子建立规律的生活作息和适当的身体锻炼和运动安排，例如合理安排饮食、睡眠和活动时间。通过运动，孩子可以增强体质，提高身体的协调性和灵活性。这些有助于孩子保持身体健康，精力充沛，这对于孩子参与社交活动至关重要。

（3）改善人际关系： 针对有特殊需求的孩子（例如，孤独症、多动症、慢性疾病），特定的照护技巧能够有效管理和减少行为问题（例如，攻击性、自伤行为）和情绪问题，帮助他们学会情绪管理，发展社交技能，改善人际关系。

健康加油站

家庭照护技巧有哪些？

（1）生活技能训练： 从刷牙、洗澡、穿衣等简单任务开始，逐步培养孩子的独立生活能力。通过日常练习，帮助孩子掌握基本的生活技能，为他们未来的自理生活打下坚实基础。

（2）心理和情感支持： 帮助孩子识别和表达情绪，提供情感支持和安慰。通过游戏、阅读和对话，增强亲子关系，让孩子感受到家庭的温暖和安全感。

（3）行为引导与纪律管理： 明确家庭规则，帮助孩子理解界限和期望。使用正面强化法，例如通过奖励激励孩子完成特定行为，减少问题行为的发生。在纠正不良行为时，保持耐心和一致性。

（4）特殊需求护理： 针对慢性疾病、发育迟缓或残疾儿童的特殊护理技巧；针对孤独症、多动症等行为问题的干预和管理技巧；以及物理治疗、语言治疗等康复训练技巧。这些技巧能够帮助家长更好地应对孩子的特殊需求。

（5）环境优化：确保家庭环境安全，防止意外伤害（例如，跌倒、烫伤、中毒）。使用安全座椅、遵守交通规则，防止走失和意外。为孩子提供适合其年龄和发展需求的活动空间。对于敏感儿童，调整环境以减少感官过载。

（6）认知与学习支持：通过游戏、阅读和探索活动促进孩子的认知发展。鼓励孩子提问和探索，培养他们的学习兴趣。

（罗学荣　张雅茹）

关键词

同胞　相互影响

23. 为什么要重视同胞的相互影响

随着全面三孩政策的实施，越来越多的家庭迎来了多个孩子的挑战。当其中一个孩子有特殊需求时，兄弟姐妹之间的互动变得更加复杂。许多家长常常疑惑：什么是同胞的相互影响？同胞的相互影响指的是兄弟姐妹之间在情感、行为、认知和社会技能等方面的相互作用和塑造，这种影响可以是积极的（例如，互相支持、模仿学习）或消极的（例如，竞争、冲突），并在个体的成长过程中起到重要作用。

专家说

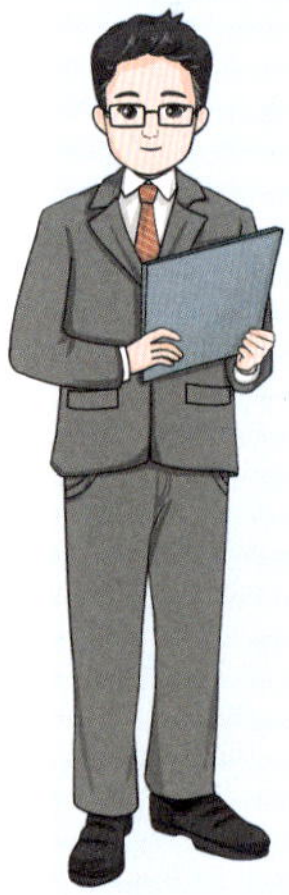

（1）同胞之间有利的相互影响：第一，同胞之间可以相互提供情感安慰，帮助彼此应对生活中的压力和挑战。第二，通过日常互动，孩子学会沟通、合作和解决冲突。第三，年幼孩子常模仿年长同胞的行为，学习新技能和行为模式。第四，同胞之间的互动影响彼此的性格发展，例如培养责任感、同理心和竞争意识。第五，同胞关系通常是终身的，即使在成年后，同胞仍能为彼此提供支持和陪伴，这种关系对孩子的情绪稳定和社会适应能力有着不可替代的作用。

（2）同胞之间不利的相互影响：如果家庭忽视同胞之间的影响和交流，可能会出现“同胞竞争障碍”。例如同胞之间可能因意见不合或资源分配不均而发生冲突和争吵。这种冲突如果不加以引导，可能会对孩子的心理健康产生负面影响。年长同胞可能被赋予过多责任，年幼同胞可能过度依赖；家庭资源（例如，时间、金钱、注意力）可能分配不均，导致某些孩子感到被忽视，这种不公平感可能会引发孩子的负性情绪。年幼孩子可能模仿年长同胞的不良行为，例如叛逆或攻击行为；在多子女家庭中，尤其是有特殊需求儿童的家庭，其他孩子可能因父母的精力分散而感到情感忽视。

健康加油站

家长如何更好地促进孩子同胞之间的积极互动和健康发展？

（1）营造平等关爱的家庭氛围：确保每个孩子都感受到平等的关爱和重视，避免偏爱或忽视任何一个孩子。鼓励所有孩子参与家庭活动和决策，增强他们的归属感和责任感。

（2）促进积极互动：组织需要合作完成的活动（例如，拼图、家庭游戏），培养孩子的团队精神和合作能力。通过角色扮演游戏，让孩子体验不同的角色和责任，增进理解和同情心。

（3）引导冲突解决：教孩子如何通过沟通和协商解决冲突，而不是通过争吵或暴力。在冲突发生时，家长应保持中立，引导孩子找到双方都能接受的解决方案。

（4）鼓励情感表达：教导孩子识别和表达自己的情感，鼓励他们分享感受和倾听他人。鼓励同胞之间提供情感支持，特别是在面对困难或压力时。

（5）培养责任感：让每个孩子承担适当的家务，培养他们的责任感和独立性。

（6）寻求家庭咨询：当家庭关系出现明显问题时，及时寻求专业帮助。

（罗学荣　张雅茹）

24. 为什么要**主动帮助**社交困难儿童**建立友谊**

关键词

社交困难　友谊

社交困难儿童在建立友谊时面临的挑战是多方面的，包括社交信号理解困难、沟通障碍、情绪调节困难、兴趣和行为局限以及感知觉敏感等问题。这些困难可能导致他们在社交互动中感到孤立或挫败。社交困难不仅关系到孩子童年的生活质量，还可能对成年后的心理健康产生深远的影响。

专家说

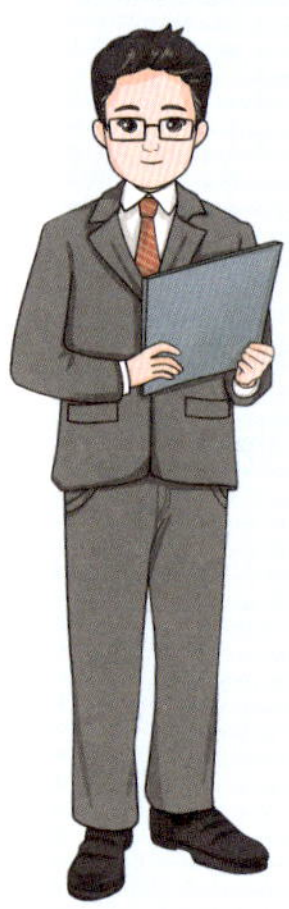

帮助社交困难儿童建立友谊不仅能通过提供情感支持和减少孤独感来促进孩子的心理健康，还能通过日常互动帮助他们学习和实践社交技能，例如沟通、合作和冲突解决，从而提升其社交能力和自信心。

从神经科学的角度来看，积极的社交互动能够促进大脑中与情感调节和认知功能相关区域的发展，例如前额叶皮质和杏仁核。这种发展不仅能增强孩子的情绪调节能力，还能提升认知灵活性。心理学研究表明，友谊能够显著降低焦虑和抑郁的风险，同时提升孩子的自我价值感。行为学研究也发现，良好的社交关系有助于减少攻击性和退缩行为，促进积极行为模式的形成。此外，从社会学的视角来看，友谊是社会适应和融入的基础，为孩子未来的学校生活、工作和人际关系奠定了重要的基础。

如何帮助孩子建立友谊？

（1）鼓励合作与分享：选择需要合作完成的游戏或活动，培养孩子的团队精神。鼓励孩子与朋友分享玩具、书籍等，通过分享和合作增强互动和友谊。

（2）教导社交技能：教孩子如何打招呼、分享、轮流和表达感谢。适当鼓励孩子主动与他人交谈，学会倾听和回应他人。通过这些技能的练习，孩子能够更自然地融入社交环境。

（3）创建社交机会：在家中组织小型聚会，为孩子创造低压力的互动环境。也可以带孩子参加集体活动，例如兴趣班、社区活动等。鼓励孩子加入学校或社区的俱乐部、运动队等，增加与同龄人互动的机会。

（4）耐心陪伴：帮助孩子分析社交中的困难，并给予积极的反馈，增强他们的信心。陪伴孩子参与社交活动，让他们感受到支持和理解。

（5）关注个体差异：尊重孩子的个性特点，不强求他们与所有人成为朋友。根据孩子的兴趣和能力，提供个性化的社交支持，帮助他们找到志同道合的朋友。

（6）寻求专业帮助：如果孩子长期存在社交困难，可以寻求心理咨询或专业支持。鼓励孩子参加社交技能训练课程，帮助他们系统地学习社交技巧。

（罗学荣　张雅茹）

25. 为什么要关注社交困难儿童的在校表现

关键词：儿童 社交困难 学校

学校是孩子们社交技能发展的重要场所之一，然而，对于社交困难的儿童来说，学校环境中的日常互动往往充满了挑战。这些孩子不仅可能在与同学的互动中遇到困难，还更容易成为校园霸凌的对象。这不仅会影响他们的学业成绩和在校表现，还可能对他们的心理健康和成长产生深远的影响。

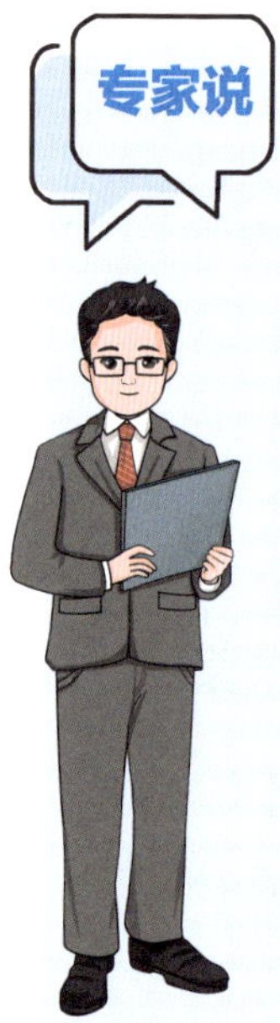

社交困难儿童在沟通方面往往存在障碍，他们可能不知道如何开始或维持对话，只关注自己感兴趣的话题，或者在对话中突然打断他人。由于缺乏社交互动技巧，他们难以理解他人的情感和意图，例如无法识别同学是在开玩笑还是真的生气。这种误解常常导致社交冲突，使他们担心自己会因做错事而被嘲笑或孤立，进而回避社交场合，避免参与集体活动。这使得他们很难与同龄人建立共同的兴趣点，结交朋友并维持长久的友谊。然而，社交能力几乎是人们生存的基本需求，每个人都需要朋友的支持。

长期的社交困难会导致这些孩子自我效能感低下和自信心不足。频繁的社交挫折可能让他们怀疑自己的各种能力，常常觉得自己“不行”或“不够好”，并困惑于自己究竟做错了什么。为了应对这些社交挑战，他们需要时刻保持警觉，这种状态不仅会影响他们的学业表现，还会阻碍自身能力的发展。

此外，社交困难儿童可能由于长期缺乏朋友，容易受到同伴的排斥或欺负，成为霸凌者的对象。即便没有直接遭受霸凌，他们也容易被其他人忽视或“边缘化”。这些不良经历如果长期持续，可能会导致孩子产生心理问题，例如孤独感、困惑和挫败感。他们可能会陷入焦虑、愤怒、抑郁等负性情绪的困扰，并表现出诸多不适应的行为。

健康加油站

关注社交困难儿童的在校表现，不仅是为了改善他们在学校的表现，更是为了帮助他们实现整体成长和发展。这需要学校、家庭和专业人员的共同努力。通过学会识别社交困难儿童，了解他们的挑战与需求，提供适当的社交技能支持，并创造一个友善的社交环境，我们可以帮助这些孩子在学校这个主要的社交场所中更好地与他人互动，学习社交技能，从而更好地发展学业，适应社会，实现自己的潜力。

（卢建平　李俊萍）

26. 为什么要训练社交困难儿童的日常生活技能

关键词：社交困难儿童　基本生活常识　社会适应

对于孤独症等社交困难的儿童来说，日常生活技能的训练具有极其重要的意义。孤独症儿童往往在社交、沟通和自理能力方面存在困难，而通过日常生活技能的训练，可以帮助他们更好地适应环境，从而为社交融入打下基础。

专家说

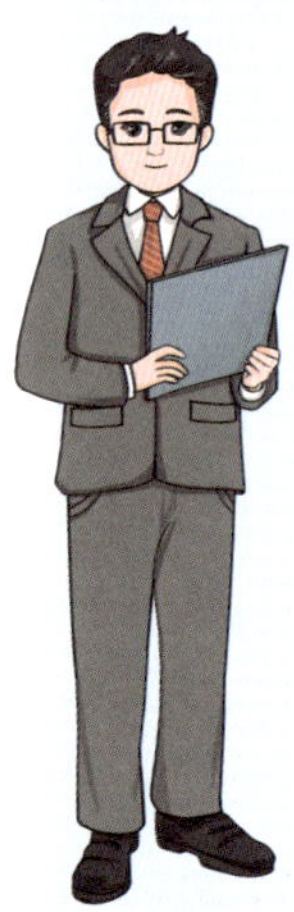

（1）训练日常生活技能增强儿童的自信心：社交困难儿童在与他人交往时，往往因为缺乏基本的生活技能而感到不自信和不适应。掌握日常基本生活技能能够提高自理能力，使他们能够在生活中更加独立。例如学会自己穿衣、洗漱、整理书包等，不仅能减少对家长的依赖，还能让他们在与同龄人相处时更有自信。自信心的积累，是社交能力提升的重要基础。

（2）日常生活中技能是社交互动的重要基础：当孩子们掌握了这些基本技能后，他们更容易参与到集体活动中，与他人建立联系。例如在集体用餐时，能够正确使用餐具、与他人分享食物等，这些都是社交互动的重要组成部分。此外，通过日常生活技能的训练，孩子们还能学会一些基本的社交礼仪，例如礼貌用语、尊重他人等，这有助于他们在社交中更好地与他人相处，这种自信的积累，是社交能力提升的重要基础。

（3）掌握基本生活技能能帮助社交困难儿童更好地管理情绪和行为：例如在遇到挫折或困难时，能够独立解决问题，而不是过度依赖他人，这有助于他们保持积极的心态，减少焦虑和压力。因此，训练社交困难儿童的日常基本生活技能，对于他们的社交能力、心理健康以及未来的发展都具有重要意义。

健康加油站

提高日常生活技能的具体方法有哪些?

除了日常生活技能的训练，家长和教育者还可以通过一些具体的方法来帮助社交困难儿童更好地融入社交环境。例如组织一些小组活动，让孩子们在活动中学习合作与交流。鼓励日常互动，鼓励孩子在日常生活中多与他人互动。此外，家长还可以为孩子创造一个温馨、支持的家庭环境，让他们感受到被爱和接纳，从而增强他们的自信心和社交动力。最后，家长和教育者应持续关注孩子的进步，给予积极的反馈和鼓励。

（卢建平　徐健昌）

27. 为什么要**训练**社交困难儿童**表达**身心不适

关键词

社交困难儿童　表达不适　情绪管理

对于孤独症等社交困难的儿童来说，学会表达自己的身心不适极为重要。孤独症儿童往往在情感表达和理解方面存在障碍，难以用语言或非语言方式准确表达情绪。这种困难不仅会影响他们的身心健康，还可能导致社交互动中的误解和孤立。情感表达则是孤独症儿童心理与情商建设的关键。

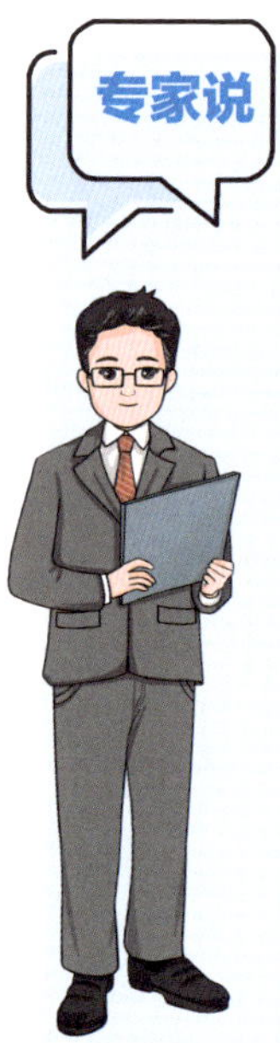

（1）表达身心不适可以保障自身健康：能够清楚地表达自己的身体或心理状态，意味着孩子们可以及时获得帮助。如果一个孩子知道如何说出“我感到头晕”，那么家长或老师就能立即采取措施，确保孩子的安全和健康。这种及时的沟通能够有效预防潜在的健康风险，让孩子在遇到问题时能够迅速得到支持。

（2）表达身心不适有助于提高自我意识：当孩子学会表达不适时，他们也在学习自我意识和情绪管理。通过表达不适，孩子能够更好地理解自己的身体和情绪反应，从而学会调节和管理自己的内心世界。

（3）表达身心不适有助于建立信任关系：表达不适的能力有助于建立信任关系。当孩子与成人分享他们的感受时，这不仅促进了有效的沟通，还让孩子感受到被理解和支持，从而增强他们的安全感。这种信任关系的建立对于孩子的社交发展和心理健康有着深远的意义。

通过表达身心不适，孩子们能够在需要的时候得到帮助，而不是独自承受痛苦。因此，教育工作者和家庭成员应当重视并积极引导这些孩子，帮助他们掌握这项基本技能，以促进其全面健康发展。

健康加油站

为帮助社交困难儿童有效表达身心不适，可采取以下策略：首先营造开放支持的环境，鼓励孩子随时表达需求。借助视觉工具，例如简易词汇表和情绪卡片（例如，笑脸表快乐、皱眉脸示不安），帮助其识别身心状态。通过角色扮演模拟日常场景，训练应对问题的具体方式。建立规律交流机制（例如，每日餐后谈心），引导孩子分享感受。对年长儿童可鼓励写日记记录情绪变化。当孩子尝试表达时，无论准确性如何都给予积极反馈，强化表达行为的正向价值。这些方法需长期坚持，逐步提升孩子的表达自信，最终促进其社交能力发展与生活质量改善。

（卢建平　徐健昌）

28. 为什么要训练社交困难儿童配合医学诊治

关键词

社交困难儿童　配合诊治　信任建立

对孤独症等伴有社交困难儿童进行医学诊治，对改善他们的社交困难问题和整体预后具有极其重要的意义。合理的诊治可以帮助家长和专业人士尽早发现孩子的症状，制订个性化的综合干预计划。医学诊治也将强调家庭的深度参与，这种家庭与专业机构的紧密合作模式，能够为孤独症儿童提供更全面的支持，促进其更好地融入社会。

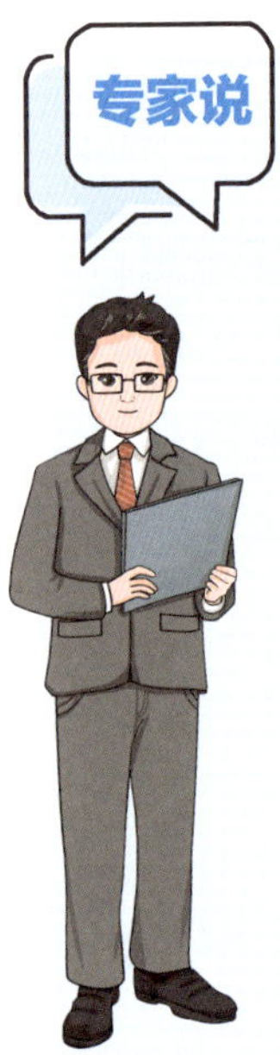

（1）医学诊治可以明确诊断： 训练社交困难儿童配合医学诊治对于他们的整体发展至关重要。社交困难可能源于多种原因，包括社交焦虑、孤独症谱系障碍等。通过专业的医学评估，医生可以确定孩子的具体问题，并制订相应的治疗计划。准确的诊断是帮助孩子迈出的第一步，只有明确了问题的根源，我们才能对症下药。

（2）医学诊治可以提供有效的帮助： 医学干预提供了较一般性支持、养育、教育更为有效的解决手段。对于社交焦虑等心理问题，药物治疗和心理治疗是常见的方法。例如抗焦虑药物可以帮助缓解孩子的紧张情绪，而认知行为疗法（cognitive behavioral therapy，CBT）则通过改变负面的思维模式来减少焦虑。这些治疗方法需要孩子的积极配合，从而才能取得最佳效果。

（3）医学评估可以明确孩子的具体需求：医学评估和诊断，使家长和老师能够更清晰地认识到社交困难儿童的具体问题和需求。这种科学依据促使家长和老师更加重视孩子的社交发展，从而更积极地参与到孩子的训练和教育过程中，为孩子提供更详细具体的针对性的支持和帮助。

健康加油站

家长该如何协助孩子配合医学诊治？

首先，家长应与孩子进行充分的沟通，用孩子能理解的方式解释医学诊治的目的和过程，消除他们的恐惧和疑虑。其次，鼓励孩子在治疗过程中表达自己的感受和想法，家长和医生要给予积极的反馈和支持。此外，家长可以参与孩子的治疗过程，与医生合作，了解如何在日常生活中继续支持孩子的社交技能训练。通过家庭和学校的共同努力，社交困难儿童将更容易接受医学诊治，从而在社交能力和心理健康方面取得显著进步。

（卢建平　徐健昌）

29. 如果儿童被诊断为**孤独症**，家长应该如何**养育**

关键词

孤独症 家庭 养育

当儿童被诊断为孤独症后，家长可能会经历复杂的情感反应，困惑、悲伤或焦虑等。对于家庭内如何选择养育孩子和治疗孩子的方式常感束手无策。尽管挑战存在，仍然有许多方法可以帮助您了解孩子的需要，发展他们的技能，并支持他们在生活中取得成功。

专家说

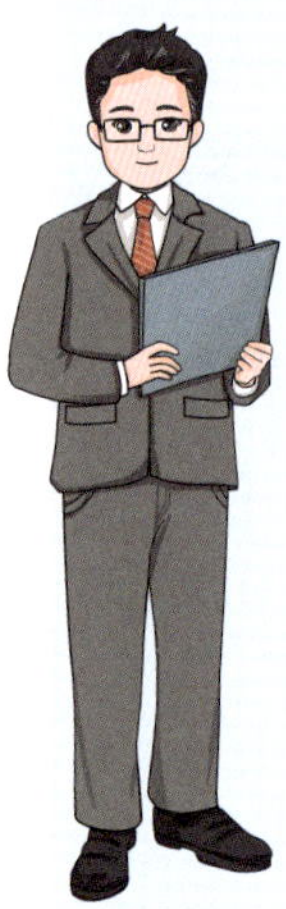

（1）获得专业的知识：作为孤独症儿童的家长，您需要掌握更多的专业知识，这将为您在养育孩子的过程中提供有力的支持。您可以访问如中国残疾人康复协会等专业平台，系统掌握孤独症核心症状、干预策略及发展规律。阅读一些权威性的书籍，获取沟通技巧与教育策略。定期咨询儿科医生、心理治疗师及特教专家，采用循证医学框架制定个性化干预方案。

（2）照顾好您的家庭：首要保障照料者身心健康，维持情绪稳定以更好支持孩子。伴侣应建立协作机制，避免指责，共同应对挑战。需平衡其他子女需求，通过专项陪伴及传授相处技巧维系手足关系。积极拓展支持网络，加入家长互助组织获取经验，借助亲友协助分担压力。

（3）良好的亲子关系：保持开放从容的心态是养育孤独症儿童的关键。请记住，孤独症孩子首先是孩子，其次才是具有孤独症特征的孩子。因此，在给予孩子必要干预的同时，也要让他们享有与其他同龄人相似的生活体验。尊重孩子的特殊需要，对于孤独症儿童的特殊性，例如感官需要和兴趣，要保持接纳与引导的平衡。

健康加油站

养育孤独症孩子的过程中，家长如何保持身心健康？

在养育孤独症儿童的过程中，除了日常的干预和陪伴，家长也需关注自身的身心健康。照顾孤独症孩子往往需要投入大量的精力和时间，容易让家长感到疲惫和焦虑。因此，家长要学会自我调节，合理安排休息时间，适当参与社交活动，保持积极乐观的心态。家长可以加入家长互助团体，与其他家长分享经验、互相鼓励，减轻心理压力。此外，保持健康的生活方式，例如规律作息、适量运动和均衡饮食，对于维持良好的身心状态也至关重要。只有家长身心健康，才能更好地为孩子提供支持和帮助。

（卢建平　李俊萍）

第三章

情绪与压力
——探索情感世界

一

焦虑及相关问题的识别与评估

1. 为什么孩子**离开**爸爸妈妈就感到很**不安**

关键词：分离焦虑　依恋　原因

有些家长在送孩子去幼儿园时，常发现孩子紧紧抓住自己不肯松手，甚至会哭闹不止。即使是短暂的离开，孩子也表现得十分不安。这种强烈的情绪和行为反应可能是分离焦虑的表现，与亲子依恋有关。如果程度严重，给孩子造成内心的痛苦，或无法正常上学，就应考虑分离性焦虑障碍的可能。

专家说

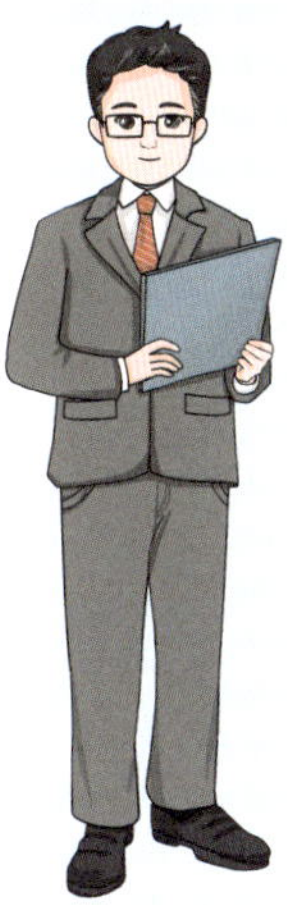

（1）正常的分离焦虑：孩子在父母离开时表现出短暂不安或哭闹，称为“分离焦虑”，是 6 月龄到 3 岁儿童常见的行为，通常随年龄增长而逐渐消失，父母不必担心。

（2）依恋：分离焦虑与亲子依恋相关。安全型依恋的孩子能更快适应短暂分离，而不安全型依恋的孩子则更易出现与年龄不相称的焦虑。依恋的安全性越低，焦虑症状可能越严重。

（3）分离性焦虑障碍：如果孩子在分离前后表现出过度害怕反复哭闹、黏人、不上学、害怕睡觉等行为，并影响到日常生活、学习和社交，则应考虑分离性焦虑障碍。这种障碍在 12 岁以下儿童中较常见，且可能持续到成年，家长应及早发现并及时干预。

（4）分离性焦虑障碍产生的原因有：①遗传因素：此障碍具有家族“聚集性”，约 12% 的患儿有家族史。父母具有焦虑素质，以及自小内向、害羞或胆小的孩子患病风险更高。②教养方式：过度保护、溺爱或缺乏独立性训练的孩子更易患此障碍。③生活事件：例如父母突然外出、亲人去世、父母生病，或孩子面临入托、转学、搬家等重大生活改变，均可能诱发焦虑。

健康加油站

家长如何帮助孩子远离分离性焦虑障碍？

（1）建立稳定的“分离与重聚”模式：每天送孩子上学时保持一致的告别仪式，让孩子知道离别是短暂的，并尽量遵守接送时间。

（2）增强孩子的安全感：通过多陪伴和及时回应孩子的需求，帮助孩子信任周围环境。在孩子上学前，可通过阅读入学相关的绘本、观看动画、参观校园等方式，激发孩子对校园生活的好奇与期待。

（3）循序渐进促分离：在需要长时间分离前，可先进行短时间的分离练习，让孩子逐步适应离别。

（4）鼓励与耐心等待：当孩子表现出焦虑时，给予关爱与鼓励，避免责骂。对于轻度焦虑的孩子，可以与老师保持沟通，耐心等待，大多数孩子能逐渐适应新环境。

（高雪屏　王雨欣）

2. 为什么孩子**总是担心**这担心那的，好像有很多烦恼

关键词

广泛性焦虑障碍　认知行为疗法

孩子在成长中难免会对新环境或家人健康产生担忧，这是适度而正常的情绪反应，有助于帮助他们提高警觉、积极应对挑战。但若焦虑担心过度，例如频繁担心无关紧要的小事，甚至影响生活和学习，则需警惕广泛性焦虑障碍的可能。

专家说

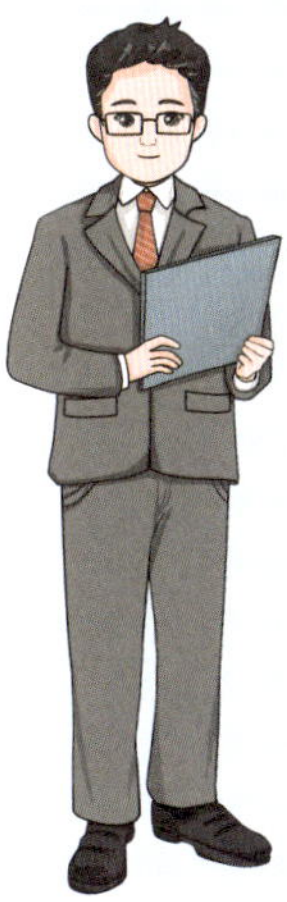

（1）广泛性焦虑障碍的核心症状是什么？

广泛性焦虑障碍是一种常见的儿童期心理障碍，以控制不住地反复地过度担忧或紧张为突出特征，担忧范围广泛且脱离现实，并无特定对象。有以下几个核心症状：①担忧的对象和范围广泛：反复担心自我表现、身体健康、学业与能力以及无关紧要的日常生活问题，不局限特定事情。②躯体化反应：例如头痛、失眠、坐立不安，年幼孩子可能表现为哭闹、易怒。③症状影响：症状持续半年以上，且难以通过安抚缓解，严重影响学习和生活。需注意的是，部分孩子的焦虑可能与其他心理问题（例如，强迫症）或躯体疾病（例如，甲状腺功能亢进）相关，建议尽早就医评估。

（2）病因溯源：遗传（家族中有焦虑病史的孩子风险较高）、家庭环境（父母过度保护或频繁施压）、性格特质（天生敏感、追求完美）以及压力事件（转学、亲人分离等变故可能成为诱因）等多种因素的综合作用可能导致发病。

（3）如何干预广泛性焦虑障碍？

治疗目标是减轻或消除广泛性焦虑情绪和身体不适。心理治疗和药物治疗相结合的综合干预是最佳治疗方案。心理治疗包括认知行为疗法、家庭治疗、游戏治疗和团体治疗等。若单纯心理治疗效果差，可考虑联合药物治疗（抗焦虑药），应在儿童精神科医师指导下使用。

健康加油站

如何运用认知行为疗法帮助孩子？

认知行为疗法（cognitive behavioral therapy，CBT）是应对儿童广泛性焦虑障碍的有效治疗。其核心是通过“三步走”帮助孩子掌握情绪主动权：

（1）识别“焦虑陷阱”：教孩子察觉并改变过度担心的思维模式，例如“作业写错一个字，老师会不会批评我？”通过提问引导孩子思考：“这种担心发生的概率有多大？最坏的结果是什么？”逐步打破“灾难化想象”。

（2）直面恐惧，减少回避：采用“暴露疗法”，从低压力场景开始练习。例如，若孩子害怕迟到，可一起制定上学时间表，并鼓励他独立完成准备工作，逐步建立掌控感。

（3）学习放松技巧：通过深呼吸、肌肉放松训练缓解躯体症状。家长可和孩子一起练习，例如“深吸气 4 秒，屏住 2 秒，缓慢呼气 6 秒”——将方法游戏化，更易被孩子接受。

健康云课堂

为什么孩子和小朋友玩耍时总是很紧张

如何帮助孩子克服社交恐惧心理

（高雪屏　魏晶晶）

3. 为什么孩子在某些场合说话正常，而在其他场合却**不说话**

关键词

选择性缄默症　症状特点　病因

孩子在家活泼健谈，但在学校或特定场合沉默不语，可能源于性格内向或环境适应能力较弱有关，但也可能是“选择性缄默症”的表现。

专家说

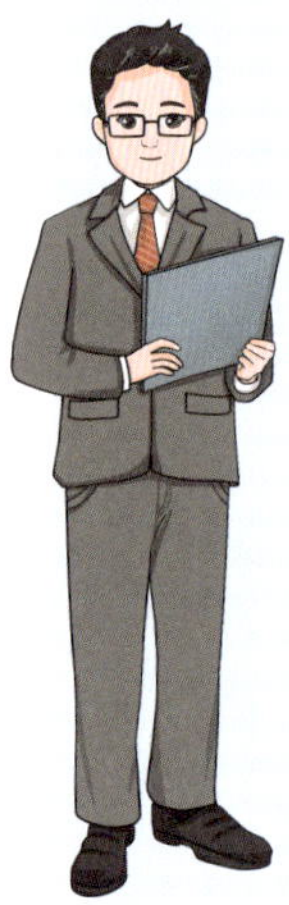

（1）什么是选择性缄默症?

这是一个心理问题，孩子具备正常语言能力，却仅在特定场合（例如，学校、陌生环境）拒绝开口，而在熟悉场合（例如，在家中）交流自如。症状通常在6~9岁入学后被发现。多数随年龄增长和社交能力提升逐步缓解。

（2）如何识别缄默症的症状表现?

①语言能力正常或接近正常：孩子在熟悉环境中能流畅表达，甚至很健谈。②场合选择性：仅在特定场合（例如，面对陌生人、学校）完全沉默，或仅用单音、手势交流。③行为持续性：缄默持续至少1个月（但不限于上学的第一个月），且显著影响学习或社交。

（3）如何区分缄默症与其他疾病？

①孤独症或语言发育障碍：通常在任何场合都存在交流困难，伴随兴趣狭窄、语言理解和表达障碍等。②早期分离焦虑：短暂分离后可出现一过性缄默，但无场合选择性。③社交焦虑障碍：焦虑情绪更突出，且伴回避行为；而选择性缄默症表现为场合选择性。选择性缄默症常与社交焦虑、分离焦虑等共存，因此需全面评估和诊断。

（4）缄默症的病因是什么？

目前暂不明，可能涉及：①遗传：家族中有社交焦虑或回避型人格障碍史，孩子患病风险较高。②气质：敏感、胆小、退缩的孩子易患病。③神经发育：部分孩子可能伴随语言迟缓。④环境：过度保护的养育方式、语言环境突变（例如，移民他国）可能诱发症状出现。

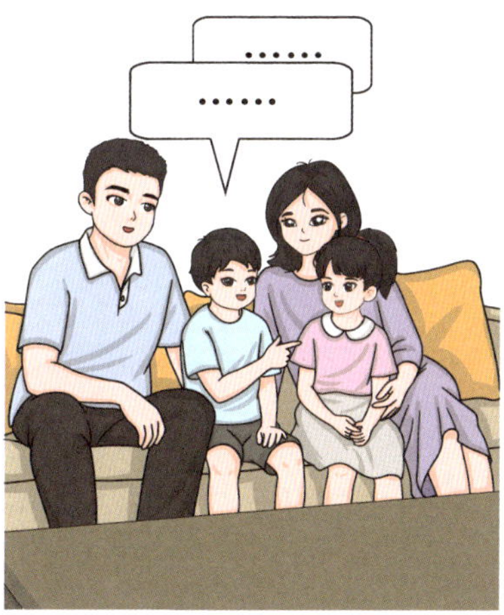

在家滔滔不绝

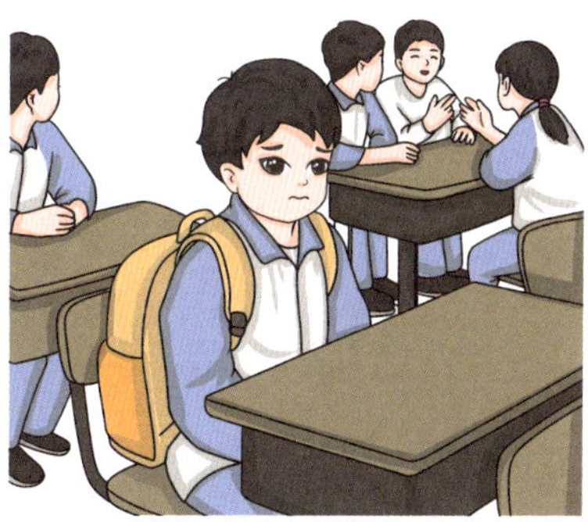

在学校和公共场所沉默不语

（高雪屏　王雨欣）

4. 为什么孩子会**突然**感到很**害怕**，像有坏事要发生一样

关键词

惊恐发作　自主神经功能紊乱　濒死感

曾有孩子遇到"怪事"：某日在学校毫无征兆地感到害怕，仿佛有坏事即将发生。同时出现呼吸急促、心跳加速、全身发抖，甚至感到"快要死了"。这种强烈的恐惧持续数分钟才逐渐消退。此后，孩子变得不敢上学，总担心类似情况会再次发生。然而，医院检查结果显示身体一切正常。根据描述，孩子的表现符合急性焦虑障碍（即"惊恐发作"）的典型特征，这是儿童焦虑障碍的一种，应引起重视。

专家说

（1）惊恐发作的特点

1）突发的"惊恐"不可预测。强烈的害怕感或不适感反复出现，无法控制且不可预测。最常见有发抖、心跳加快、呼吸急促、头晕、恶心、出汗、颤抖、胸部不适等，这些表现是自主神经功能紊乱的结果。最严重时，可出现"濒死感"。这类发作通常在数分钟内达到顶峰，半小时或几小时内逐渐消退，恢复如常。可在一周内或一个月内发作数次。

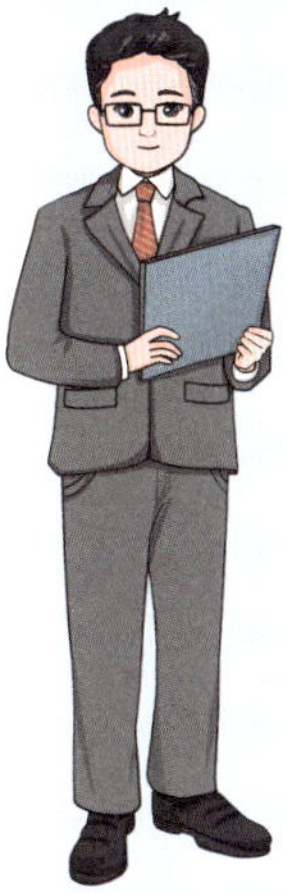

2）对再次发作感到害怕。即便在不发作时，孩子也会因害怕“下一次意外”而持续担忧，甚至逃避上学、远离公共场所，显著影响孩子的生活和学习。这些表现并非孩子“懦弱”或“懒惰”，而是疾病直接影响其心理状态的结果。

3）身体检查无异常。惊恐发作并非由心脏疾病、甲状腺功能亢进等躯体疾病引起，也非药物（例如，咖啡因、酒精）或饮食直接导致，而可能是遗传、家庭环境、压力等诸多因素共同作用的结果。因此，仅通过生理检查难以确诊，需结合心理评估明确病情和诊断。

（2）面对孩子惊恐发作，家长能做什么?

1）及时就医，明确诊断。优先排除躯体疾病后，尽快转至儿童精神科或心理科就诊，由专业医生制定治疗方案。

2）理解症状，避免误解。切勿将孩子的回避行为简单归咎于“懦弱”或“不听话”。急性焦虑发作时的生理反应是真实的痛苦体验，家长应耐心倾听，减少责备。

3）积极参与治疗。治疗通常包括药物控制急性症状和心理干预（例如，认知行为疗法），帮助孩子调整错误认知，学习应对压力的技巧。家长需与医生紧密配合，共同营造支持性的家庭环境。

健康术语

（1）濒死感：指在无实际生命危险时，个体因极度焦虑产生“自己即将死亡”的强烈恐惧感，是急性焦虑发作的核心表现之一。

（2）自主神经功能紊乱：人体有一套“自主神经系统”，负责管理心跳、呼吸、消化、出汗等不需要我们主动控制的功能。正常情况下，这套系统会在危险或压力下启动“应激模式”（例如，心跳加快、呼吸急促，帮助身体应对突发情况）。但当人面临焦虑或恐惧时，即使无实际危险，这套系统也可能被“错误触发”，导致身体出现一系列变化（例如，心跳突然加速、呼吸急促、手抖、出汗等），称为自主神经功能紊乱。它并非躯体疾病，而是心理压力引发的生理反应，通常不会造成器质性伤害，及时干预可恢复正常。

（高雪屏　魏晶晶）

5. 为什么孩子看到小狗或到高处就会特别害怕

儿童在成长过程中，因认知能力有限，常对某些事物（例如，小狗、高处、黑暗、雷电）产生短暂恐惧，这是正常的自我保护反应。

随着年龄增长和正确引导，多数孩子会逐渐克服。然而，若恐惧程度远超实际危险，且伴随强烈生理反应（例如，心跳加速、面色发白、呼吸急促）和回避行为（例如，拒绝上学、远离相关场所），则需警惕特定恐惧症。

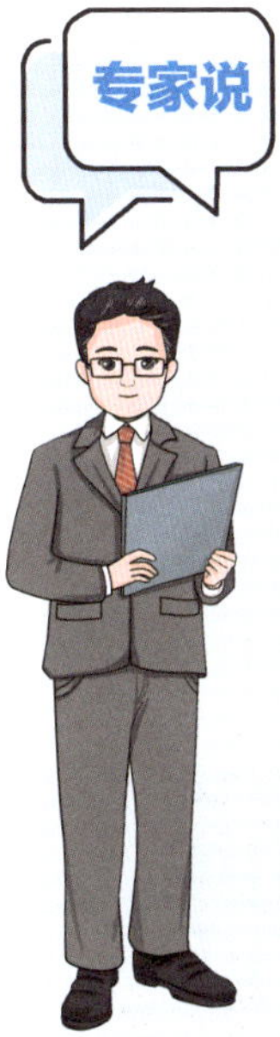

（1）为何孩子会患上特定恐惧症？

作为特定恐惧症患儿的家长，了解此病症背后的原因和应对方法至关重要。事实上，成因是复杂的，涉及遗传、环境和心理等因素。例如家族中有焦虑症病史者，子女患病风险较高；而负面经历（例如，被狗咬伤）可能成为直接诱因。从生理机制看，孩子的“战斗或逃跑”本能被过度激活，导致身体反应与恐惧对象形成恶性循环——越是害怕，越会强化逃避行为。

（2）如何科学应对特定恐惧症？

首先，要避免强迫，循序渐进。当孩子表现出恐惧时，家长切忌强行让孩子直面恐惧物。例如怕狗的孩子若被强推到狗面前，就会加剧孩子的心理创伤。正确的做法是分步骤引导：先通过图片或视频让孩子熟悉小狗，再远距离观察，最后尝试轻柔接触。此过程中需密切关注孩子的情绪变化，给予及时安抚。

其次，要善用“暴露疗法”。暴露疗法是一种心理治疗方法，通过让儿童反复面对恐惧或焦虑源，逐渐减轻其恐惧反应。家长可在儿童精神科医师指导下，逐步增加孩子与恐惧物的接触强度。例如恐高的孩子可先从低矮台阶开始适应，再逐渐挑战更高处。这一过程需要有耐心，每次进步都应给予鼓励，帮助孩子逐步建立信心。

最后，要及时寻求专业支持。若特定恐惧症已严重影响生活（例如，拒绝上学、社交退缩），建议及时咨询儿童精神科医生。认知行为疗法（通过调整不合理认知和逐步适应恐惧对象）是常用且有效的手段。早期干预能显著缓解症状，避免长期心理困扰。

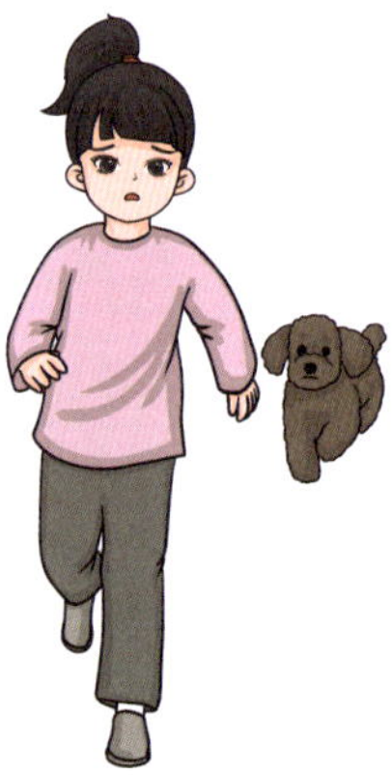
恐惧小狗

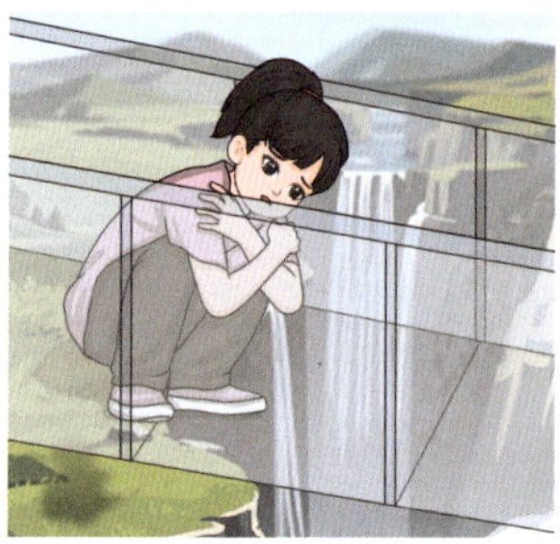
恐惧高处

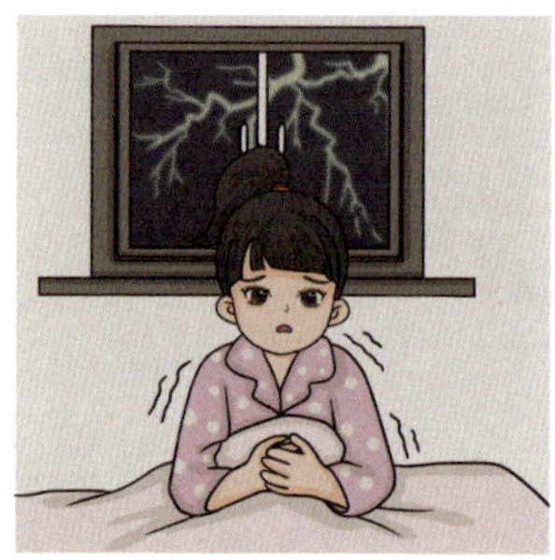
害怕雷电和黑暗

（高雪屏　魏晶晶）

6. 为什么孩子和小朋友玩耍时总是很紧张

关键词：社交焦虑障碍　社交紧张　病因

一些家长发现，孩子与同龄伙伴玩耍时，总表现得拘谨不安，甚至躲在角落不敢参与。孩子在成长过程中出现害羞是正常现象（社交沉默），6 月龄至 1 岁时，孩子开始对陌生人产生警惕，4~5 岁时开始结交朋友。有些孩子因缺乏社交经验和技巧，在陌生场合容易紧张，但随年龄增长和互动机会增多，这种表现通常会自然缓解，家长不必过虑。若孩子的紧张情绪远超同龄人水平，甚至回避社交、影响生活和学习，则需警惕社交焦虑障碍（即社交恐惧症）。

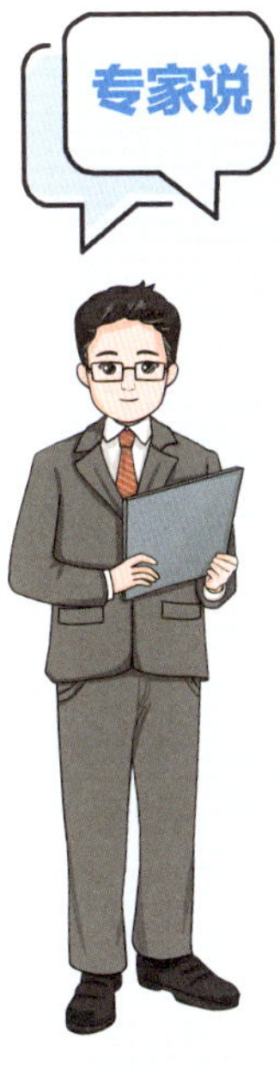

（1）什么是社交焦虑障碍？

社交焦虑障碍指孩子在社交场合中过度紧张，担心被关注、羞辱或拒绝，并竭力回避社交场合。这种焦虑超出正常范围，影响生活和学习。起病年龄多在 8~15 岁。多数儿童期起病的孩子症状会随年龄增长逐渐减轻，少年期起病的孩子症状可能持续到成年，影响学业和人际关系，因此早期发现和干预非常重要。

（2）社交焦虑障碍的表现有哪些？

1）过度焦虑和恐惧：交往时显得过度紧张，紧抓父母不放、哭闹，或刻意回避他人目光。年长孩子过分关注自身言行、反复担心“说错话”。伴面红耳赤、出汗、心跳加速等躯体焦虑反应。

2）回避行为：拒绝参加集体活动，甚至拒绝上学；若被迫参加，常试图提前离开。

3）症状持续至少 6 个月，并严重影响社交。部分儿童还伴随其他心理障碍，例如抑郁或品行障碍，需对此全面评估和诊断。

（3）社交焦虑障碍的病因有哪些?

通常是遗传与环境多因素综合作用所致。

1）遗传因素：父母若有类似问题，孩子患病风险可增加。

2）负面经历：若曾被嘲笑、被孤立或严厉批评，孩子易对社交产生恐惧。

3）家庭环境：过度保护或频繁否定，可削弱孩子的社交信心。

4）性格特质：内向、敏感、过于担心、自我评价偏低等。

健康加油站

如何帮助孩子克服社交恐惧心理?

（1）用鼓励代替催促：避免指责孩子胆小，多鼓励和肯定他们的微小进步，正向反馈能逐步提升自信。

（2）从“小圈子”开始练习：先创造低压力社交场景，例如邀请 1~2 位朋友到家中玩耍，减少社交紧张感，轻松学习社交互动。

（3）示范与引导并重：通过角色扮演教孩子实用社交技巧，例如打招呼、分享玩具等。家长也可亲身示范如何加入集体游戏，让孩子模仿。

（4）寻求专业帮助：若孩子因焦虑抗拒上学或长期情绪低落，建议咨询儿童精神科医生。心理治疗可有效缓解症状，必要时可配合短程药物治疗。

（高雪屏　王雨欣）

二

焦虑问题的预防与干预

7. 让孩子保持稳定的情绪，家长可以做些什么

关键词

家庭养育　积极心理

孩子天生就会表达情绪，婴儿期主要通过哭和笑来表达情绪，例如饿了、困了或不舒服。到了幼儿期，情绪表现更丰富，例如生气、害怕或兴奋。青春早期至青春期阶段，是孩子情绪波动较大的时期，孩子可能面临更多的情绪挑战。

情绪稳定的孩子在面对困难和挫折时能够较好地调节自己的情绪并积极解决问题，而情绪不稳定的孩子容易出现消极情绪，选择逃避或放弃。

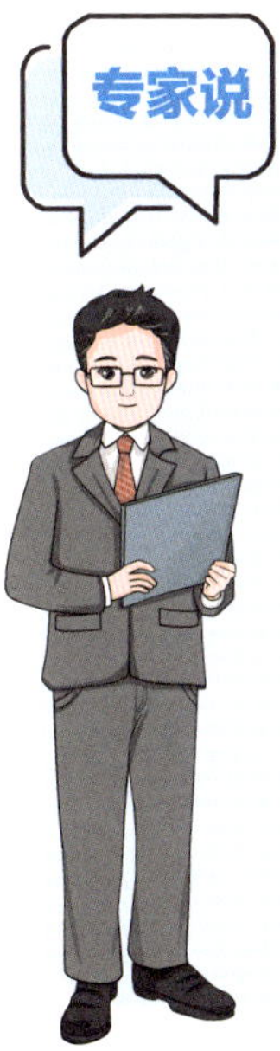

（1）家庭氛围要和谐：家庭养育是孩子成长中的重要一环，和谐的家庭氛围是孩子情绪稳定的基础，家长自身的情绪管理能力是孩子最直接的榜样，家长若能冷静、理智地处理自己的情绪，给孩子创造一个和谐温馨的家庭环境，孩子也能在潜移默化中学习如何更好地表达自己的情绪。

（2）和孩子保持良好的沟通：家长应与孩子保持良好的沟通，了解他们在学校和生活中的表现，是否遇到困难或挫折，注意倾听孩子的言语表达，是否频繁使

用负面词汇或表达出无助感、无望感等消极情绪。当发现孩子有情绪时，要接纳并理解他们的感受，用肢体和语言来表达对孩子情绪的理解，例如“我知道你现在很生气”，并抱抱孩子，让孩子感受到自己被尊重和理解，然后鼓励孩子说出自己的感受，例如“你为什么不开心呀？”帮助孩子及时认识自己的情绪来源。

（3）引导孩子学会正确的情绪宣泄：家长也要为孩子提供情绪释放的途径，例如运动、画画、听音乐、写日记等，同时告诉孩子乱丢东西、损坏物品、打人等是错误的发泄方式，让孩子学会通过适当的方式宣泄不良情绪。如果简单的情绪宣泄无法解决实际问题，应该尽早寻求医生的帮助。

（况　利　钟沅岑）

8. 家长如何**关爱**正经历**焦虑**困扰的孩子

在日常生活中，家长们可能会发现孩子有时在面临学习压力、社交挑战或家庭时，常常会表现得特别担忧、紧张、烦躁易怒，甚至突然不愿意参加以前喜欢的活动。这些可能是孩子正在经历焦虑困扰的信号。面对孩子的这种情绪状态，家长该如何帮助孩子走出焦虑，重拾自信呢？

专家说

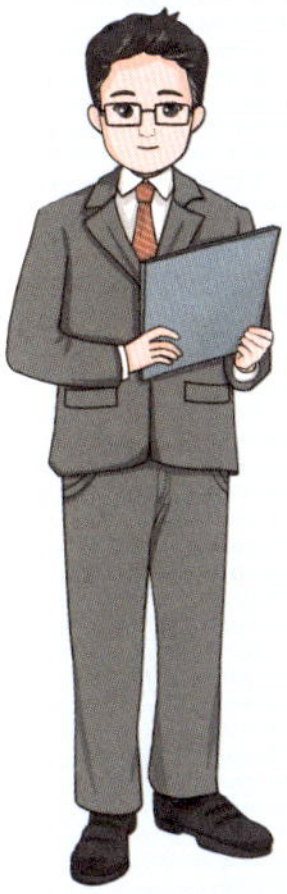

首先，家长要细心观察孩子的情绪或行为变化，例如孩子突然变得烦躁易怒、原本开朗的孩子突然变得沉默寡言、喜欢社交的孩子开始回避人群。这些情绪和行为上的转变，都可能是孩子焦虑的信号。当发现孩子有这些变化时，家长要及时与孩子沟通，倾听他们的内心想法和感受，理解他们焦虑的来源。此外家长还可以协助孩子逐步面对适度的挑战，例如参加社交活动或尝试新的事情。让孩子在成功中体验成就感，从而减少对未知事物的恐惧。

其次，家长要教授孩子一些应对焦虑的技巧。例如深呼吸、放松训练或正念冥想，这些技巧可以帮助孩子在感到焦虑时迅速平静下来，提高他们的情绪调节能力。同时，鼓励孩子参与一些有趣的活动，例如运动、绘画或音乐，以分散他们的注意力，减轻焦虑感。

最后，如果孩子的焦虑情绪严重影响到日常生活，家长应考虑寻求专业帮助。专业人士可以通过心理辅导，例如认知行为疗法（cognitive behavioral therapy，CBT），帮助孩子调整思维模式，学会更积极地面对生活中的挑战。如果医生认为有必要，也可以在专业指导下进行药物治疗。

健康加油站

为什么要关注孩子的焦虑?

孩子的焦虑来源于多种因素，包括学习、社交、对失败的恐惧、对未来的不确定感等，这些因素都可能让孩子感到无形的压力。此外，孩子的性格特征也会影响他们对压力的反应，内向、敏感的孩子可能更容易陷入焦虑的情绪中无法自拔。

适度的焦虑是正常的，但如果焦虑过度，就可能影响孩子的学习、社交甚至身心健康。长期焦虑的孩子可能会变得不自信，失去学习的动力，甚至害怕与人交往。在严重情况下，焦虑还可能发展成抑郁、失眠等问题。

因此，家长要关注孩子的情绪，帮助他们调整心态，找到适合自己的放松方式。给予孩子足够的理解和支持，才能让他们更好地面对生活中的挑战，健康快乐地成长。

（况　利　汪　锐）

9. 如何帮助有**分离焦虑**的孩子**在学校**更安心

关键词

分离焦虑　家校合作　学校干预

有些孩子在上学时会表现出强烈的焦虑，例如哭闹、不愿进教室、情绪低落，甚至出现头痛、肚子疼等不适。这种情况，家长常常感到无助，不知道该如何安抚孩子的情绪。特别是刚入学或者经历环境变化时，孩子更容易出现分离焦虑。那么，家长可以怎么做，帮助孩子更安心地适应学校生活呢？

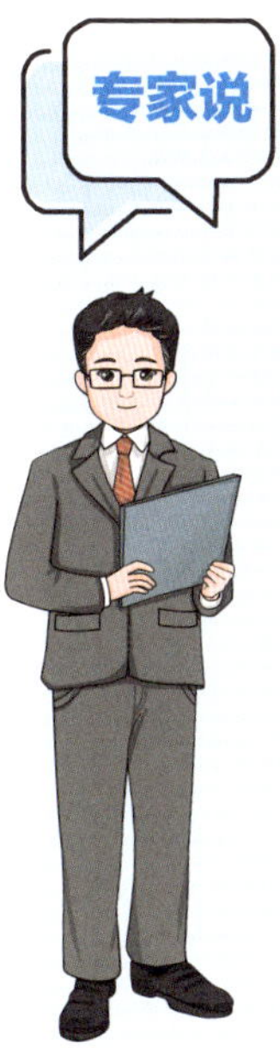

孩子的分离焦虑不仅仅是家庭关注的问题，学校的支持同样重要。家长可以主动与班主任、学校心理老师沟通孩子的情况，让学校了解孩子的需求，以便给予适当的关注和帮助。家校合作可以从以下几个方面入手：

（1）**定期沟通**：家长和老师可以保持联系，了解孩子在学校的情绪变化，共同制定适应策略。如果孩子在家表现很好，但在学校仍然焦虑，家长和老师可以讨论新的解决方法。

（2）**过渡性活动**：对于刚入学或转学的孩子，家长可以陪孩子参加学校的迎新活动，让孩子提前熟悉校园环境，减少对未知的恐惧感。

（3）建立固定的上学仪式：每天出门前，家长可以用拥抱、鼓励的话语等方式增强孩子的安全感，例如对孩子说：“妈妈相信你今天在学校会很棒！”让孩子感受到支持。

学校的支持能帮助孩子更快适应，学校是孩子每天生活的主要环境，一个温暖、支持性的校园氛围可以有效缓解分离焦虑。学校可以采取以下措施：

（1）个性化适应计划：对于新入学或转校的孩子，老师可以帮助他们制订适应计划，例如允许孩子带一件熟悉的物品（例如，一个小玩偶）进入课堂，或在开学初期给予更多关注和鼓励。

（2）创造支持性的课堂氛围：老师可以通过多表扬、鼓励的方式，帮助孩子建立安全感，让他们慢慢适应学校生活。

（3）同伴支持系统：可以安排一两个性格友善的同学与孩子结成“学习伙伴”，在课间陪伴孩子，让他们不觉得孤单。

（4）心理辅导的支持：学校可以提供心理辅导，帮助孩子学会调节情绪，例如练习深呼吸、画画表达情绪等方式，让孩子更好地适应环境。

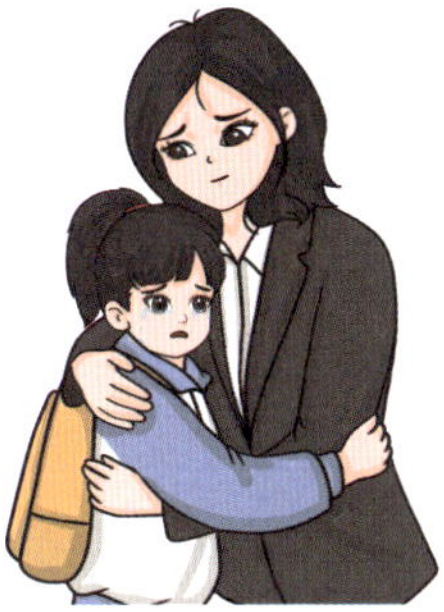

上学时与家长分离时情绪激动

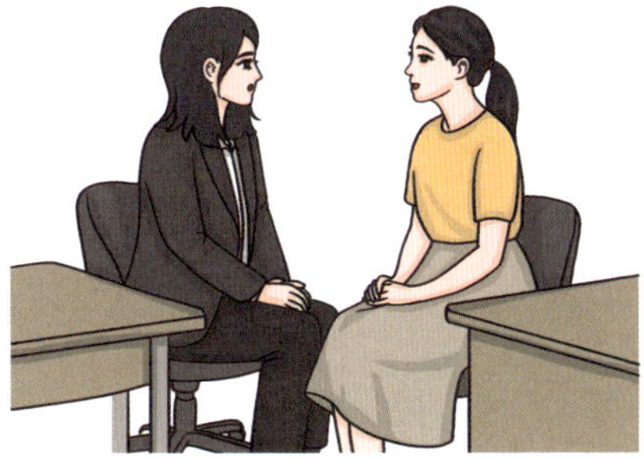

家长与老师沟通

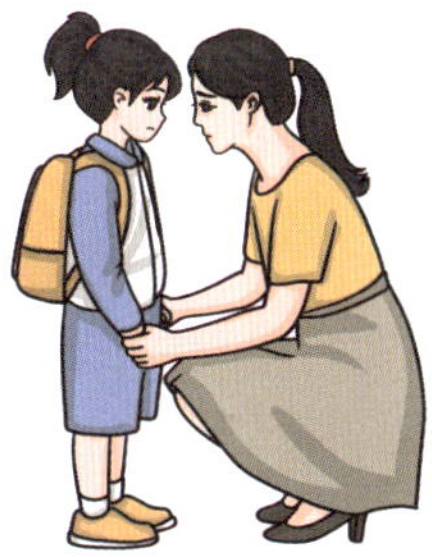

老师关心孩子，提供安慰和帮助

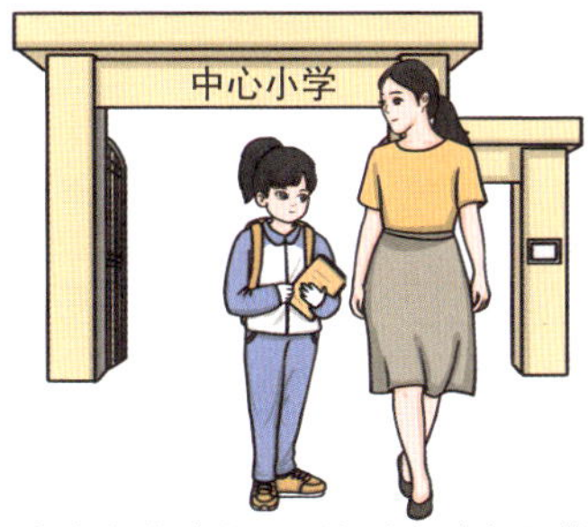

在老师的陪伴下逐渐适应独立上学

（况　利　孔裔婷）

关键词

角色扮演　放松训练　渐进性暴露法

10. 帮助**缄默症**孩子在**不同环境**中感到更自在，家长可以做些什么

缄默症的孩子在社交场合中常常感到焦虑、害怕和不安，尤其是在陌生环境、面对陌生人或需要交流的情况下。他们渴望与他人建立

联系，但由于社交恐惧和沟通障碍，往往会选择回避社交互动或沉默不语。

专家说

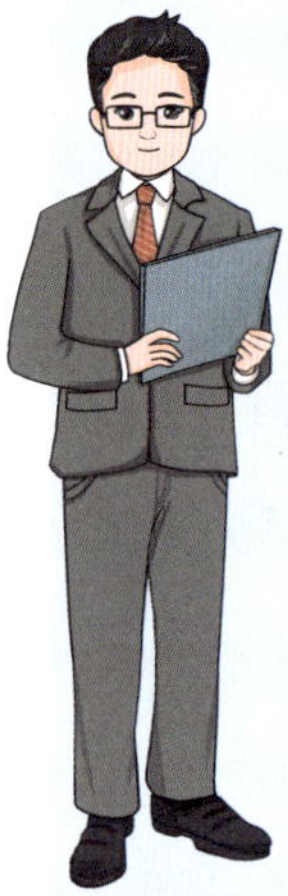

作为父母，如何帮助缄默症孩子在不同环境中感到更加自在，是一项长期而细致的工作。

（1）家长可以在家里模拟孩子可能遇到的社交情境，例如在学校和同学打招呼、回答老师的问题等。用轻松的方式进行“角色扮演”，让孩子练习如何回应别人，帮助他们在安全的家庭环境中建立信心。例如家长可以扮演老师或朋友，与孩子进行简单对话，让他们慢慢熟悉说话的感觉。刚开始时，不要求孩子立刻开口，可以先用点头、手势等方式表达，等孩子熟悉后，再逐步练习说话。

（2）焦虑是导致孩子沉默的主要原因之一。家长可以教孩子一些简单的放松技巧，例如深呼吸、慢慢数数、握紧再放松拳头等，帮助他们缓解紧张情绪。此外，家长可以用温和的方式引导孩子表达自己的情绪，例如问“你现在是不是有点紧张？我们可以一起做个深呼吸。”让孩子学会识别自己的情绪，并逐步调整。

（3）家长的态度对孩子的社交适应非常重要。如果家长表现得焦虑，甚至责备孩子“怎么不说话”，反而会让孩子更加紧张。相反，一个温暖、支持性的家庭环境，可以帮助孩子减少焦虑，慢慢打开自己。家长可以用鼓励的方式引导孩子，例如在他们主动表达时给予肯定：“你刚才和小朋友说话了，真棒！”让孩子看到自己的进步。

（4）对于缄默症孩子，家长可以采用“渐进式暴露”策略，让他们一步步适应社交环境，而不是一下子把他们推到社交压力最大的场合。

第一步，先让孩子在家人面前练习说话，例如和爸爸妈妈、兄弟姐妹互动，建立最基础的表达安全感。

第二步，在熟悉的朋友或亲戚面前尝试交流，例如在家庭聚会中主动打招呼，让孩子慢慢适应更广的社交圈。

第三步，在学校环境中进行简单的互动，例如和同学说“你好”或尝试回答老师的提问。

第四步，逐步增加社交挑战，例如在班级活动中分享自己的想法或参与小组讨论。

这个过程需要耐心，家长要尊重孩子的节奏，给予温和的鼓励，让他们在每个阶段都感到安全和自信。

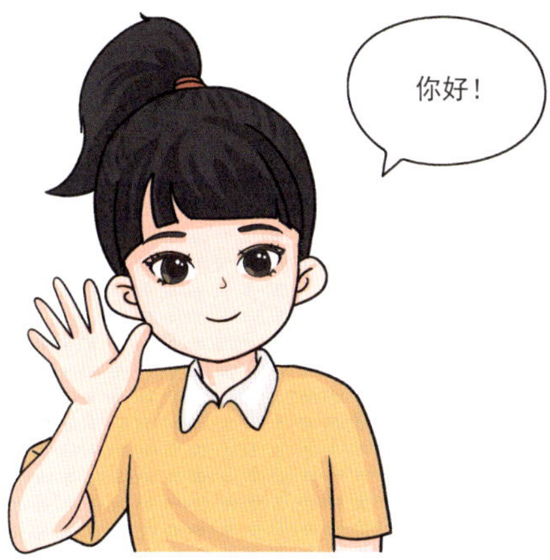

（况　利　苏哲玮）

11. 帮助孩子克服“社恐”的心理治疗方法有哪些

关键词

社恐 放松训练 系统脱敏法

在孩子的成长过程中，社交是一项必不可少的技能。然而，有些孩子却对社交场合感到恐惧和不安，我们常称之为“社恐”。这些孩子在面对新环境、新人群时，可能会表现出紧张、躲避，甚至沉默寡言的行为。那么，家长如何才能帮助这些“社恐”的孩子在社交场合感到更自在呢?

专家说

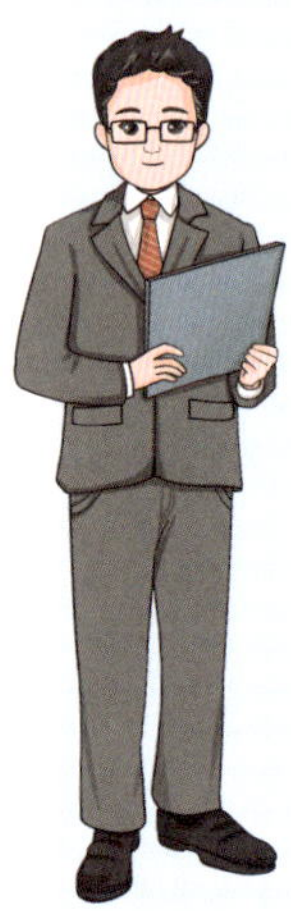

社恐是一种对社交场合产生强烈恐惧和忧虑的精神状态，影响孩子的自信心和社交能力。帮助孩子克服社交恐惧的有效方法之一是系统脱敏法，而放松训练是支持这一过程的关键工具。家长在这一过程中扮演着重要角色，通过支持和鼓励，帮助孩子逐步克服社交障碍，增加他们的社交自信。

（1）系统脱敏法的要点

1）逐步暴露：系统脱敏法的核心是逐步暴露。家长应从孩子容易应对的社交场合开始，例如家庭聚会或亲密朋友的聚会，逐渐引导孩子面对更复杂的社交情境。每次暴露后，观察孩子的情绪反应，并根据情况调整暴露的难度。

2）情绪管理与放松技巧：在每次暴露前，帮助孩子识别他们的焦虑情绪，并教导他们使用放松技巧进行调节。深呼吸和渐进性肌肉放松等方法能够有效缓解紧张感，帮助孩子在社交场合中保持冷静。

3）家长的支持与鼓励：家长的陪伴和鼓励至关重要。在整个脱敏过程中，家长需要为孩子提供情感支持，帮助他们处理焦虑和紧张情绪。当孩子成功应对某个社交情境时，及时给予肯定和表扬，增强孩子的自信心，鼓励他们继续尝试更具挑战性的社交场合。

（2）放松训练要点

1）深呼吸练习：深呼吸可以帮助孩子在焦虑时保持冷静。家长可以引导孩子进行深吸一口气，停留几秒钟，然后缓慢呼出，反复练习，从而激活身体的放松反应，减少焦虑感。

2）渐进性肌肉放松：通过逐步放松身体各部位的肌肉，孩子可以学会如何应对身体的紧张反应。家长可以带领孩子从脚趾到头部进行肌肉放松训练，帮助他们在社交场合中放松身体，缓解紧张情绪。

3）放松与暴露结合：放松训练应与系统脱敏法结合，在每次暴露之前或在暴露过程中，帮助孩子进行深呼吸和肌肉放松练习，这能有效减轻焦虑情绪，并让孩子更容易适应社交场合。

通过系统脱敏法和放松训练的结合，孩子可以逐步克服社交恐惧，提升自信心和社交能力。在此过程中，家长的支持和鼓励是不可或缺的，他们的耐心和肯定将帮助孩子更好地应对社交挑战，最终在社交场合中更加自在。

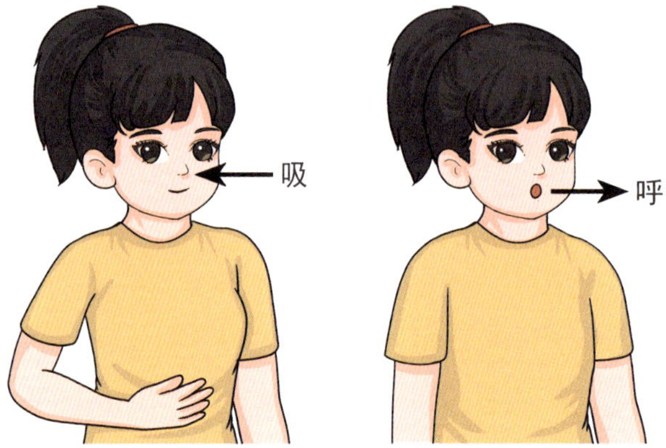

深呼吸练习

（况　利　谭建宇）

12. 孩子在面对**特定恐惧**对象时，家长该如何**安抚**

大多数孩子在成长过程中，可能会对某些物体或场景产生恐惧，例如黑暗、鬼怪、雷电等。不过这些恐惧是正常的情绪反应，常是轻度且短暂的。然而，有些孩子可能会过分地害怕、恐惧，例如不敢进电梯，害怕程度远远超出了实际情况，即使家长当时安慰孩子，孩子也很难放松下来。

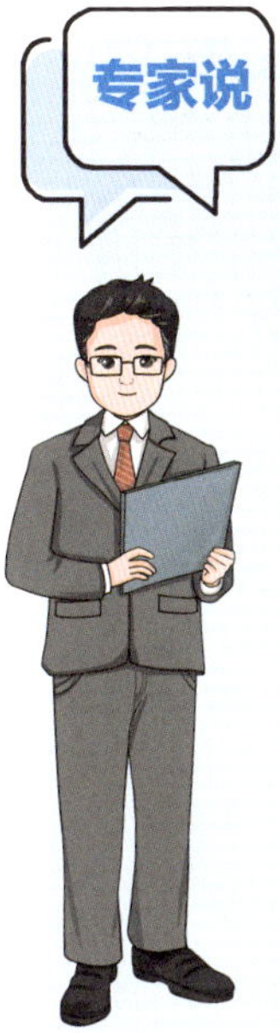

（1）紧急处理：给孩子足够的安全感，稳定情绪。当孩子处于这种恐惧时，您首先要迅速明确孩子的恐惧对象，尽快让孩子离开它。在这个过程中，给予孩子足够的安全感，可以通过陪伴、抚摸、拥抱等方式安抚孩子的情绪，耐心等待他们的情绪稳定下来。

（2）理解恐惧的来源：当孩子情绪逐渐稳定下来后，您需要了解孩子的恐惧从哪里来。由于孩子知识有限，恐惧通常因为对未知事物担忧，例如身体受伤、自然现象、社交场合和动物等。您可以通过与孩子沟通，了解他们具体害怕什么，然后跟孩子解释清楚这些对象的特点和规律，帮助孩子理解并克服恐惧。例如孩子怕狗时，可以和他们一起讨论狗的性格特点、生活习性，用童话故事的方式让孩子理解思想感情和行为，让孩子学会识别和应对，逐渐消除其恐惧感。

（3）循序渐进地接触恐惧对象：接下来，您可以慢慢地让孩子接触他们害怕的对象。在这个过程中，您应保持陪伴和鼓励。当孩子表现出勇敢的行为时，您应及时表扬和鼓励，增强他们的自信心。通过讲述勇者故事、陪伴并鼓励孩子参与户外活动等方式，帮助孩子建立积极的心态和应对恐惧的能力。

（4）营造轻松愉快的家庭环境：最后，为孩子创造一个轻松、愉快的家庭环境，有助于孩子安全感的建立，对孩子的心理健康有重要影响。

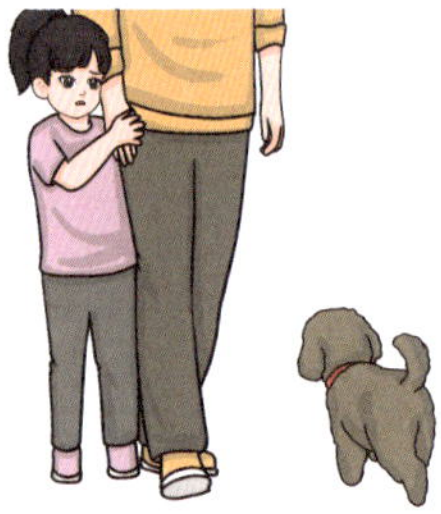
1. 孩子恐惧小狗

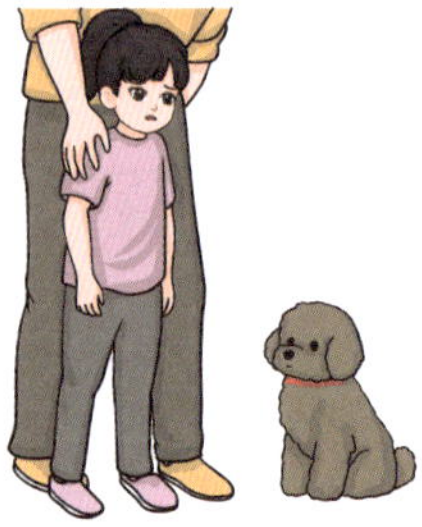
2. 家长安抚孩子

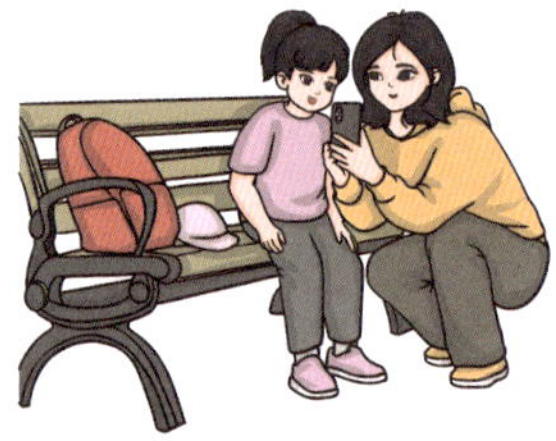
3. 家长陪同观看小狗图片和视频

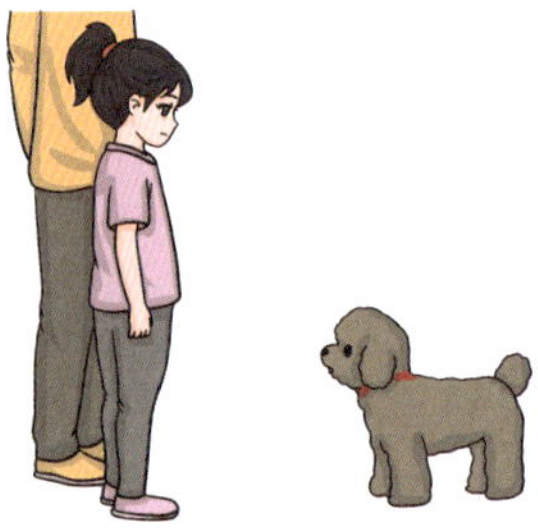
4. 家长陪同下远距离观察小狗

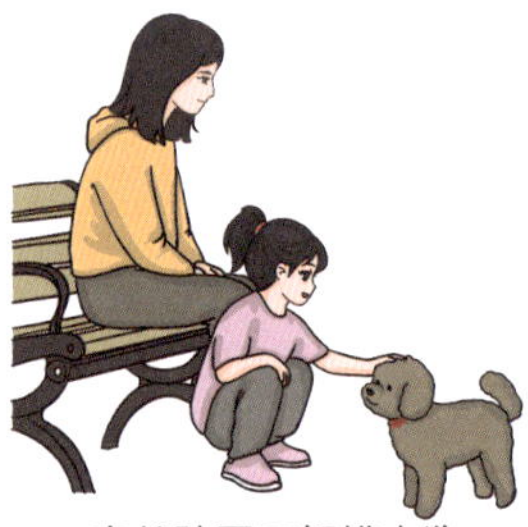
5. 家长陪同下抚摸小狗

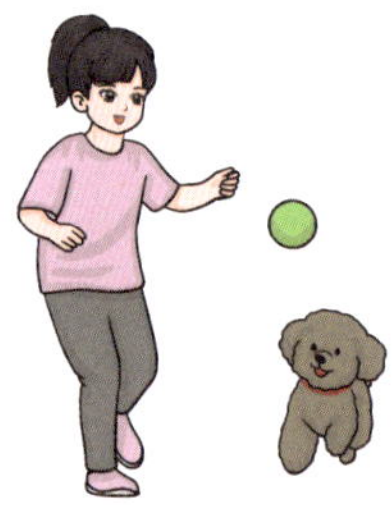
6. 孩子独自与小狗玩耍

（舒　畅）

关键词：急性焦虑发作　家长干预

13. 家长应如何帮助孩子应对急性焦虑发作

孩子在没有任何明显刺激的情况下，突然出现极度的恐惧和焦虑，仿佛世界即将崩塌。他们可能会有“要疯了”或“要死了”的失控感受，甚至几乎无法动弹。将孩子送到医院检查时，却没发现任何身体问题。这种突发的强烈焦虑被称为“急性焦虑发作”或“惊恐发作”，是一种常见的精神障碍，但可能会对孩子的生活产生严重影响。

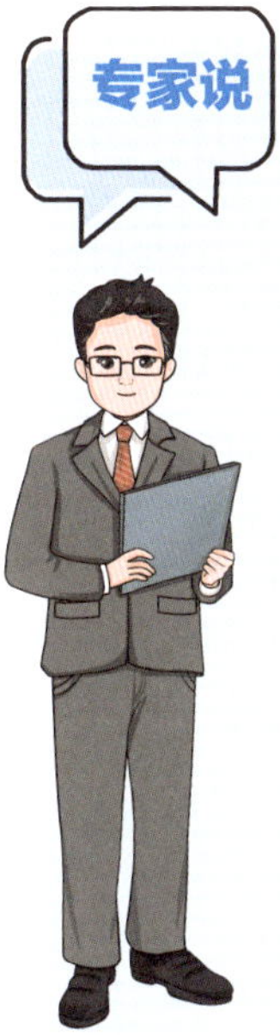

（1）孩子急性焦虑发作时，家长该如何应对?

当孩子出现急性焦虑发作时，他们常会伴有心慌、胸闷、呼吸急促、憋闷、出汗、口干、头昏、麻木和颤抖等身体症状。这些症状可能会让孩子感到非常恐慌。

如果孩子首次出现上述症状，建议您先带孩子去医院看医生，排除躯体疾病。因为有些躯体疾病（例如，甲状腺功能亢进、心脏病等）也会引起类似的症状。如果排除了躯体疾病，确诊为急性焦虑发作，需要干预，预防下一次发作。

当孩子发作时，您不要过度惊慌。请记住，您是孩子的避风港，您的镇定会给孩子带来安全感。您可以采用陪伴、抚摸、拥抱等方式安抚孩子的情绪，耐心等待孩子的情绪逐渐稳定下来。同时，用温柔而坚定的声音告诉孩子:“我在这里陪着你，你会没事的。”如果情况持续恶化或您感到不确定，建议及时寻求专业帮助。

（2）对于急性焦虑发作间歇期的孩子，家长可以做些什么?

容易出现急性焦虑发作的孩子，往往在发作间期，常常因为一些小事而过度紧张，甚至情绪失控。因此，预防发作和减轻发作的频率至关重要。要让孩子规律作息，充足睡眠、适当运动。鼓励孩子参加一些放松活动，例如冥想、瑜伽等；教他们深呼吸、正念等放松技巧；与孩子保持良好的沟通，了解他们的担忧，例如人际关系、学习压力等，并提供支持、理解和疏导；尽量避免让孩子过度接触可能引起焦虑的情境。例如，减少观看恐怖电影或玩紧张刺激的游戏。可以多安排如户外郊游、阅读或手工制作等轻松愉快的活动，帮助孩子放松心情。

健康加油站

为什么保持规律且充足睡眠有助于缓解焦虑发作?

当面临威胁或挑战时，人体内的应激反应系统会释放皮质醇等激素，这种激素让孩子全身心都处于紧张状态，来应对紧急情况。然而，如果孩子经常处于紧张状态，身体紧张程度也不断增加，最终身体不堪重负，就会出现急性焦虑发作。

充足且规律的睡眠能够有效调节应激反应系统的活动，还能促进大脑的修复与再生，提升情绪调节能力。因此，充足且规律的睡眠是维持心理平衡、减轻压力感的基础，有助于减少焦虑发作。

（舒　畅）

14. 老师如何识别和应对孩子在学校出现的“焦虑发作”

关键词

焦虑发作　学校　家校合作

老师和家长有时会发现有孩子在学校表现出异常的情绪波动，例如焦虑不安、突然的心慌、呼吸急促，甚至有的孩子会出现不愿去学校、拒绝参加集体活动的行为。这些迹象可能指向学生在学校出现了“焦虑发作”。

专家说

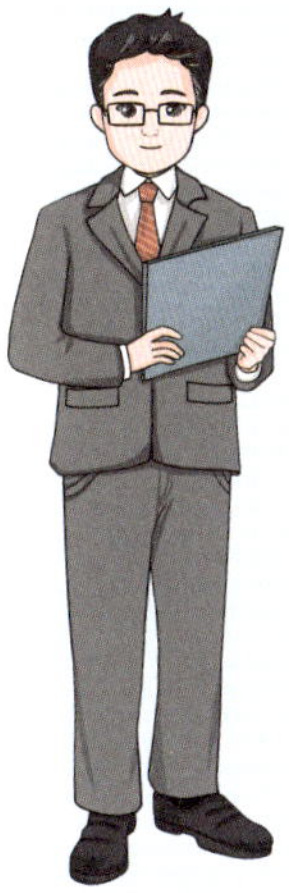

（1）什么是焦虑急性发作呢?

焦虑急性发作是焦虑症的一种表现形式，表现为突然出现的恐慌、紧张、担忧害怕失控等情绪，总是感到莫名的恐惧，担心未来可能发生危险或不幸的事，因此无法专注于任何事情，不停地来回走动，漫无目的的小动作多，严重时甚至会出现濒临死亡的感觉或者随时失去控制的惊恐感觉，常常伴有口干、尿频、尿急、心慌、胸闷、呼吸困难、面色苍白、汗多、手抖等症状，此种体验一般持续几分钟至几小时。孩子可能会对周围环境过度敏感，对一些平常的事物产生恐惧或担忧，影响日常生活和社交活动。

（2）老师碰到学生焦虑急性发作该如何应对?

老师如果发现了这种情况，若孩子以前没有类似发作，应及时就医。若孩子以前在学校或家里有类似情况，老师首先耐心倾听孩子的担忧和不安，理解他们的焦虑，避免批评、贬低或忽视孩子的情绪。教孩子深呼吸和放松技巧，例如渐进性肌肉松弛法。这些技巧有助于孩子在紧张或焦虑时自我调节。

孩子症状好转后，老师和家长需要进行沟通，了解孩子在家里和学校中的压力，以及可能引起焦虑发作的事情，建立“家-校”联盟共同寻找焦虑发作的原因、商定改善焦虑的方案，定期联系互相反馈孩子在学校或在家的情况，必要时就医，形成“家-校-医联盟”，共同帮助孩子。

健康加油站

焦虑发作时如何教孩子放松?

（1）深呼吸：是一种简单而有效的放松技巧，通过缓慢吸气和呼气，可以帮助身体放松，减轻紧张感。可以尝试进行“4-7-8”呼吸法，即吸气4秒，屏息7秒，呼气8秒，然后可以重复几次。

（2）渐进性肌肉松弛：在舒适环境下，保持平卧或坐立位，紧张和放松身体的各个肌肉群，从脚趾开始逐渐向上直到头部，依次紧张和放松每个肌肉群，体会肌肉放松与紧张的差别，同时配合深呼吸，便可实现全身肌肉放松，进而让大脑处于放松状态。

（舒　畅）

三

抑郁及相关问题的识别与评估

15. 为什么孩子总是持续不开心

关键词

抑郁 心境恶劣 症状特点

孩子最近总是郁郁寡欢，整天不开心，甚至经常哭泣、失眠，不愿意与父母交流，也不想见人、不想上学？孩子可能还会抱怨身体不舒服，学习成绩明显下降，甚至已经影响到正常的生活。无论家长怎么安慰，似乎都没有效果。

健康术语

抑郁障碍

这是一种常见的精神障碍，主要表现为以下几方面的症状。①情绪低落：孩子可能闷闷不乐、想哭、悲观、绝望，觉得自己毫无价值，拖累家人，想死。他们可能兴趣减退，感受不到快乐。例如以前喜欢唱歌、跳舞，现在不喜欢了；以前喜欢交朋友，现在不愿见人。还可能伴有心烦、担心、紧张、胡思乱想等焦虑情绪。也有的孩子表现为容易发脾气、烦躁不安。②思维迟缓：孩子可能觉得大脑思考变得困难，注意力变得不集中，学习成绩下降。③意志活动减退：孩子可能变得行动缓慢、懒散，不想做事，整日卧床、少出门或不出门。另外孩子还可能有躯体的症状，例如失眠、早醒，胃口差、疲乏、头痛或全身疼痛等。严重抑郁障碍的孩子还可能在情绪的影响下出现一些幻觉和妄想。当这些症状持续了2周以上，严重影响了孩子的生活，那么就要警惕孩子可能患上了抑郁障碍。

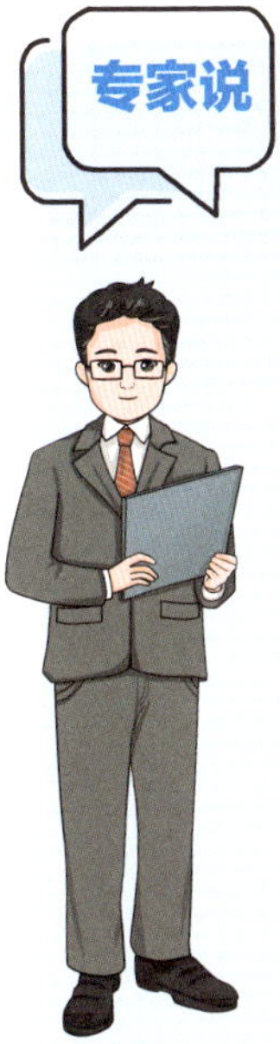

（1）正常范围内的不开心与抑郁障碍

孩子的心智尚未完全发育成熟，可能会因外界刺激或者内心需求得不到满足出现不开心。这种情绪反应在大多数情况下是正常的，一般持续时间较短。然而，如果孩子的不开心持续了 2 周以上，且每天大部分时间都处于伤心、对什么都不感兴趣的状态，甚至觉得自己思考费力、不想动、乏力、过度自卑和内疚，觉得自己没价值、拖累他人，甚至出现轻生的念头，同时还伴有失眠、胃口差等症状，那么孩子可能患上了抑郁障碍。这种情况下，孩子的社交、学习和正常生活往往会受到严重影响。值得注意的是，抑郁障碍在青少年中比儿童更为常见。

（2）心境恶劣——一种特殊的抑郁状态

在抑郁障碍中，有一种持续时间较长、程度较轻的情绪低落状态，称为心境恶劣。这种症状常在儿童期或青春期不易察觉的起病，持续时间往往超过 1 年，其间很少有完全缓解的时候，即使有缓解，一般也不超过两个月。患有心境恶劣的孩子表现为相对恒定的忧郁、悲观，感到疲劳，很难相信自己的能力，对自己和未来失去信心，常常感到无助和绝望。虽然这种状态对孩子的学习、社交和生活影响相对较轻，但因为持续时间长，给孩子带来的痛苦仍然不容忽视。此外，孩子可能还会伴有一些持续的身体不适，例如慢性疼痛、头痛等，但各项检查又没有明显异常。

（舒　畅）

16. 为什么孩子遇到小事却**容易发脾气**

关键词 破坏性心境失调障碍 抑郁 症状特点

有家长反映，孩子在遇到一点小事时，例如玩游戏输了或者被小伙伴抢了玩具，就会突然发脾气，像爆竹一样一点就着。这种负性情绪持续很长时间，甚至回到家后还会对家长发脾气，摔坏玩具，甚至踢打家长。尽管家长极力安慰他们，但似乎毫无效果。

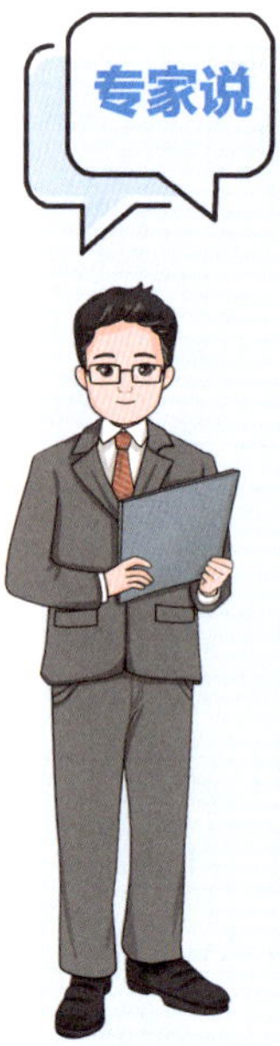

（1）孩子为何容易发脾气?

孩子发脾气是常见的现象。这是因为他们的大脑中主管情绪体验的脑区发育速度要快于主管理智的脑区。当强烈的情绪无法得到适当的控制和调节时，孩子就会突然发脾气，甚至可能会以攻击的方式表现出来。随着年龄的增长，这种现象通常会有所改善。然而，如果孩子的发脾气频率、程度和发作环境都明显异于同龄人，那么可能需要警惕孩子是否患有破坏性心境失调障碍。

（2）什么是破坏性心境失调障碍?

破坏性心境失调障碍是一种主要发生在学龄期儿童的情绪障碍，通常起病于 6~10 岁。它表现为慢性、严重、持续的易激惹，伴有严重的、反复的脾气爆发，或者长期不愉快的心境。孩子可能会因为一些普通的小事就出现脾气爆发，例如毁物、打人，而这种爆发程度与其年龄明显不相符。

具体来说，孩子可能会频繁地发脾气，一般每周至少三次，持续时间至少一年，并且这种行为至少在两种不同的场合中出现，例如在家里和学校都会发生。在没有脾气爆发的时间里，孩子的情绪也通常是不好的，例如生气或伤心，这种情绪能被父母、老师和同伴等周围人察觉。

健康加油站

如何对待脾气暴躁的孩子?

对待脾气暴躁的孩子，家长可以尝试以下方法：①接纳和理解孩子的情绪。我们需要认识到，孩子发脾气可能是他们还不太会处理情绪，不知道如何用言语来表达自己的感受，所以就用行为来表达。当孩子发脾气时，您可以试着去理解他们的情绪，蹲下来，用温和的语气问："是不是遇到什么不开心的事情了？"让孩子感受到被理解和支持；②教孩子识别和表达自己的情绪。鼓励他们以更恰当的方式表达自己的感受和需求；③教授情绪管理技巧：当孩子情绪激动时，教他们一些简单的情绪管理技巧，例如深呼吸、数数等，帮助他们在情绪激动的时候冷静下来；④鼓励正面行为：当孩子做出一些正确的行为时，例如能够冷静地表达自己的情绪，或者没有因为小事发脾气时，要及时给予鼓励和奖励。这样可以增强孩子的自信心和积极性，减少负性情绪的产生。⑤如果孩子的脾气问题非常严重，或者持续很长时间都没有改善，那么可以考虑寻求儿童精神科医师的帮助。

（舒 畅）

关键词 兴趣下降 症状特点

17. 为什么孩子以前很喜欢做的事情，现在却兴趣全无

有的家长和老师会发现孩子最近变得提不起精神，对什么都不感兴趣，甚至以前非常喜欢的事情现在也提不起劲了。孩子可能会抱怨感到疲乏、压抑，甚至食欲下降。这种状态不仅让家长们感到困惑，还可能影响到孩子的日常生活、学习和人际关系。

专家说

（1）孩子兴趣下降的症状表现：①学习动力缺乏，以前喜欢学习或愿意完成学习任务的孩子，现在可能会变得不想学习，觉得学习枯燥乏味，甚至开始拖延和逃避学习任务；②兴趣下降、活动减少：以前感兴趣的娱乐活动，例如运动、和家人或同学游玩、看电影等休闲活动也不感兴趣；③社交退缩，孩子可能变

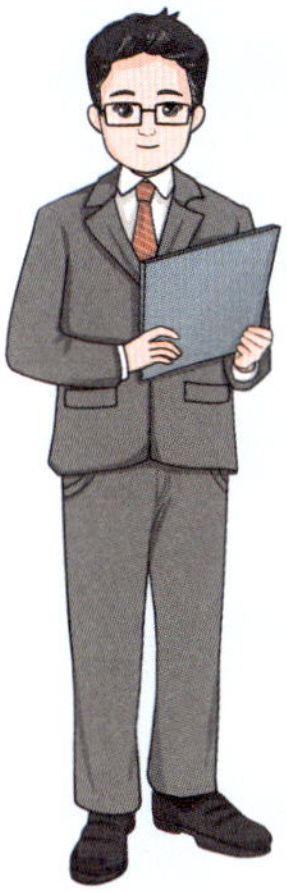

得不愿意与同学或老师、家长交流，对周围的人和事产生抵触情绪，避免参加集体活动，逐渐孤立自己；④自我感觉疲劳、乏力，精力不济，也可能有失眠、食欲下降、头痛头晕、注意力不集中、记忆力下降等症状。

（2）兴趣下降的可能原因：①心理疲劳，长时间的学习和人际压力、紧张和休息不足可能导致心理疲劳，使孩子感到对周围事物失去兴趣；这种情况经过足够的休息、放松可以逐渐恢复。②心理疾病，如果心理疲劳持续不缓解（超过两周），严重影响了孩子生活、学习和人际关系等社会功能，则可能患上抑郁症，建议寻找专业人士帮助，通过心理治疗或药物治疗来帮助恢复。③躯体疾病，例如甲状腺功能减退、贫血等，也可能导致情绪低落和兴趣减退。如果怀疑孩子可能存在健康问题，建议进行相关体检。一旦这些疾病得到治疗，孩子的症状通常也会随之消失。

健康加油站

家长如何帮孩子避免心理疲劳？

第一，家长需要给孩子制定规律的作息时间，保证充足的睡眠和健康的饮食，规律的生活可以帮助稳定情绪，提升整体的心理健康。第二，陪伴孩子主动尝试一些新的活动或爱好，即使一开始他们并不感兴趣。新鲜的体验可能会激发新的兴趣和激情。第三，让孩子学会与朋友或家人分享自己的感受，寻求他人的支持和理解。社交互动可以让人感受到温暖和关心，从而改善情绪。第四，教孩子学会冥想、瑜伽或其他正念练习，帮助他们放松身心，减少对未来的焦虑和反复思考负面事情的倾向。第五，当孩子表现出兴趣下降时，不要急于责备或强迫他们去做某件事，而是耐心倾听他们的感受，给予理解和支持。

（舒　畅）

关键词

烦躁　易发脾气　抑郁症

18. 为什么孩子常说“很烦躁”，需警惕抑郁症的发生

孩子从小物质需求被很好地满足，也一直被家人宠爱，按理说应该过得开心快乐，但他们却会突然说“很烦躁”，容易发脾气，动不动就哭。一开始，家人可能会耐心地安慰和安抚他们，但时间一长，家长可能会感到困惑甚至失去耐心，例如会说“这孩子到底是怎么了？”和学校的心理老师交流后，老师甚至建议您带孩子去精神科评估，排除“抑郁症”的可能性。

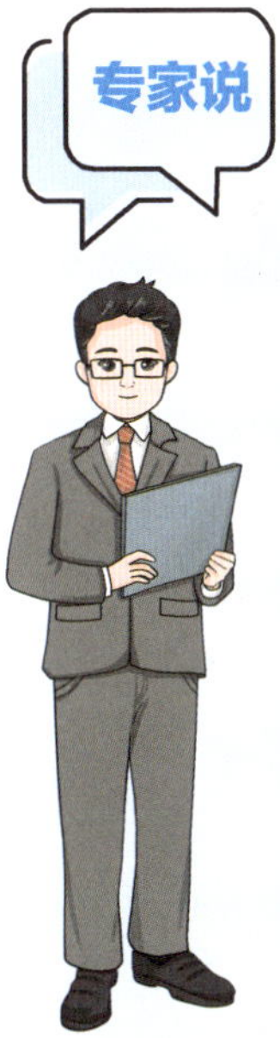

（1）抑郁症在孩子中常见吗?

许多家长可能会觉得，抑郁症是成年人的问题，孩子怎么会得抑郁症呢？但实际上，抑郁症并不是成年人的“专利”。虽然抑郁症多发生于 12 岁以上的孩子，但这并不代表 12 岁之前的孩子就没有患抑郁症的可能。事实上，有些孩子在很小的时候就可能出现抑郁症状，只是这些症状往往被家长和老师忽视了。

大一些的孩子通常能够更准确地表达自己的情绪，但小年龄的孩子往往不知道如何表达自己真实的感受。他们很少会直接描述自己的不愉快，而是更多地表现为烦躁、易怒或情绪低落。因此，这些早期的抑郁信号很容易被家人忽视。

（2）患抑郁症的孩子会有哪些表现呢?

典型的抑郁表现包括情绪低落，兴趣减退，活动减少，简称“三低”。家长会看到孩子不像原来那么爱说话了，跟家人、朋友的沟通交流变得越来越少；以前喜欢做的事情不愿意做了，例如喜欢唱歌的孩子不愿唱了，听到音乐就表现烦躁；孩子应有的朝气、活力看不到了，反而听到孩子一直说“很累”、“没力气”；不愿出门，总是待在家里，不愿参加家庭或同学聚餐；孩子有时还会默默流泪，看起来很悲伤；生活上会表现胃口差，不想吃饭，体重也有减轻，或者另一个极端，特别贪吃；还有的孩子晚上不愿睡觉，或者很晚才能入睡，白天会被老师发现上课打瞌睡，很难叫醒。而儿童抑郁可能更多表现烦躁、易发脾气。

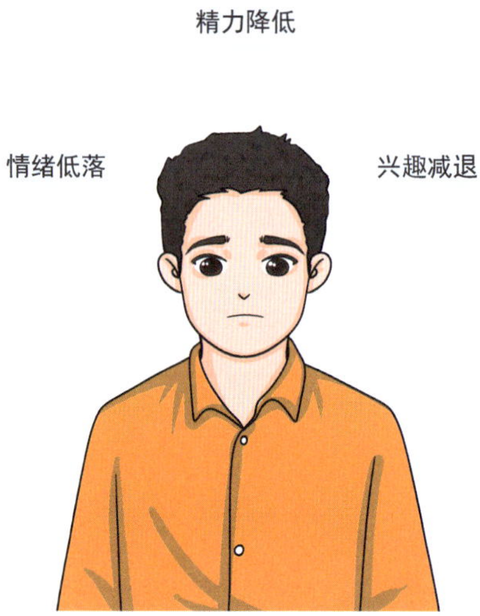

成年人典型抑郁症状

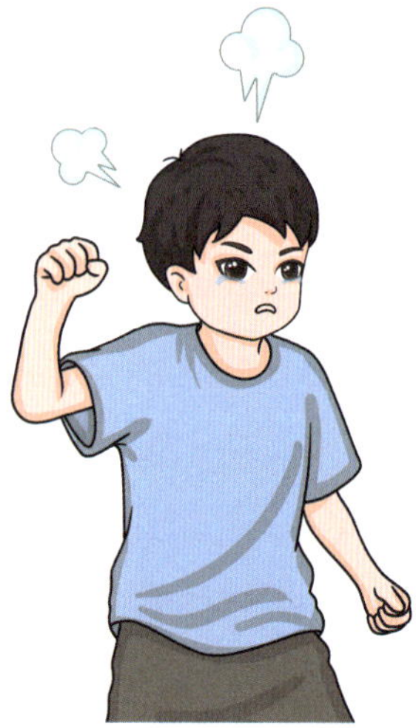

儿童的抑郁症状

（程文红　张　桦）

关键词

躯体不适　头晕头疼　呕吐　肚子疼

19. 为什么孩子**身体检查没问题**，却总感到身体各处不适

孩子一到学校就胸闷、头晕头疼、肚子疼，一回家就好了很多。家长带孩子去医院检查也查不出什么问题。这究竟是身体有问题，还是假装生病不愿上学呢？其实有可能是焦虑引起的躯体化表现。

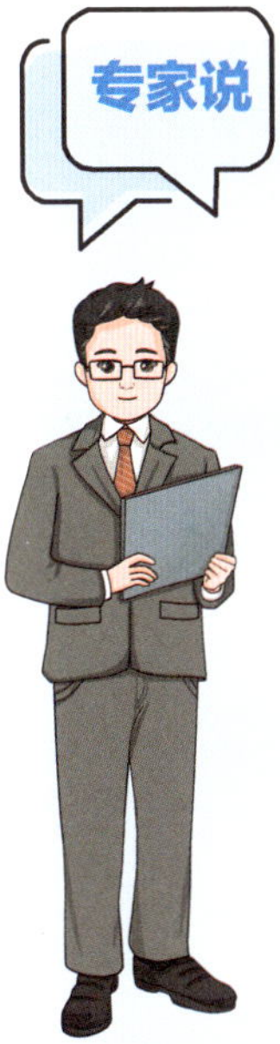

（1）孩子的头疼是装出来的吗?

大部分的孩子头疼是真的疼，所以需要及时带他们去医院做检查。如果排除了躯体疾病引起的头疼，就要考虑和焦虑有关了。有的人焦虑表现得很直接，例如烦躁，走来走去；也有的人表现会很隐匿，甚至自己也很难察觉出来，例如莫名其妙地手抖、透不过气、心慌、手心出汗、口干、频繁小便或腹泻。这些不舒服的感受都是客观存在的，不是孩子在装病。遇到这种情况，家长要多留意一下，最近孩子的情绪有没有变化？有什么特别的事发生，对孩子造成了影响？相信会找到答案。

（2）为什么小孩子还会焦虑呢?

一方面，孩子本身有与生俱来的特点，有的人天生比较敏感、容易紧张；另一方面，家庭的养育方式、学校生活、社会环境，也会给有些孩子带来压力。例如对成绩很重视的家长，也会养育出一个对分数在意、对考试感到紧张的孩子。有些孩子存在社交困难，不能和同学建立良好的关系，无法融入团体，被同学排斥，这些都会给他的情绪带来困扰。事实上，孩子进入小学后，就需要开始独自面对学校生活中出现的种种“挑战”，例如学习用品是否带齐、天气变化衣物的增减等。面对“失败”，孩子通常会有受挫感，为了避免“失败”，孩子就会产生焦虑。适度的焦虑对于成长、发展是有好处的。例如考试前感到焦虑，就会促使孩子更好复习。但过分的焦虑则会影响考试时的发挥。

健康术语

躯体化症状

这是指个体在无明显器质性病变的情况下，主观感受到的一系列身体不适症状。这些症状通常难以用传统的医学手段进行解释或治疗，而是与个体的心理状态密切相关。例如可能会出现头痛、胃痛、肌肉紧张、呼吸困难、心慌、皮肤感觉异常等身体不适，但医学检查却无法发现相应的器质性病变。

（程文红　张　桦）

20. 为什么孩子总想划伤自己

有家长会发现孩子的手臂上有划痕，或者看到孩子用指甲抠自己的皮肤。面对这种情况，有的家长会严厉地指责孩子不懂事。也有父母认为孩子是在“作”，或者是为了威胁他们，从而获得一些利益。还有一些父母会“视而不见”，希望孩子长大后“自然”就会好起来。然而，这些反应都没有真正理解孩子自伤行为背后的核心问题。如果核心问题没有得到解决，自伤的风险仍然存在。

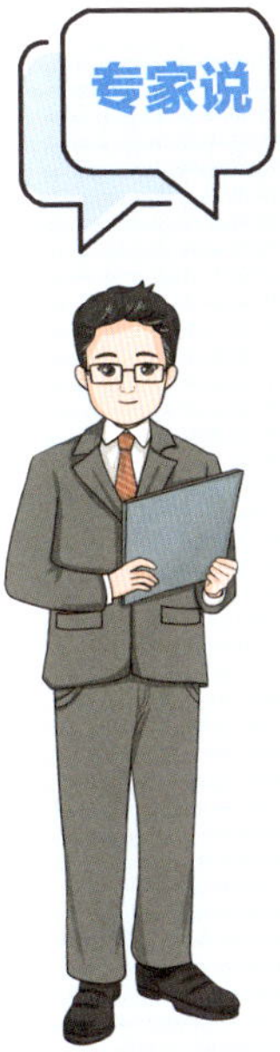

（1）自伤行为背后的原因是什么?

自伤行为不是自杀，但这并不意味着它不严重。自伤行为往往提示孩子正面临着无法应对或处理的困难。当孩子内心积累了太多痛苦的感受，感到难以承受，却又找不到其他方式来表达时，他们可能会选择伤害自己。这种行为似乎能让孩子通过身体的痛苦来避免情绪失控。有些孩子通过自伤来缓解糟糕的情绪，摆脱麻木感。还有些孩子通过自伤向家人发出求助信号。虽然并不是所有的自伤行为都意味着抑郁的发生，但许多抑郁的孩子确实会出现自伤甚至自杀行为。

（2）家长应该如何应对孩子的自伤行为?

家长需要尝试理解孩子的感受和他们所面临的困境。如果孩子的自伤行为是由家庭或学校的压力引起的，家长需要想办法帮助孩子减少压力。家长可以和孩子一起探讨解决问题的方法，或者帮助他们调整学习计划，减轻学业负担。如果孩子确实有其他抑郁的表现，例如持续的情绪低落、兴趣减退、睡眠问题等，建议及时寻求专业医生的帮助。专业的心理治疗师或精神科医生可以通过评估和干预，帮助孩子走出困境。

（3）哪些行为需要引起家长重视?

所有故意伤害自己身体的行为都属于自伤的范畴，都需要家长重视。这些行为包括但不限于：切割（用刀片划伤皮肤）、灼烧（例如，用烟头烫自己）、击打（用头撞墙、打自己耳光）、抓挠（抓皮肤导致皮下出血或皮肤破损），过量服用药物（包括抗生素、降压药、保健品、营养品等）。

健康术语

非自杀性自伤

这指的是个体在不以死亡为目的的情况下，故意、反复地对自己身体组织造成直接伤害的行为，且不会导致死亡。常见的非自杀性自伤行为方式约有12种，例如切割、烧灼、划伤、撞头、击打等。孩子希望通过自伤来调节自己的情绪，例如缓解压力或焦虑的心情；控制自己，使自己冷静下来；有无法停止伤害自己的欲望；获得他人的理解；应对悲伤、失望的情绪。

（程文红　张　桦）

21. 当怀疑孩子存在**抑郁情绪**时，家长可以**寻求哪些帮助**

当家长发现孩子变得闷闷不乐，不想上学，早上起不来、晚上睡不着，对吃饭和曾经喜欢的游戏也提不起兴趣，成绩下降，还动不动就发脾气时，家长可能会非常担心：孩子有抑郁情绪了，自己能做些什么呢？

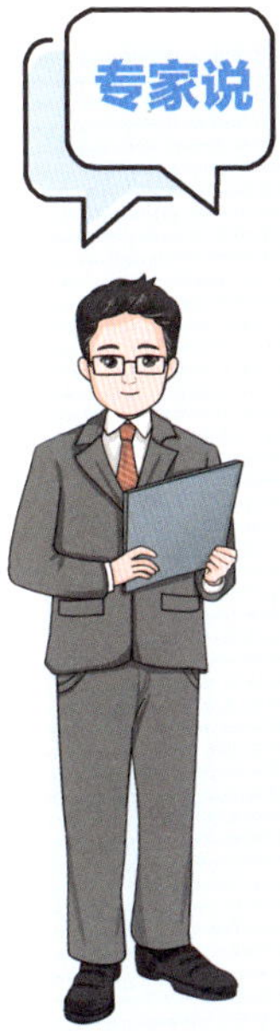

（1）家长可以直接和孩子讨论“抑郁”这个问题吗？

很多家长很担心，自己没有专业知识，和孩子要怎么谈论这个问题呢？把问题都交给专业人士就好？其实家长可以自己先和孩子进行一次坦诚的交流。当家长表达出“爸爸妈妈是可以被信任的；我想要知道你正在经历什么；我会努力做到不评判”的态度时，孩子更有可能把真实的感受表达出来。

（2）家长除了调整自己外，还需要哪些专业帮助呢？

1）改善家庭氛围。父母之间的冲突、亲子关系紧张，都可能导致孩子产生焦虑和抑郁情绪。家长需要尝试营造一个更加温暖、支持的家庭环境，多支持、多鼓励、多陪伴孩子，同时也要合理调整对孩子的期望。

2）重视家校协作。您可以通过与老师沟通，了解孩子在学校的情况，获得老师的支持，共同解决相关问题。

3）您也可以尝试寻求学校心理老师的帮助，还可以联系专业的心理治疗师，为孩子提供心理治疗。

4）当孩子的抑郁症状持续存在且很难改善时，家长应及时带孩子去医院心理科或精神科就诊。医生会通过与孩子和家长的沟通，获取全面的信息，并结合心理评估来判断是否需要药物治疗。

健康加油站

儿童青少年抑郁症的严重程度的等级划分与成人相似，主要分为轻度、中度和重度三个等级。

（1）轻度抑郁症

症状表现：可能出现情绪低落、兴趣减退、睡眠或食欲改变等核心症状，但症状较轻。

功能影响：日常生活、学习和社交基本不受影响，社会功能部分受损或完全不受损。

自杀风险：通常不存在自杀念头。

（2）中度抑郁症

症状表现：核心症状更为明显，可能伴有焦虑、无助感、自责等附加症状。

功能影响：日常生活、学习和社交受到显著影响，效率下降，人际关系可能变得紧张。

自杀风险：可能出现自杀念头，但通常没有自杀行为。

（3）重度抑郁症

症状表现：核心症状严重，伴有强烈的自杀念头或行为、幻觉、妄想等精神病性症状。

功能影响：几乎无法正常生活、学习和社交，社会功能严重受损。

自杀风险：自杀念头频繁且强烈，自杀风险极高。

（程文红　张　桦）

四

抑郁问题的预防与干预

22. 培养孩子积极乐观的情绪，家长可以做些什么

关键词

乐观情绪 家庭养育

在面对同样的挫折时，不同的孩子会有截然不同的反应。例如考试失利，有的孩子会感到“世界塌了，我是很糟糕的，别人都比我强。”而有的孩子却会认为“这是一个好机会，我看到了自己的短板，只要解决这些问题，我下次就不会再失手了。”这种乐观的情绪，是每个家长都希望孩子拥有的，而它往往与家庭养育方式密切相关。

健康术语

个性（personality）

个性也称“人格”，是指一个人在心理和行为上表现出来的、相对稳定的、具有一定倾向性的特征总和。它是个体在遗传、环境、教育和自身经历等多种因素共同作用下形成的独特心理特征，使一个人在思想、情感、行为等方面表现出与其他人的差异性。个性的构成要素有：气质、性格、能力、兴趣和爱好、价值观和信念。

专家说

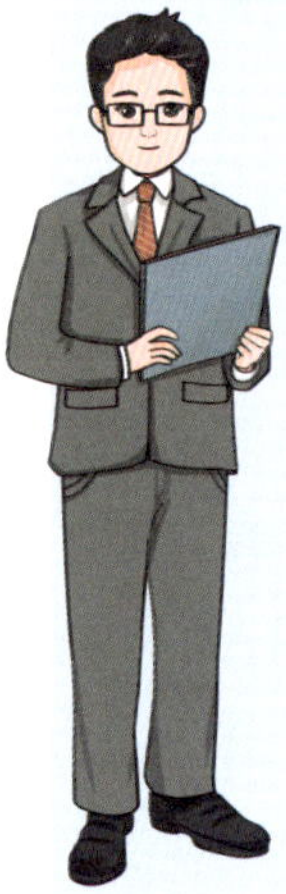

（1）家长可以做些什么，让孩子面对挫折、困难时能乐观、积极应对呢？

家长是孩子最主要的照顾者，日常生活中的一言一行都会对孩子产生深远的影响。因此，拥有乐观、稳定情绪的家长，往往更容易培养出乐观的孩子。例如当父母关系和谐，对孩子接纳、支持和鼓励时，孩子内心会感到平和与安全。如果父母在面对生活中的突发事件时能够保持积极乐观的态度，表达真实感受，并努力寻找解决办法，孩子也会在遇到困难时模仿父母的积极应对方式，而不是选择回避或互相指责。

（2）家长总是鼓励、接纳孩子，会不会“骄纵”了孩子？

其实，好的教养方式绝不是一味地夸奖孩子，而是在良好沟通的基础上，进行正确的引导。尝试采用平衡而灵活的处事风格，会让家庭养育事半功倍。既不过于宽松地满足孩子所有要求，也不对孩子过分严苛；既不轻视孩子的不当行为，也不过分在意这个年龄段应有的典型行为。例如六七岁的孩子注意力时间通常不会太长，如果要求孩子保持 2 个小时的高度注意力集中去学习，那就是不合理的，更不能简单地认为“这孩子注意力不集中”。同样，也不要强迫孩子过早独立，例如要求小学低年级的孩子有很强的时间管理能力，甚至让孩子独自出门。这些要求可能会让孩子感到压力过大，甚至产生抵触情绪。

（程文红　张　桦）

23. 为什么**体育运动**对改善抑郁情绪有帮助

关键词：体育运动　情绪调节　干预

当孩子出现抑郁情绪时，很多专业人士都会建议让孩子多运动。这是因为运动被证明对抑郁情绪的改善有着显著的积极作用。孩子在运动时，脸蛋红扑扑的，看起来更有活力，面对运动中的跌倒和失败，他们也仿佛更有应对能力，情绪也更稳定。

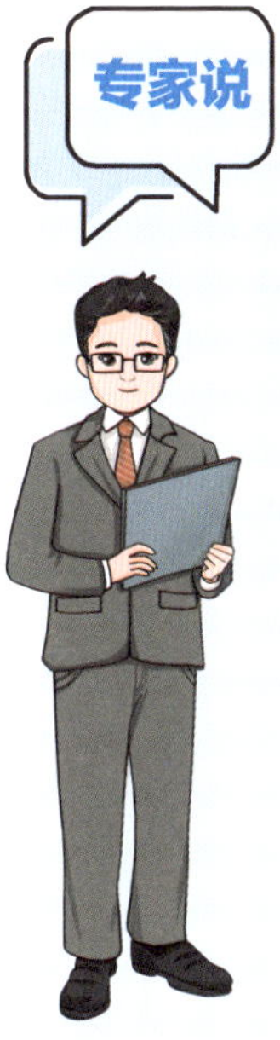

（1）运动真的可以改善抑郁情绪吗?

是的，特别是有氧运动。运动能促进大脑释放多种物质，例如多巴胺、内啡肽、血清素。这些物质都能帮助孩子调节情绪、缓解压力和改善心情。同时，运动会让人感受到身体上的放松，对于抑郁的孩子来说提供了一种积极的行为方式，帮助他们从消极的思维和状态中转移注意力。通过运动，孩子可以重新找回对生活的掌控感，从而减少抑郁情绪的影响。

（2）哪些运动适合孩子?

跑步当然很好。不过对有些已经有抑郁情绪的孩子来说，跑步的运动强度会有些大，孩子可能连出门都感到困难，更不用说坚持跑步了。很多运动在家就能进行，例如仰卧起坐、平板支撑、高抬腿，跟着旋律跳舞。对于小学高年级的孩子还可以尝试俯卧撑、开合跳。如果孩子愿意出门，那么跳绳、慢走、骑自行车、游泳、滑板等，选择就更多了。

（3）孩子不爱运动，家长该怎么做？

当家长对运动表现出浓厚的兴趣，并与孩子一起互动时，孩子更容易被吸引，也更愿意动起来。例如您可以和孩子一起打乒乓球、打羽毛球、打网球或打篮球等。这些活动不仅能增强亲子关系，还能让孩子在运动中感受到快乐和支持。

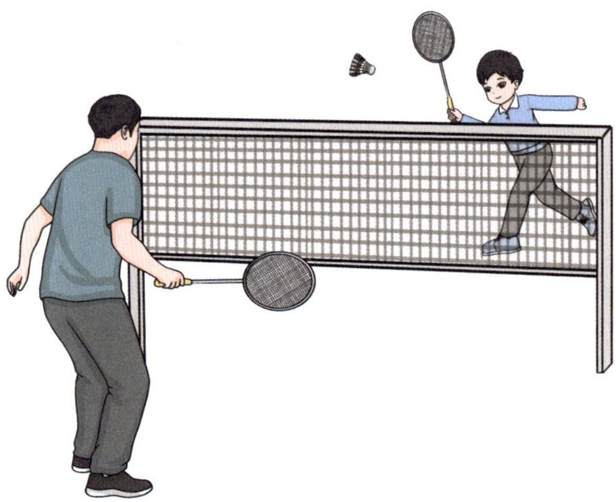

（程文红　张　桦）

24. 为什么**良好的人际交往**可以减少孩子的抑郁情绪

关键词

人际交往　情绪管理　干预

孩子的人际交往能力对情绪管理影响显著，因为儿童期是孩子情感发展、社会认知和情绪调节能力培养的关键时期。孩子通过与家人、同龄人以及其他社会成员的互动，学习如何理解自己和他人的情绪、如何应对各种情境中的情绪波动及如何建立和维护健康的人际关系。

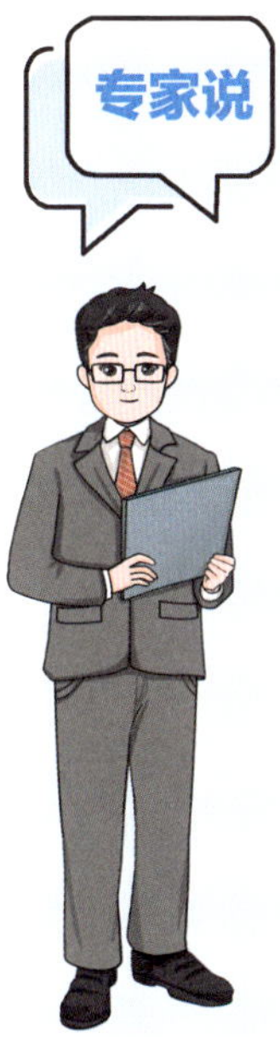

（1）获得情感支持：在日常交往中，孩子能够从家长及朋友那里得到关爱、理解和认同，感受到自己是被接纳和重视的。这种情感上的支持有助于孩子缓解压力、舒缓焦虑，减少孤独感和抑郁感。

（2）发展社会认知：与他人交流时，孩子学习如何理解和处理复杂的情感，例如如何表达自己的感受、如何同他人分享情绪。社交技能的提高，不仅有助于孩子在人际关系中取得更好的发展，还能增强孩子面对困境时的适应能力，降低患上抑郁症的风险。

（3）**提供正向情感反馈：**孩子与朋友玩耍时，会得到积极的情绪反馈，这有助于建立其自信心。自信心强的孩子，在面对生活中的困难时更容易保持积极的心态，不容易感到无助或绝望，这对于防止抑郁症的发生至关重要。

（4）**培养同理心和情绪调节能力：**当孩子在社交中学会体谅他人、调解矛盾时，他们的情绪调节能力也会得到提升。这种能力可以帮助孩子更好地应对生活中的压力，避免因情绪积压而产生抑郁症状。

健康加油站

如何提高儿童的社交能力?

提高儿童的社交能力需要家庭、学校和社会的共同作用。家长是孩子社交能力发展的引导者，可以为孩子树立积极的社交榜样，例如礼貌待人、倾听他人、表达感受等。此外，家长应鼓励孩子参与社交活动并为其提供社交机会，例如邀请同龄小伙伴玩耍、参与兴趣班等；学校是儿童社交能力发展的重要平台，不仅提供了与同龄人互动的环境，还通过课堂教学和课外活动，帮助孩子学习合作、分享等社交技能，从而培养孩子的团队精神和沟通能力；社会也在儿童的社交成长中起着重要作用，社区活动、志愿者服务和兴趣小组等社会活动为孩子提供了更广泛的社交圈子，帮助他们培养同理心和社会责任感。

（孙　凌　夏雨薇）

25. 家有**抑郁症**孩子，家长可以给孩子哪些帮助

关键词：家庭支持　干预

当孩子被诊断“抑郁症”，许多家长会感到手足无措，不知道怎么帮助孩子，尤其是当抑郁症状严重时，孩子出现情绪持续低落、活力不足、回避社交、沉默寡言等表现，家长常常会感到无助。抑郁症并非简单的“心情不好”，而是一种需要科学干预的精神障碍。作为孩子最亲近的守护者，家长的支持和行动对康复至关重要。

专家说

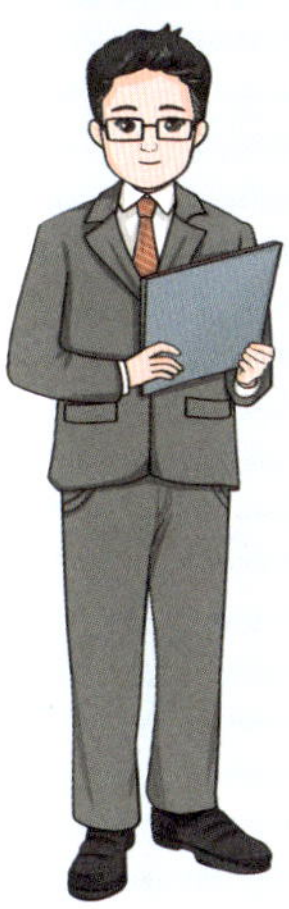

抑郁症在儿童中越来越普遍，家长的支持和理解对孩子的康复至关重要。建议家长可以从以下几个方面着手：

（1）及时发现并寻求专业帮助：抑郁症的症状通常比较隐蔽，孩子可能会表现出情绪低落、兴趣缺失、爱发脾气、睡眠问题等。家长如果发现孩子出现这些表现，应该尽早向专业医生或心理咨询师寻求帮助，从而防止病情加重。

（2）营造安全温暖的家庭环境：家长应该为孩子营造充满爱和理解的家庭氛围，与孩子保持良好的亲子关系，尽量避免对孩子进行严厉批评、指责或施加过大压力，特别是在孩子情绪不稳定时。同时，家长应多倾听孩子的感受，表达关心和支持，告诉孩子他们并不孤单。

（3）帮助孩子重建健康的生活节律：规律作息对于抑郁症的治疗和康复非常重要，家长应帮助孩子建立健康的作息时间，保持合理的饮食和充足的睡眠。此外，定期锻炼身体也能促进身体分泌正向的神经递质，有助于缓解抑郁症状。

（4）保持耐心，避免过度期待：抑郁症康复是渐进过程，症状反复属正常现象。家长要学会调整心态：①接纳波动：不因孩子某天情绪好转而过度乐观，也不因复发而责备孩子“不努力”。②长期支持：与医生保持定期沟通，调整干预方案，同时关注自身情绪健康，避免耗竭。

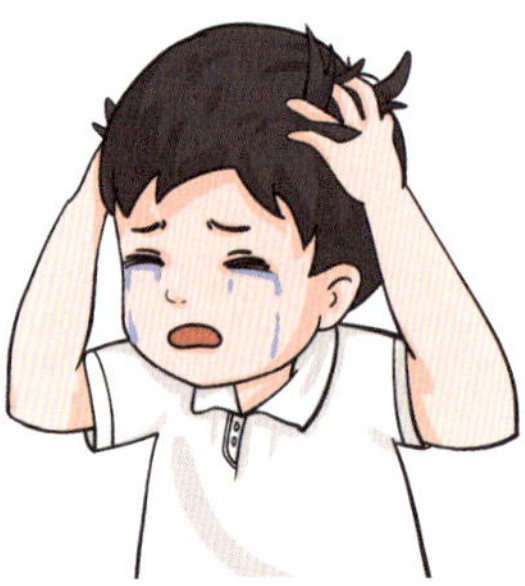

情绪信号：频繁哭泣、易怒、对喜爱事物失去兴趣等。

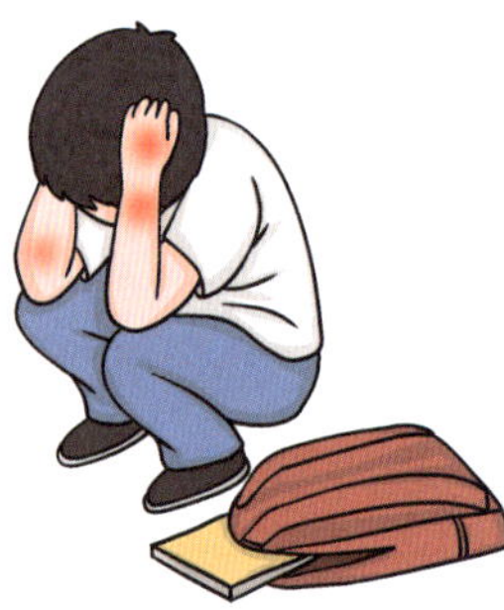

行为信号：拒绝上学、回避朋友、自伤倾向（如抓挠皮肤）等。

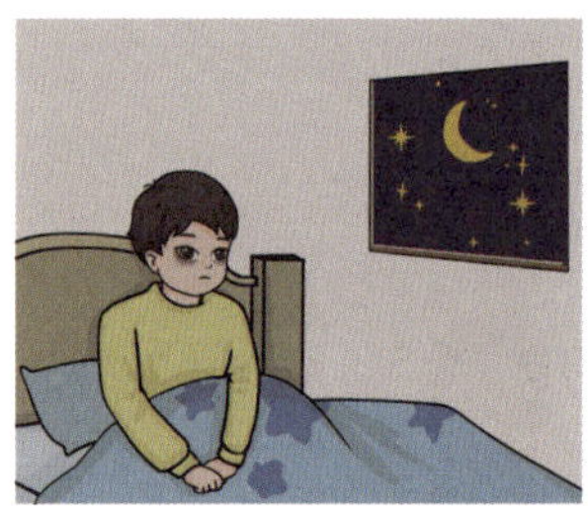

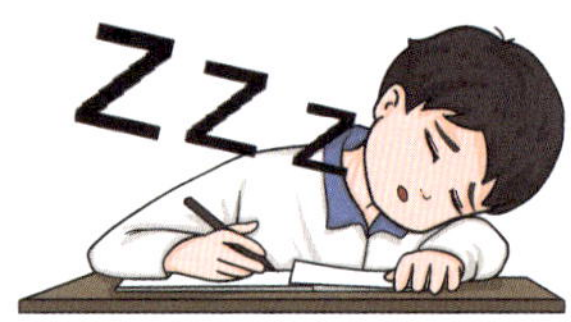

生理信号：长期失眠或嗜睡、食欲骤变、不明原因头痛/腹痛等。

（孙　凌　夏雨薇）

26. 老师应该怎样帮助有**抑郁情绪**的孩子

关键词：学校支持　家校合作

原本活泼开朗的孩子，突然变得沉默寡言，对以前喜欢的活动也不再感兴趣，甚至上课时注意力不集中、情绪波动、成绩下滑，老师往往是第一个察觉异样的人。作为教育者，如何在保护孩子自尊的同时给予有效支持？以下从专业视角为家长解析教师的角色与行动策略，助力家校协同守护孩子心理健康。

专家说

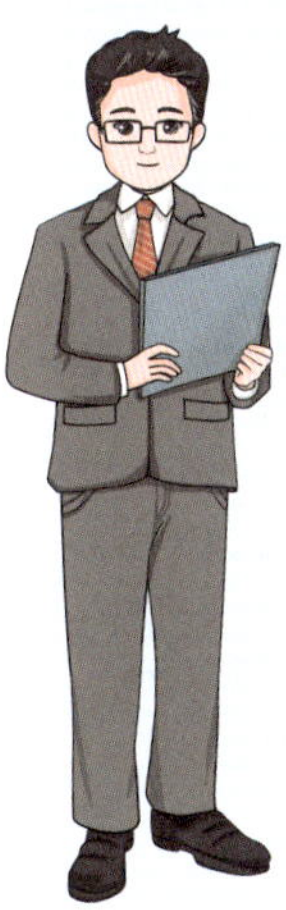

（1）建立信任关系：抑郁情绪常常伴随着孤独感，孩子可能不愿主动与人分享自己的困扰。因此，老师需要耐心倾听，与学生建立信任关系，创造一个安全、温暖的环境，使学生能够在没有压力的情况下表达内心的感受。

（2）识别行为变化：抑郁并非突然发生，行为变化是重要预警。重点关注：①社交退缩：回避集体活动、课间独处；②学业异常：无法完成作业，注意力不集中，成绩断崖式下降、学习动力不足；③情绪波动：在课堂上显得易怒、哭泣或情绪不稳定。若孩子频繁提及“活着好累”等消极言论，需立即启动危机干预流程。

（3）鼓励孩子表达情绪：老师可以通过引导学生进行适当的情感表达，例如写日记、绘画、与同伴交流等。同时也可以教孩子一些基本的情绪管理技巧，例如深呼吸、放松训练，帮助他们在紧张时找到自我调节的方法。

（4）家校合作：老师和家长应当密切合作，共同关注孩子的情绪变化，及时提供心理支持，并在必要时寻求专业帮助。通过建立沟通机制、设定具体目标、关注孩子的社交与家庭环境，家校双方可以共同为孩子创造一个积极的成长环境。

教师的角色不仅是知识传授者，更是心理健康的“守门人”。通过观察、倾听、引导与协作，既能帮助孩子缓解抑郁情绪，也能为家长提供科学干预方向。家校携手，用理解与行动为孩子点亮希望的灯塔。

健康加油站

老师如何根据孩子的不同情况提供个体化的帮助？

老师应根据孩子的个性、年龄、情感表达方式等不同情况，采取针对性的支持措施提供帮助，引导孩子走出抑郁情绪，并促使他们在学习和生活中保持积极的心态。

（1）面对内向型的孩子时，可以创造安静的环境，允许他们有更多的独处时间，鼓励他们通过写日记等方式表达内心感受。

（2）面对外向型孩子时，可以引导孩子通过健康的方式进行情绪释放，例如体育活动、与同伴互动等，以及在课堂上提供更多的互动机会，让他们获得参与感。

（3）面对情感表达困难的孩子时，给予孩子明确的情感表达工具，例如情绪卡片、情绪日记等，帮助他们逐步学会辨识和表达情绪，提供积极的反馈，逐步建立情感沟通的信任关系。

（孙　凌　夏雨薇）

关键词

治疗原则　预后

27. 为什么抑郁症孩子要进行**抗抑郁治疗**

一些家长发现，自己的孩子正经历抑郁情绪的困扰。这些现象常常被误认为是“长大”的“正常”表现，然而随着时间的推移，这些情绪问题可能影响孩子的学习和生活，导致抑郁症。抑郁症并非“成长的烦恼”，而是一种需专业干预的心理疾病。以下从医学视角解析抗抑郁治疗的必要性，帮助家长科学决策，为孩子铺就康复之路。

专家说

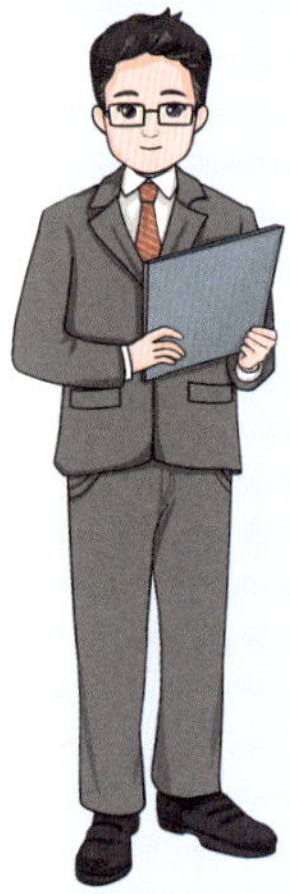

（1）防止症状加重：抑郁症如果得不到及时治疗，可能会加重，甚至发展为更严重的心理健康问题。孩子可能会经历情绪越来越低落、兴趣丧失、持续的焦虑等症状，导致生活质量下降。例如不加以治疗，抑郁严重的情况下，孩子可能会出现自杀想法甚至自伤、自杀行为。

（2）降低自杀风险：抑郁症是儿童青少年自杀的主要风险因素之一。未治疗的抑郁症可能使孩子感到无望、孤独，甚至产生自杀念头。及时的治疗可以有效缓解症状，降低自杀风险。

（3）恢复家庭功能：患有抑郁症的孩子往往情绪不稳定、社交回避，可能导致家庭成员之间关系紧张。及时的治疗有助于改善孩子的情绪和行为，使他们能够更好地融入家庭生活，减少家庭冲突。

（4）促进全面康复：抗抑郁治疗不仅是为了缓解抑郁症状，更是帮助孩子恢复正常的生活功能。帮助孩子重建积极的思维方式，增强抗压能力，提高心理健康水平，使他们更好地适应学校、社会生活。

健康加油站

儿童抑郁症的治疗原则是什么？

（1）综合治疗：儿童抑郁症的治疗通常包括药物治疗、心理治疗以及物理治疗的结合。

（2）个体化治疗：治疗应根据个体差异、病因、症状和家庭背景进行个性化调整。例如，针对有家庭问题的儿童，可能需要更多的家庭干预和教育。而对于因学业压力或社交问题引发抑郁的儿童，可能需要更多的社交技巧训练或学业辅导。

（3）早期干预：早期识别和治疗对于儿童抑郁症的预后至关重要。治疗越早，症状得到控制的可能性越大，也可以减少孩子未来长期精神健康问题的发生。

（4）建立治疗联盟：儿童抑郁症的治疗需要家长、学校、心理治疗师、精神科医生等多方面的协作。家长应为孩子提供稳定的家庭环境，学校可以提供学业上的支持，专业的心理治疗师和医生则负责治疗的实施与监测。

（孙　凌　夏雨薇）

28. 抗抑郁治疗的方法有哪些

关键词：心理治疗　药物治疗　物理治疗

当孩子出现情绪低落、兴趣减退、食欲缺乏或睡眠问题超过两周时，家长就需警惕抑郁症的可能。治疗儿童抑郁症需科学评估、多管齐下，以下从专业视角解析主流干预手段，帮助家长理性选择治疗方案。

专家说

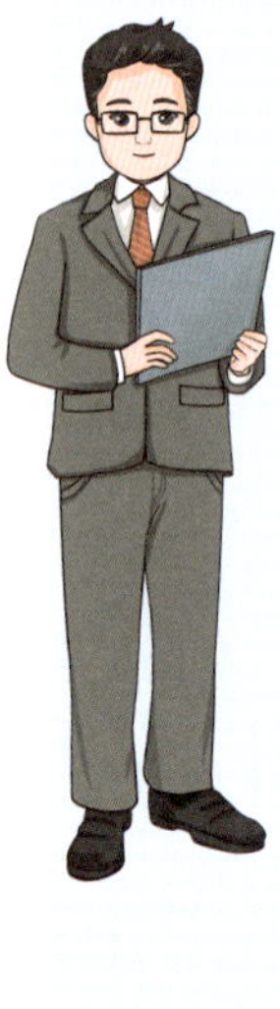

（1）心理治疗：作为轻度至中度抑郁症的首选方案，心理治疗通过专业引导帮助孩子重建心理韧性。心理治疗通常由专业的心理治疗师进行，最有效的是认知行为疗法、人际关系治疗、家庭治疗、团体心理辅导等。通过心理治疗，孩子可以学会识别负面思维和情绪，并学会更健康的应对方式。需注意的是，心理治疗需持续 8~12 周方可见效，期间需配合家庭作业（例如，情绪记录表），家长应鼓励孩子坚持参与。

（2）药物治疗：针对中重度抑郁症或心理治疗无效者，药物可快速缓解症状。常见的药物治疗包括选择性 5- 羟色胺再摄取抑制剂，例如氟西汀、舍曲林，有助于调节大脑中的神经化学物质（神经递质），从而改善抑郁情绪和行为。需严格遵医嘱使用。通常服药 2~4 周后情绪改善，6~8 周效果显著。

不可自行增减药量或停药，避免戒断反应；服药初期可能加重焦虑或失眠，后期会逐步适应药物的不良反应，需密切观察并及时复诊。

（3）物理治疗：适用于难治性抑郁症患儿，需在专业机构进行。常用重复经颅磁刺激和光照疗法。对于那些药物治疗和心理治疗效果不明显的儿童，经颅磁刺激通过使用磁场刺激大脑，帮助缓解抑郁症的症状。而光照疗法则适用于季节性抑郁症，通过模拟阳光的亮度，帮助孩子调节生物钟，在改善情绪障碍的同时可以起到改善睡眠障碍的作用。物理治疗常与心理或药物手段联合使用，可提升整体疗效。

健康术语

物理治疗

在精神科领域，物理治疗是指通过非药物手段干预个体的脑功能以缓解症状。常用方法包括改良电休克治疗、经颅磁刺激治疗、深部脑刺激治疗、迷走神经刺激及光照疗法等。物理治疗常作为药物或心理治疗的辅助手段。使用前，专科医师需严格评估适应证与风险。

（孙　凌　夏雨薇）

29. 患有抑郁症的孩子，需要**终生服药**吗

关键词 药物干预的原则

作为家长，得知孩子确诊为抑郁症，且医师建议药物治疗后，可能会感到担忧和困惑。孩子服药的时间究竟多久，是否需要终生服药……这些问题背后，是对孩子健康的深切担忧，更需要科学的认知与理性的应对。

专家说

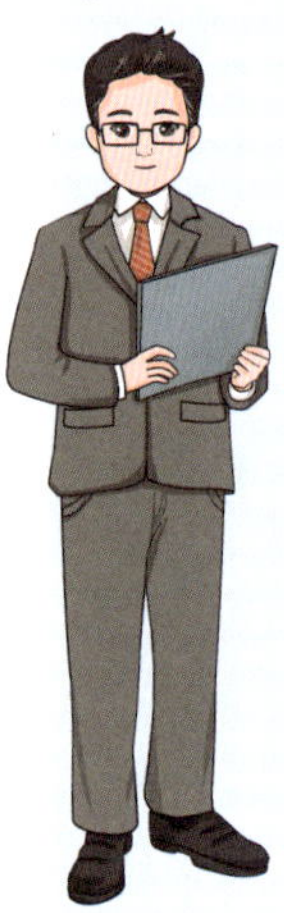

患有抑郁症的孩子并不一定要终生服药。当确诊为重度抑郁症，或首发轻、中度抑郁症者经 6~12 周心理治疗但病情无明显改善的情况下，应启动药物治疗，这是重要的治疗手段。药物治疗需遵循个体化原则，是否需要长期用药取决于多重因素：病情严重程度、药物反应、社会支持系统等。根据临床指南，多数患儿在药物联合心理治疗的干预下，症状可显著改善，甚至获“临床痊愈”。由于抑郁症复发率高达 50%~85%，其中 50% 的患者在疾病发生后 2 年内复发，为改善这种高复发性疾病的预后，防止复燃及复发，目前倡导“全病程”治疗策略，以美国儿童青少年抑郁症指南为例，治疗分期与疗程包括急性期（6~12 周）、巩固期（4~9 个月）和维持期（6~12 个月或更长）。强调首次抑郁发作者需治疗至少 6~12 个月，多次发作者则需长期维持。停药需逐步减量，结合心理治疗（例如，认知行为疗法）降低复发风险。

需强调的是，家长需与医生保持密切沟通，定期评估孩子的情绪状态与功能恢复情况，动态调整方案，避免“过度治疗”或“过早停药”。

健康术语

复燃与复发

复燃是指在治疗抑郁发作的过程中，症状在改善之后又恶化；复发是指经过一段时期的完全康复后，出现一次新的发作。防止复燃的治疗应称之为“继续治疗”，而防止复发的治疗应称之为“维持治疗”或“预防性治疗”。

（孙　凌　夏雨薇）

五

应激相关问题的识别与评估

30. 压力与儿童心理问题之间的关系是什么

关键词

压力　心理问题　关系

很多家长可能注意到，孩子在面对一些压力事件时，例如学校的考试、家庭变故等，情绪变得焦虑、不安，甚至产生一些行为上的异常。那么，压力与孩子的心理健康之间到底有什么关系呢？这引发了许多家长的关注和疑惑。

专家说

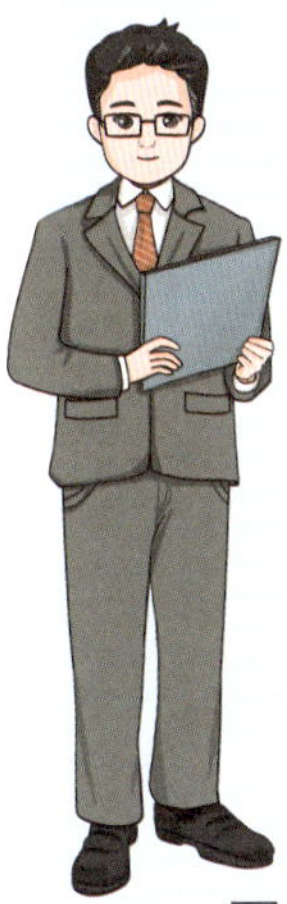

造成儿童心理问题的原因有很多，而压力是儿童心理问题的重要诱因之一。儿童面临的压力主要来自学业、人际关系和家庭等方面。学业压力是儿童最常见的一种压力源，尤其是在现代社会，家长和教师对学业成绩的期望越来越高，导致儿童长期处于紧张状态。人际关系压力主要涉及同伴关系、亲子关系以及师生关系等，欺凌、排斥和家庭矛盾等都会对儿童心理产生负面影响。家庭压力则包括家庭经济状况、父母关系以及父母教养方式等，例如父母的高期望和过度控制可能导致孩子产生焦虑、抑郁等心理问题。

压力可以分为急性压力、慢性压力和叠加性压力。急性压力通常由突发事件或紧急情况引起，例如考试、表演等，虽然短暂，但可能引发强烈的心理反应。慢性压力则是长期存在的压力源，例如持续的学习压力、家庭问题等，容易导致儿童出现情绪问题、行为问题以及身体症状。叠加性压力是多个压力源同时作用的结果，可能使儿童的心理问题更加严重。

健康加油站

为什么要关注孩子面对的压力?

压力过大会影响孩子的身心健康，导致注意力不集中、记忆力下降、失眠等问题。长期处于高压状态下的孩子，其情绪管理能力、自信心和抗挫折能力都可能受到损害，甚至出现行为问题，例如有的孩子甚至会攻击家人及同伴、有的又回避不愿意外出等。此外，不良的情绪状态还可能影响孩子的人际交往，使其难以建立健康的人际关系，无法在学校与同龄孩子正常相处，可能出现被欺凌、孤立等问题，甚至出现厌学情绪。因此，过大的压力可能带来一系列不良后果，及早关注并进行干预，有助于预防心理问题的产生。

（卢　瑾　姜林伶）

关键词　异常行为　压力　特征识别

31. 为什么孩子一遇到**压力**就会出现**哭闹**等行为

很多家长会发现，孩子在遇到挫折或压力时，常表现出哭闹、发脾气等情绪化反应。这种行为往往让家长感到困惑，为什么孩子在压力面前无法冷静应对，而是选择以哭闹等方式来表达自己的想法呢?

专家说

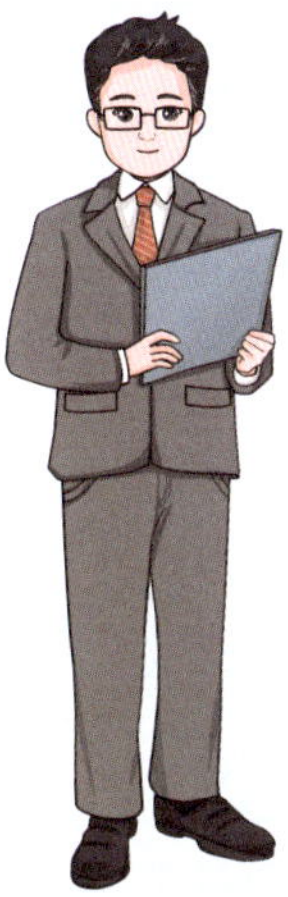

孩子面对压力时，情绪变化往往是最直接的反应。由于语言表达能力有限，儿童往往无法准确描述内心的感受。当他们感到焦虑、紧张、不安或沮丧时，哭闹便成为最自然的宣泄方式。正如发展心理学家阿利瑟·所特所言：“哭泣是一种自然愈合机制。”孩子通过哭泣来释放积累的情绪压力。家长如果能心平气和地对待孩子的哭泣，而不是急于阻止，实际上是在帮助孩子缓解压力。

压力往往会引起孩子行为上的变化，原本活泼开朗的孩子可能会突然变得退缩、言语攻击、注意力不集中，甚至出现不肯上幼儿园、攻击他人等异常行为。这些行为变化是孩子在压力下试图自我保护的体现。例如孩子可能因为在学校受到老师的批评或同学的嘲笑而感到压力，从而表现出逃避上学的行为。家长需要关注孩子的这些异常行为，识别背后的压力来源，并采取有效的措施帮助孩子缓解压力，为他们的健康成长保驾护航。

健康加油站

面对孩子的哭闹，家长应该批评吗？

为了帮助孩子缓解压力，家长应当以理解和支持为基础，避免采取惩罚性的方式，需要保持与孩子的良好沟通，理解他们的感受，提供必要的支持和帮助。家长可以通过鼓励孩子表达情感、引导孩子进行放松训练等方式，帮助他们学习正确的情绪调节技巧。此外，家长还可以提供积极的心理暗示，鼓励孩子在面对挑战时保持积极心态，提升他们的应对能力。

（卢　瑾　姜林伶）

关键词

躯体症状　应激源

32. 为什么孩子一到考试期间，就出现各种躯体不适

每当考试临近，许多家长会发现孩子出现胃痛、头痛、食欲缺乏等躯体不适的症状，甚至有些孩子因这些不适而无法顺利参加考试。那么，这些症状和心理压力有什么关系呢？这种现象又该如何理解呢？

专家说

其实身体不适也是孩子心理压力的一种表现。当孩子处于压力情境中时，可能会出现头痛、肚子痛、失眠、食欲减退等症状。这些生理反应往往找不到明确的病因，其实是心理压力在身体上的体现。例如孩子在考试期间出现躯体不适的症状，通常是由于心理压力引发的应激反应。心理学上称之为“应激反应”，当孩子面对考试这一压力源时，身体可能会通过一些生理症状表现出来。身体往往通过头痛、胃痛、恶心

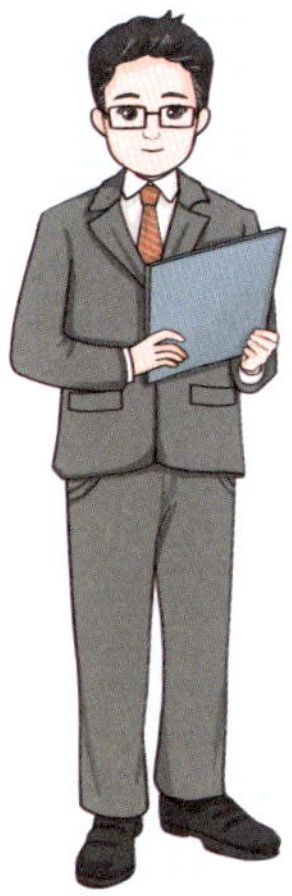

等症状表现出紧张和焦虑，主要是因为自主神经系统失调，身体无意识地做出反应。这种情况在许多考试压力较大的孩子中都能看到，是压力影响身体的常见表现。

现代社会竞争激烈，孩子不仅要背负沉重的学业负担，还要应对来自家长的高期望值。父母对孩子的过度要求、频繁的比较和批评，都会增加孩子的心理压力。当孩子感到无法达到这些期望或在环境中受到排斥时，就会产生巨大的心理压力，并通过哭闹、考试期间躯体不适等行为表现出来。

健康加油站

孩子一考试就生病真的是故意的吗？

有些孩子在考试前常常感到头痛、头晕等不适，似乎用生病作为借口来解释自己考试成绩不理想的原因，让自己和周围的人相信不是因为能力不足，而是身体原因。通常，这类孩子平时学业比较优秀，也比较好胜，难以接受失败，并非故意为之。为了缓解这种情况，家长应当帮助孩子识别并减轻压力，提供积极的心理支持，并鼓励孩子培养良好的应对压力的习惯，例如合理安排学习时间，增加运动，进行放松训练等。有效的压力管理，可以减少躯体症状，帮助孩子保持身心健康。

（卢 瑾 姜林伶）

33. 为什么孩子一旦遇到**压力**容易做**噩梦**

关键词

睡眠与压力

儿童的大脑在发育过程中，神经系统较为敏感，尤其是在情绪调节、记忆和认知处理方面的功能尚在不断完善。孩子的梦境往往比成年人更加生动、富有表现力，且容易受到日间情绪状态的影响。因此，当孩子面临心理压力时，噩梦的发生概率会增加，梦境往往会呈现负面情节。

专家说

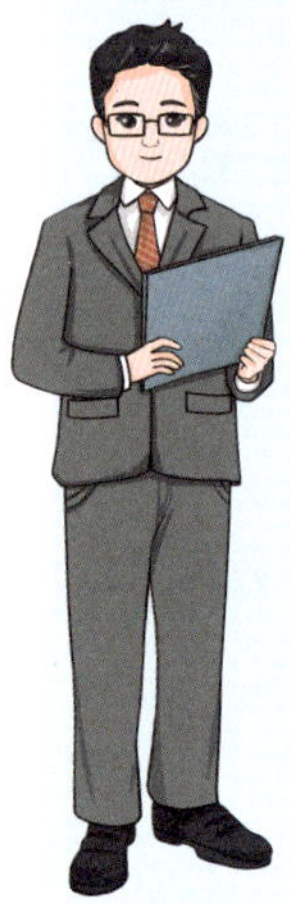

孩子失眠的原因有很多，例如学业压力大、人际关系紧张、父母争吵、恐怖影视情节、目睹意外场景、身体不适、睡眠环境差、温度不适、噪声大、长时间不出门及电子设备使用过多等。

压力是导致失眠和噩梦的常见因素，它会打乱神经递质平衡，干扰正常睡眠节律。对于年幼的孩子来说，他们的情绪调节和处理能力尚未发展完善，当他们遇到困难和挑战时，可能无法像成年人那样理性地应对情绪，因此压力容易转化为梦境中的恐惧或困扰，表现为噩梦。心理压力与焦虑反应，可能无法有效地处理这些情绪和困扰。压力和焦虑通常会影响孩子的大脑活动，尤其是梦境的产生。在梦境中，未解决的情感和焦虑可能被放大，并以噩梦的形式表现出来。生活变动和不安定因素：例如父母离婚、搬家、换学校等生活中的重大变化，都会让孩子产生不安感。这种不安常常会在夜晚的梦境中显现出来，导致噩梦的发生。

健康加油站

如何调整儿童由于压力导致的睡眠问题?

调整睡眠首先要建立规律的作息、保持良好的作息时间和习惯。睡前避免刺激性活动，帮助孩子学会情绪调节，鼓励他们用语言而非行为来表达自己的不安、焦虑或恐惧情绪，这有助于孩子更好地管理情绪。教孩子一些情绪调节的技巧，例如深呼吸、正念冥想等，帮助他们应对压力和焦虑情绪，提供情感支持，增强安全感。避免过度担忧和过度干预，偶尔的噩梦是正常现象。家长不应过度干预或过度担忧，因为这种过度关注可能会加重孩子的焦虑情绪。如果孩子的噩梦频繁且严重，并且伴随有明显的情绪问题（例如，持续的焦虑、抑郁等），家长可以考虑寻求专业的心理咨询帮助。专业心理治疗师或儿童心理学家可以通过适当的治疗方法，帮助孩子处理深层的情感问题和压力源。使用“梦境重塑”技巧：如果孩子经常做相同的噩梦，可以帮助孩子在白天通过想象的方式重新构建这个梦境，用积极、开心的情节替代恐怖的部分，减轻噩梦带来的影响。

（卢　瑾　杨舒然）

34. 如何识别孩子正在经受某种压力

关键词
应激源　行为与情绪　识别技巧

在孩子成长过程中，压力如影随形，可它常常隐匿于日常表象之下，原本乖巧的孩子突然变得焦躁不安，或往日开朗的笑容被长久的沉默取代，这些都有可能是压力来袭的信号。所以，识别孩子面临压力的信号至关重要，这能帮助我们在他们最需要的时候提供支持，及时引导他们缓解压力。

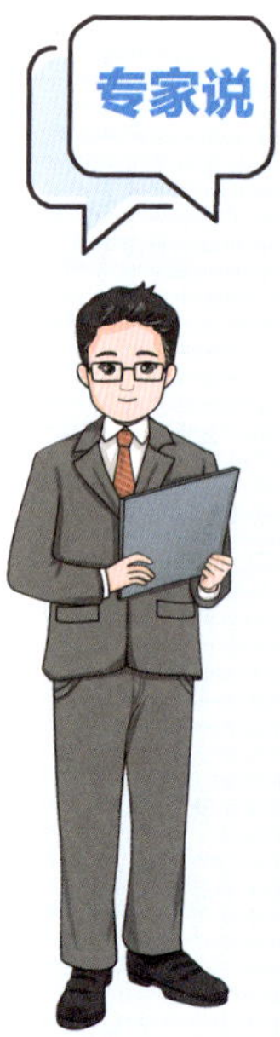

（1）儿童面临的应激源有很多，例如作业多、考试难、成绩差、被同学孤立、受欺负、和朋友闹矛盾、父母争吵、家庭氛围紧张以及对孩子过度严苛的要求等，都可能成为孩子的压力来源。认识这些压力源，有助于及时干预，缓解孩子的压力。

（2）经受压力情境的儿童会有明显的行为与情绪变化。行为上变得回避与人接触，学业水平下降；无意识行为增多，通过频繁咬指甲、扯头发缓解压力；可能出现攻击行为，例如与同伴争吵、打架等。在情绪方面，情绪不稳定，易怒，焦虑最为常见，表现出担心、害怕，变得异常敏感，一点小事就情绪崩溃大哭；原本开朗的孩子变得沉默寡言，长时间处于低落状态；变得容易烦躁，对家人、朋友不耐烦，稍有不顺心就发脾气等。孩子可能会有冲动行为、撒谎、偷窃等表现，突然对以前喜欢的活动或爱好失去兴趣，这些行为可能是他们应对压力的方式。作息时间可能出现混乱，例如晚上不睡觉、早上不愿起床，或者表现出疲倦和无精打采。

（3）孩子还可能出现身体方面的症状，孩子经常抱怨头痛、胃痛、恶心等，尤其是在学校或者某些特定情境下，这可能是心理压力的体现。压力可能导致孩子食欲缺乏或暴饮暴食。孩子可能难以入睡或整夜失眠。

（4）原本注意力集中的孩子在学校或者日常生活中变得难以集中注意力，容易分心或做事拖延。

健康加油站

如何帮助孩子应对压力?

首先，与孩子保持沟通，创造一个开放、支持性的环境，鼓励孩子表达他们的感受和想法；安抚孩子，给他们足够的情感关注，让他们感受到被理解和接纳。同时，尽量避免让孩子承受过多的课业负担或过高的期望。鼓励孩子通过健康的应对方式，例如深呼吸、冥想、运动等，减轻焦虑和压力。如果压力问题持续或加重，及时寻求心理咨询师或儿童心理专家的帮助。通过综合观察孩子的行为变化和情感状态，可以帮助家长及时识别孩子所面临的压力，进而采取适当的措施帮助他们减轻压力。

（卢　瑾　杨舒然）

六

应激相关问题的预防与干预

35. 家长如何从**养育**的角度培养孩子**应对压力**的能力

关键词

养育态度　应对技能

孩子们在成长过程中会面临诸多挑战。一些孩子因无法有效应对这些挑战，而出现了情绪和行为问题。面对这一现状，家长们开始更加重视对孩子心理素质的培养，以提升应对挑战的能力，帮助孩子们在复杂多变的社会环境中，保持积极向上的心态，健康快乐地成长。

健康术语

养育态度

这是指家长在哺育、教导孩子时采取的情绪、知识、信念以及行为倾向，是家长在养育孩子以及与其互动中所表现出的态度，包括四种类型：权威型、放任型、专断型、冷漠型。一般推荐权威型的养育态度，在这种养育态度下，孩子通常能够形成良好的自我调控能力和社会责任感，同时也具备较高的自尊和自信，对挫折的承受能力更强。

专家说

作为父母我们应该怎么样培养孩子应对压力的能力呢?

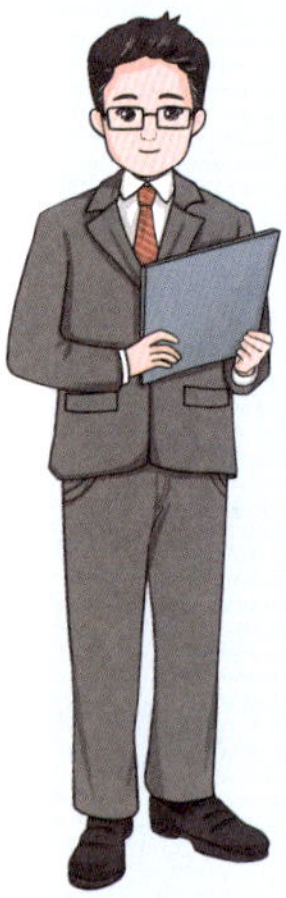

家长可以从以下几个方面着手:

(1)调整养育态度

1)提高敏感性:学会识别孩子的压力信号,及时给予关爱和支持,帮助孩子提高自我调节能力。

2)营造良好的家庭氛围:创造温馨、和谐的家庭环境,鼓励孩子表达自己的想法和感受,避免过度批评和指责。

3)设定合理的期望值:设定与孩子能力相匹配的目标,避免拔苗助长。

(2)培养应对技能

1)提升自信心:鼓励孩子尝试新事物,积累自信,帮助他们在面对压力时保持冷静。

2)情绪管理:可以通过游戏、绘本等方式,教导孩子调整情绪,培养自控能力。

3)时间管理和自律能力:教会孩子合理安排时间,保持自律,提高学习效率。

4)解决问题的能力:教会孩子分析问题、制定解决方案,通过启发式思维训练和实践活动,培养孩子解决问题的能力。

5）培养社会技能：鼓励孩子参与团队活动，培养团队合作精神和社交能力，使他们在压力情况下能够寻求支持。

6）兴趣爱好：鼓励孩子发展兴趣和爱好，这不仅有助于缓解学习压力，还能提升孩子的综合素质，帮助他们更好地应对压力。

总之，培养孩子的抗压能力是一个长期而复杂的过程。家长应密切关注孩子的心理状态，采取积极有效的策略和方法，帮助孩子更好地应对压力，健康成长。

（马　筠）

关键词

理解与包容　引导与关爱

36. 家长如何关爱心理“脆弱”的孩子

近年来，一些新兴的网络词语如“玻璃心”“破防”等逐渐进入大众视野。这些词语不仅仅是简单的流行语，更是对儿童“脆弱”的心理状态的一种生动写照。儿童少年的心理脆弱有很多表现形式，例如有些孩子被老师偶然批评一次，变得自卑、胆怯，甚至不想上学；有些孩子被父母指责后，表现愤怒，变得敏感多疑。这不仅影响了他们的日常生活和学习，也可能对他们的健康成长造成不利影响。

专家说

孩子“玻璃心”，作为父母该怎么办?

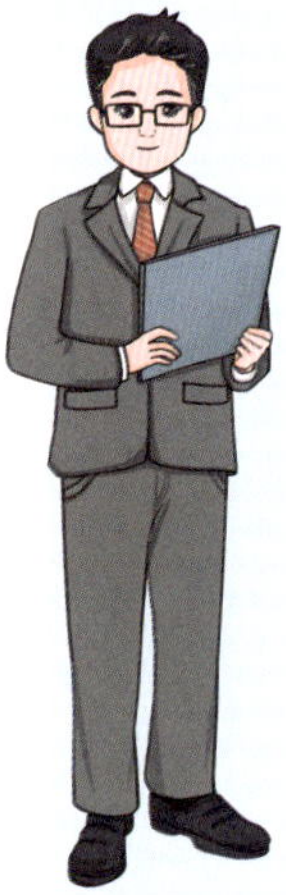

专家说：第一，学会理解和包容。懂得倾听，这是理解事情的开始。和孩子聊天时，要耐心听他们说，别急着插话，有不同的看法时，别急着说“不行”，试着站在孩子的角度想问题，这样能更好地理解他们，减少误会；心态要放轻松，以平等的态度表达自己的想法，这样孩子更容易接受；学会宽容接纳，给他们机会改正，帮助他们变得更好。第二，学会引导和关心。引导里有爱，孩子们不仅会更加愿意听从父母的建议，还会在内心深处感受到一种被重视和被关怀的温暖。爱是一种无形的力量，它能让孩子们真切地体会到自己的存在是有价值的，自己的声音是被倾听的，自己的感受是被理解的。这种被爱的感觉，会让他们在成长的道路上更加自信和坚定。

健康术语

心理脆弱

这是一个描述个体心理状态的词汇，主要指的是一个人在面对压力、挑战或逆境时，缺乏足够的心理承受能力和应对机制，容易感到沮丧、焦虑和恐惧。这种状态可能源于多种因素，包括但不限于生物遗传、个人经历、性格特征、教养方式、家庭社会环境等。

（马　筠）

37. 当家长怀疑孩子压力巨大时，可以寻求哪些帮助

关键词

压力识别 情绪管理

孩子的压力来源广泛，如果压力未能妥善管理和释放，会对孩子的情绪状态产生负面影响，例如抑郁、焦虑等情绪问题，重者可能出现厌学、冲动、自伤、自杀等行为问题。这些情绪和行为问题不仅影响孩子的身心健康，还可能对其未来发展产生长远的负面影响。

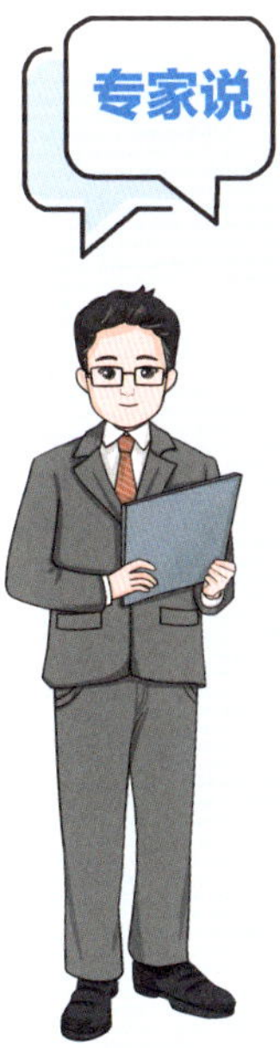

发现孩子压力大，家长能做些什么？

首先，家长应学会识别孩子的压力信号，例如情绪波动、行为变化或学习成绩的下滑等，主动与孩子进行沟通，倾听他们的烦恼和困惑，给予理解和支持。与学校老师保持密切联系，了解孩子在学校的表现和可能遇到的压力源。与孩子一起制定应对策略，减轻学业或人际关系带来的压力。

其次，教会孩子如何表达情绪、寻找合适的情绪宣泄途径，以及通过运动、冥想、培养兴趣爱好和社交技能等方式来缓解压力。确保孩子有充足的休息和放松时间。营造温馨和谐的家庭氛围，避免在孩子面前争吵或展现出过度的压力，以免加剧孩子的心理负担。

最后，家长自身也应保持积极乐观的心态，为孩子树立良好的榜样。必要时可寻求专业的心理咨询或治疗服务。

健康术语

情绪

情绪是一种复杂的心理现象，涉及主观体验、生理反应和外部表现。情绪可分为基本情绪和复合情绪。基本情绪，例如快乐、愤怒、恐惧和悲哀，是与生俱来的，而复合情绪则是这些基本情绪的组合或变体，例如焦虑、抑郁等。情绪的产生和表达受到多种因素的影响，包括个人的生理状态、文化背景和环境因素。情绪管理是心理健康的关键组成部分，可在多个方面对个人产生重要影响。

（马　筠）

七

强迫及相关问题的识别与评估

38. 为什么儿童对秩序很敏感

关键词

秩序敏感期

儿童成长都会经历秩序敏感期，尤其是在 3~6 岁，例如将物品摆放成一条直线等，孩子对秩序的执着是寻求内在安全感与价值感的外在表现。

专家说

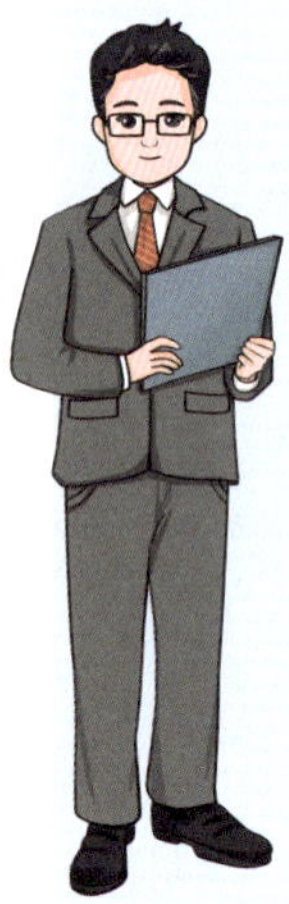

儿童秩序敏感期可分为三个阶段，且呈螺旋式上升：阶段一，由于秩序破坏而出现负性情绪，一旦秩序恢复就会缓解；阶段二，自我意识萌芽，通过对秩序的维护，开始表达自己的想法；阶段三，为了维护秩序而表现执拗。

儿童对安全感的需求，体现为对某种生活规律的喜爱，希望有一个可以预测的有序世界。这是正常的发育阶段，但处理不当可能会导致孩子产生焦虑不安，规律意识缺失。因此，尽早干预，能帮助孩子顺利度过。

健康加油站

（1）对处于秩序敏感期的孩子，家长及教师应该如何应对？

家长要认识到秩序敏感期是孩子发育过程中一个重要阶段，对孩子性格及人格养成有重大意义。耐心询问孩子内心的真实想法，在不违背原则的前提下，尽量满足孩子需求。对于不合理的要求，要明确拒绝并耐心解释。家长也要以身作则，帮助孩子顺利度过这一时期。

教师要意识到秩序敏感期与孩子心理发育密切相关。要保持耐心，避免责骂或体罚孩子。对于孩子焦虑、困惑等情况，教师应及时与家长沟通，共同帮助孩子提高安全感。保持教室的井然有序，让孩子在有序环境中安心学习。

（2）孩子进入秩序敏感期，家长可以做些什么？

在秩序敏感期，孩子需要通过一些特定行为来感知和理解世界，进而建立内心的秩序感与安全感。给家长以下建议：

1）尊重孩子需求：尽量满足孩子对秩序的需求，例如按孩子的方式摆放玩具等。

2）建立规律的生活习惯：为孩子打造稳定的生活规律，例如固定的吃饭、睡觉时间等，有助于孩子获得安全感和自信心。

3）提供有序的环境：家庭环境应保持整洁、有条理，物品的摆放位置要相对固定，避免频繁变动。

4）耐心引导：当孩子因秩序被打乱而哭闹时，家长要耐心安慰并引导，帮助孩子逐步适应。

（马　筠）

关键词

仪式行为　强迫症　病理性仪式行为

39. 为什么儿童的**仪式行为与强迫症**不是一回事

孩子们在 2~7 岁之间，常常会出现一些看似固执和难以理解的行为，例如偏要自己喝水，一定要自己按电梯，未经允许不能倒剩饭等。一旦事情没有按他们的意愿进行，就可能引发哭闹，让父母既困惑又抓狂。这是孩子们进入了一个特殊的成长阶段。

专家说

儿童秩序敏感期是儿童心理发展的一个正常阶段，通常出现在 2~7 岁之间，多数在 2~4 岁时表现明显。在这一阶段，儿童对周围环境的秩序特别较真，例如玩具必须放固定位置、吃饭必须用某个碗。他们希望

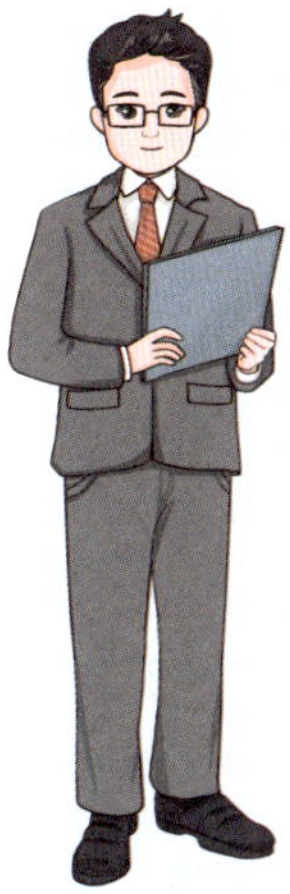

通过“熟悉感”获得安全感，一旦打乱就容易哭闹，但这是正常成长现象，不是心理疾病。

儿童仪式行为是儿童在特定场合或活动中模仿大人特定动作，所表现出的符合社会规范、具有象征意义的行为举止，例如过年鞠躬拜年、睡前必须听故事。这类行为是儿童对秩序的追求，不仅体现了儿童对仪式活动的尊重和参与感，也是其社会性和情感发展的重要体现，能帮助他们学习社会规则，表达情感，是健康成长的体现。儿童仪式行为具有模仿性、可塑性及象征性特点。

而强迫症中的仪式行为完全不同，是强迫症的一种表现形式，例如孩子会反复洗手、反复数数、反复做一套固定刻板的行为动作，不做就焦虑难忍。这些行为本质上是为了缓解孩子的焦虑情绪，但过度执行这些仪式化行为会带来额外的心理负担，并可能导致社会功能受损。它具有刻板性、个人化、回避与拖延特点。需要专业帮助。

简单说：孩子较真是成长信号，模仿大人是学习过程，只有反复做无意义动作且严重影响生活时，才可能是心理问题。

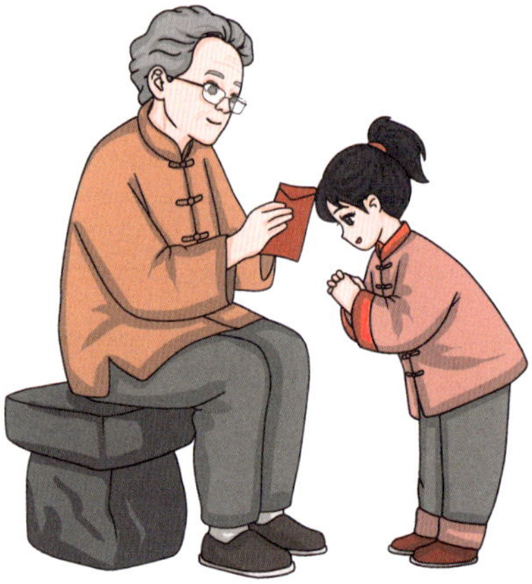

过年给长辈拜年，是正常的仪式行为。

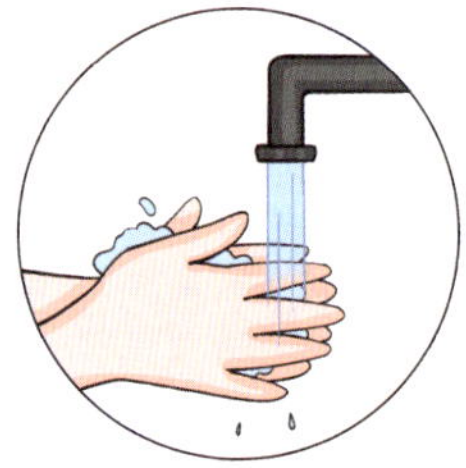

1, 2, 3, 1, 2, 3……

反复洗手，反复数数，是病理性的仪式行为。

（马　筠）

40. 为什么儿童也会患强迫症

强迫症是一种常见的精神障碍，表现为个体反复出现强烈的、难以控制的强迫思维和行为。成年人常常是强迫症的高发群体，但近年来，越来越多的研究表明，儿童青少年也会受到这类症状的困扰。根据美国心理学会的数据，大约 1% 的儿童青少年患有强迫症。国内的流行病学调查显示，6~16 岁儿童青少年强迫症的患病率约为 1.3%。

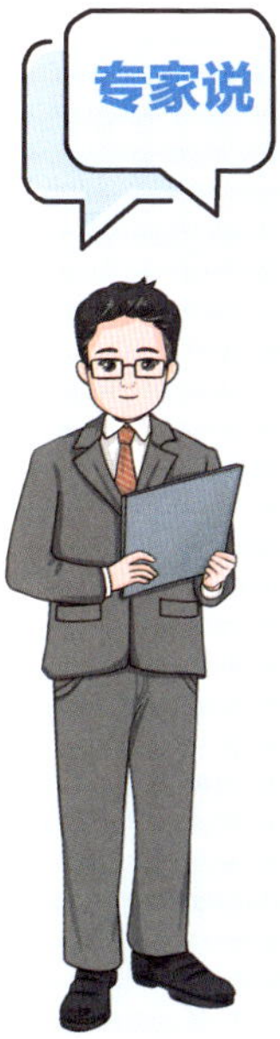

（1）儿童强迫症的表现是什么?

儿童强迫症的症状与成人较为相似，主要包括强迫思维和强迫行为。强迫思维是指反复出现的、不自主地焦虑念头，例如担心自己或家人会遭遇不幸。强迫行为则是为了缓解这些不安情绪，孩子做出一些重复性行为，例如反复洗手、检查门窗是否锁好。与成人相比，儿童的强迫症可能更容易通过外部行为表现出来，家长和教师可能最先注意到孩子在某些行为上的过度执着。

（2）儿童强迫症的病因是什么?

儿童强迫症的病因复杂，发病机制涉及多因素、多维度，具有明显的生物 - 心理 - 社会模式特征。既与遗传因素和大脑发育有关，更多地受到环境因素的影响。研究表明，强迫症有一定的遗传倾向，父母或兄弟姐妹患病，孩子的风险更高。心理社会因素，例如情感创伤或生活压力（例如，父母离异、亲人去世、控制型养育方式等）也可能诱发强迫症。大脑中的神经递质失衡，尤其是血清素的异常，也与强迫症的发生密切相关。

健康加油站

如何帮助患有强迫症的儿童?

帮助儿童应对强迫症，需要尽早识别症状并进行干预。

（1）认知行为疗法是治疗儿童强迫症的首选方法。通过改变孩子对强迫思维和行为的反应，帮助孩子减少焦虑，逐步控制强迫行为。

（2）家长的支持至关重要。家长可以通过建立规律的生活作息、培养兴趣爱好以及增加亲子互动等帮助孩子建立情绪管理的能力。同时鼓励孩子面对他们的强迫症状，逐步减少强迫行为的发生。

（3）如果症状较重，家长及时带孩子就医，在医师指导下予以药物治疗。

（刘寰忠）

41. 为什么管教过严会“吓出”孩子的强迫

控制型养育通常指的是家长在教育孩子时，采用过于严格、苛刻甚至惩罚性的手段，以期达到控制孩子行为、塑造孩子性格的目的。

这种教育方式往往伴随着对孩子的过高期望和过度控制，忽视了孩子的自主性和个性发展，对孩子心理和情感发展产生负面影响。

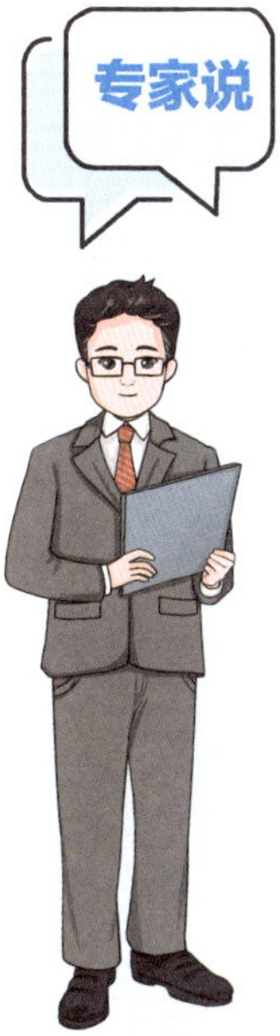

管教过严为什么会“吓出”孩子的强迫?

（1）心理压力增大：在控制型养育的环境中生活，孩子会承受巨大的心理压力，处于紧张和焦虑的状态中。这种持续的心理压力可能会诱发孩子出现强迫症状，例如反复洗手、检查锁门等，以寻求心理上暂时的安慰和安全感。

（2）自主性和决策能力受限：在控制型养育下，孩子的自主性和决策能力受到严重限制。他们可能变得过于依赖他人，缺乏自信和独立思考的能力，通过强迫行为来试图掌控自己的生活。

（3）恐惧和逃避心理：控制型养育使孩子产生恐惧和逃避心理。为了避免受到惩罚或批评，孩子可能采取强迫行为来规避潜在的风险和威胁。

（4）性格和行为的极端化：控制型养育可能导致孩子性格的极端化，表现为极度叛逆或极度顺从。孩子可能通过强迫行为来表达负性情绪，或者试图通过顺从和服从来避免冲突和惩罚。

健康加油站

如何避免管教过严对孩子产生负面影响？

（1）建立健康的亲子关系：家长应该信任、理解和尊重孩子，通过积极的沟通和互动，了解孩子的想法和需求，为他们提供支持和帮助。

（2）适度放手：家长应该给予孩子适当的自主权和决策权。让他们学会独立思考和解决问题，培养他们的自信心和责任感。

（3）注重孩子的情感需求：家长应该给予孩子足够的关爱和支持。通过倾听、理解和鼓励，帮助孩子建立积极的心态和情绪管理能力。

（4）寻求专业帮助：如果孩子已经出现强迫症状或其他心理问题，家长应该及时寻求专业心理咨询师的帮助。通过专业的评估和治疗，帮助孩子恢复心理健康和正常的生活状态。

（刘寰忠）

八

强迫问题的预防与干预

42. 家长如何**关爱**有强迫症的孩子

关键词

识别症状　行为管理

大多数强迫症始于童年或青春期，有调查发现，21% 的孩子在儿童期（≤ 12 岁）出现症状，36% 在青春期（13~17 岁）出现症状。此外，未经治疗的强迫症还与抑郁、药物滥用和自杀企图等有关。因此，强迫症的及早发现和有效干预，可以避免对功能和生活质量的持续负面影响，尤其是学业和社会领域方面。

专家说

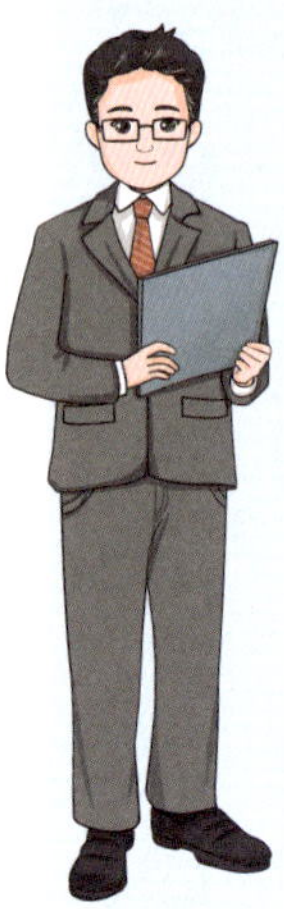

如何关爱有强迫症的孩子？

（1）识别症状：深入理解孩子的内心世界

1）观察行为模式：细致观察孩子是否因无法完成特定行为而表现出焦虑或烦躁情绪，这有助于早期发现潜在问题。

2）倾听内心感受：定期与孩子进行深度交流，避免过早评判，耐心倾听并尊重他们的想法和感受。

3）监测情绪波动：密切关注孩子因无法控制强迫行为而产生的负性情绪变化，及时提供情感支持和安慰。

(2) 行为管理：以爱为引导，帮助孩子逐步走出困境

1）构建稳定的生活环境：保持日常生活的规律性和可预测性，减少不确定性因素，增强孩子的安全感。

2）设定明确的界限：当强迫行为干扰正常生活时，家长应以温和但坚定的态度设定合理的界限，并解释原因。

3）提供积极的支持：在孩子尝试减少强迫行为时，家长应及时给予正面反馈和鼓励。面对困难时，家长应作为伙伴而非替代者，与孩子共同应对挑战。

4）寻求专业干预：鉴于强迫症的专业性，家长应及时咨询心理治疗师或精神科医师，积极参与治疗过程，与治疗团队保持密切沟通，确保家庭支持与专业治疗相辅相成。

健康术语

儿童版耶鲁 - 布朗强迫症状量表

这是一份需要临床心理评估师通过访谈儿童来完成评估的他评量表，评估时限为近一周，适用于测量 8~17 岁儿童青少年的强迫症状严重程度。量表由强迫思维和强迫行为两个部分组成，各包含 5 个条目，总分为 0~40 分，分数越高，症状越严重。

（刘寰忠）

43. 为什么对儿童强迫症**早期干预**很重要

关键词：早干预　身心发展　治愈

早期强迫症的症状如果未及时干预，可能会导致儿童在情感、社交、学习等方面的困难。所以早期干预对儿童强迫症的治疗至关重要，能够有效帮助儿童减轻症状，促进其身心健康地发展，甚至达到临床治愈。

专家说

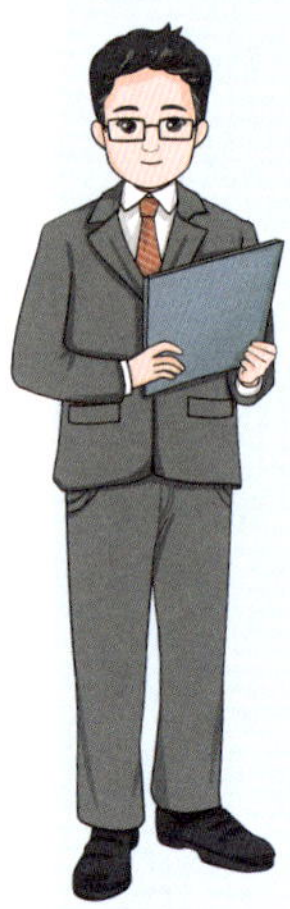

（1）儿童强迫症与成人强迫症有何区别?

儿童强迫症通常发病于 8~12 岁，症状可能与儿童的认知和情绪发展相关。孩子可能无法清晰描述强迫思维，仅表现出重复性行为或明显的焦虑；成人强迫症常在 18~30 岁左右发病，成年人通常对强迫思维有更强的觉察，能主动描述症状，但往往因为羞耻或恐惧而掩饰。

（2）对儿童强迫症早期干预的意义

1）减轻症状，阻止恶化：强迫症状在儿童中可能迅速加重，影响日常生活和学习。通过早期干预，可以在症状尚未严重时进行有效控制，防止症状发展为长期性或顽固性问题。

2）保护身心健康发展：儿童阶段是身心发展的关键时期，强迫症会影响孩子的情绪调节、行为表现和认知能力。如果不及时干预，可能导致情绪失控、学业困难和社会适应障碍。

3）提高治愈率，减少长期影响：研究表明，早期发现并采用科学干预手段（例如，认知行为疗法和暴露与反应预防）可以显著提高治疗效果，甚至治愈。延误治疗则会增加症状复杂性，降低治愈可能性。

4）减少心理负担和家庭压力：早期干预能够帮助孩子更快恢复正常生活，减轻家庭负担，提升家庭的幸福感和生活质量。

健康加油站

儿童强迫症认知行为疗法有哪些内容？

（1）暴露与反应预防：直接减少强迫行为的依赖性，通过逐步暴露于引发强迫行为的触发因素，以及鼓励抑制强迫行为，使孩子学会应对焦虑，并认识到这些情境并不会导致他们所认为的后果。

（2）认知重构：帮助孩子纠正不合理的思维模式，减少强迫思维的影响，通过识别、分析和替代非理性思维，帮助孩子用更合理的方式看待引发强迫思维的事件。

（3）焦虑管理：缓解因强迫症引发的焦虑情绪，提升孩子的情绪调节能力，通过放松技术（例如，深呼吸、正念练习）和情绪调节训练，帮助孩子减轻强迫思维或行为引发的心理负担。

（4）行为强化：通过奖励机制增加正向行为的发生频率，巩固治疗效果，使用正向强化（例如，奖励或表扬）来激励孩子完成治疗任务或减少强迫行为，从而建立良好的行为模式。

（刘寰忠）

关键词

顺应性行为 不良影响

44. 为什么治疗强迫症孩子时，家长参与最重要

在儿童强迫症病因研究中，家庭因素在疾病的发展和维持中起着重要的作用。家庭成员可能会为了减轻孩子的焦虑或痛苦，而参与到孩子的强迫行为、回避行为或其他症状行为当中，这被称为家庭顺应性行为（family accommodation）。例如，①直接参与强迫行为：如果孩子反复检查门锁，家长可能会陪同孩子一起检查；②帮助回避引发焦虑的情境：避免带孩子去可能引发强迫行为的地方（例如，公共场所），替孩子完成他们因强迫症而难以完成的任务（例如，整理房间、完成作业）；③调整家庭生活以适应孩子的症状：改变家庭作息或日常安排，以避免触发孩子的强迫思维或行为。

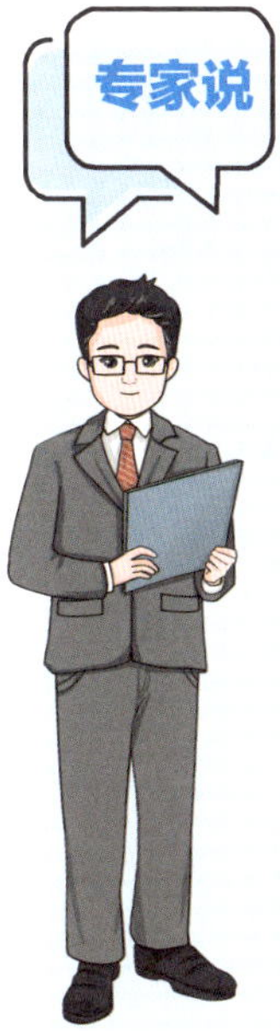

（1）家庭顺应性行为有哪些不良影响？

家庭顺应性行为从短期影响来看可能是家庭成员帮助孩子的一种方式，可以暂时缓解孩子的焦虑和痛苦。但是从长期影响来看，此行为可能会阻碍孩子原有症状的治疗，甚至会无意中强化孩子的强迫行为或回避行为，使症状更加顽固。

（2）家庭顺应性行为的干预方法有哪些？

针对家庭顺应性行为的干预被认为是治疗方案的基本组成部分，尤其是在强迫症的治疗中。常见的干预方法包括：①心理教育：向家长解释强迫症的症状和治疗方法，增强家庭对疾病的认识，帮助家庭成员了解顺应性行为对孩子的负面影响。②认知行为疗法（CBT）：通过暴露与反应预防，帮助孩子逐步面对引发焦虑的情境，减少回避行为，最终鼓励孩子独立应对焦虑。③家庭治疗：帮助家庭成员建立更健康的应对策略，减少对孩子症状的顺应。④支持与指导：为家庭成员提供情感支持，指导家庭成员如何在日常生活中支持孩子的康复。

健康加油站

家长如何帮助强迫症孩子?

（1）知识科普：制作简单易懂的科普展板或动画视频，向孩子介绍强迫症的基本概念、可能的病因。可以用形象的比喻来解释，例如把强迫症比作大脑里的一个“小怪兽”，它总是让孩子做一些重复的事情，即使孩子自己也不想做。

（2）心理支持

1）在家里营造一个包容的氛围，并和其他家庭成员沟通。

2）当孩子讲述自己的强迫观念和行为时，家长要认真倾听。

3）当孩子有进步时，家长要及时给予肯定。

（3）生活方式调整

1）制定作息时间表，并安排适当的休闲活动时间。

2）富含蛋白质的食物（例如，牛奶、鸡蛋、豆类）的摄入有助于大脑神经递质的合成，对改善情绪可能有帮助。同时，增加富含 B 族维生素、镁等营养素的食物摄入，避免过多摄入高糖、高脂肪和高盐的食物。

（刘寰忠）

45. 不吃药可以治疗儿童强迫症吗

关键词
认知行为疗法　暴露疗法　家庭治疗

轻度的儿童强迫症状，不影响儿童的正常生活，家长可以先关注。如果明显影响了儿童的生活和学习，就需要寻求专业评估和治疗。儿童强迫症的治疗包括：药物治疗、物理治疗、心理治疗等。许多父母担心药物治疗可能伴随的副作用，对孩子成长发育造成影响。针对轻中度强迫症，我们可以先进行心理治疗；当心理治疗效果不好，强迫症状较重或伴有重度抑郁、精神病性症状或其他焦虑障碍时，需考虑联合药物治疗。

专家说

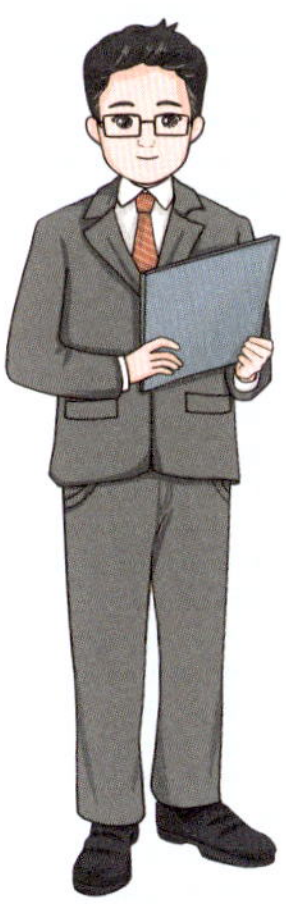

治疗儿童强迫症的常用心理治疗方法包括：

（1）认知行为疗法：人的信念指导着人们的内在思想与外在行为，例如某人认为“我是个善良的人”，那么他就会依照该信念来做出相关的行为。如果认为“我不是一个善良的人”，有可能做出自暴自弃的行为。认知行为疗法把后一种想法称为“不合理信念”，这种信念会导致不良心理与行为问题。因此，认知行为疗法通过建立与患儿的信任关系，提供心理教育，帮助儿童学会自我观察，辨别潜藏在认知深处的不合理信念，找到引起自己强迫与刻板行为的根源，识别自己的强迫观念与行为模式，以便运用相应的干预策略进行控制。

（2）暴露疗法：被视为认知行为疗法中治疗儿童强迫症的一个重要方法。该方法要求预先掌握哪种情境下会引发儿童的强迫症状，以及强迫症状的严重程度。可以依据儿童的强迫程度与承受能力，对不同强迫行为进行由低到高的分级，制订合理的暴露计划。例如对于有强迫洗涤的儿童，可以让他们稍微接触一下“脏”的东西，例如摸一下没有洗的水果而不立即去洗手，随后增加等级，摸一下黑板上的粉笔灰而不立即洗手，以此类推逐步升级。要注意暴露强度与提升等级的速度，要在孩子的可接受范围内。

（3）家庭治疗：家庭治疗是不可或缺的。家庭是儿童成长发育的关键环境，儿童强迫行为往往与家庭教育方式密切相关。因此，家人首先需要接受健康教育，了解强迫症的相关知识，并学习如何照顾强迫症儿童的技能，为强迫症儿童提供一个健康的家庭“土壤”。

健康加油站

认知行为疗法是如何改善儿童不合理信念的？

常见儿童强迫思维有“过度责任感”（我不仔细检查的话，会导致不可承担的后果）与夸大危险（我不仔细清洗的话可能染上严重疾病）等。心理治疗时，治疗师首先要与儿童建立充分的信任关系，通过认知行为疗法的技巧帮助其认识到这些不合理的思维，从而发生改变，例如就算是没有清洗干净手，最坏的结果是什么？身体的免疫力会如何应对等。此外，还可以通过具象化的方式让儿童意识到自己的认知错误。治疗师可以引导患儿将强迫思维比喻成脑海中的精灵，每当强迫思维出现时，精灵就出现，这样儿童更容易观察到自己的强迫思维，并思考这种思维的合理性，从而促进认知的改变。

（王　我）

关键词

症状严重性　共病　增效

46. 强迫症儿童什么情况下必须吃药

强迫症的发病机制较为复杂，是遗传因素、心理因素和社会因素等共同参与的结果。治疗主要包括心理治疗、药物治疗以及联合治疗。当存在轻度到中度强迫症状时，可使用心理治疗进行干预，但效果也因人而异。当心理治疗效果不好、强迫症状较重，或伴有抑郁障碍、精神病性症状或其他焦虑障碍时，严重影响社会功能，需考虑合并药物治疗，以改善症状、预防病情恶化、恢复社会功能。以下分情况说明。

专家说

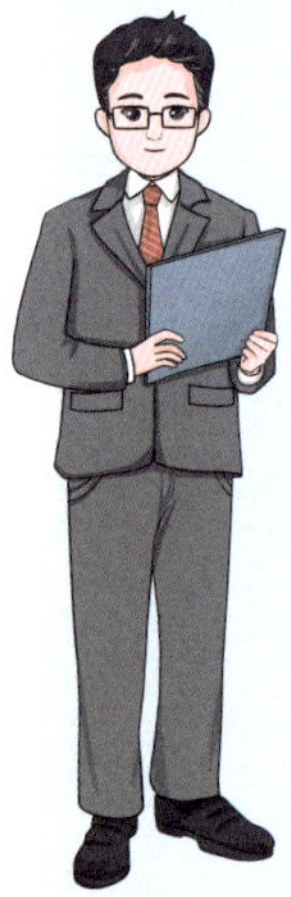

（1）症状严重时需尽早用药。患有强迫症的儿童通常表现为明显的强迫思维与强迫行为，当强迫症状占据一天中绝大多数时间时（例如，每天花费数小时检查书包带的物品是否齐全、花费 1 小时以上来洗手等），会严重影响患者的社会功能与学习能力，进而导致相关的情绪和心理问题。

（2）合并其他心理疾病时需联合治疗。60%~80% 的儿童强迫症儿童可能合并各类精神障碍，包括抑郁障碍、焦虑障碍、进食障碍等。这些共病使病情变得复杂、症状慢性化，治疗难度加大。同时，长期受强迫症状影响的患者可能会出现人际交往问题，影响亲子关系。因此，需在专科医师指导下采取药物与心理治疗相结合，双管齐下控制病情。严重时可考虑住院治疗。

（3）心理治疗无效时需调整方案。心理治疗（例如，认知行为疗法）是强迫症的基础干预手段，但若规范治疗 12 周仍无效，则需换用药物治疗。需在儿童精神科医生指导下用药，低剂量起始，定期监测疗效及副作用。

需要提醒家长注意的是：若孩子出现自伤、拒食、幻觉等危急情况，需立即就医，必要时住院治疗。早诊断、早用药，是帮助孩子回归正常生活的关键。

健康加油站

出现强迫症时，大脑会有什么反应呢？

研究发现，强迫症可能与大脑神经递质（例如，5- 羟色胺）功能紊乱有关。简单来说，大脑中的神经递质就像“通信员”，负责传递“门已经锁好，不用再检查了”这类指令。若 5- 羟色胺不足，大脑会不断发送错误信号（例如，“你再去检查检查，万一没锁好呢”），让孩子陷入“万一没锁好”的焦虑中，产生强迫检查行为。药物可以调节这些神经递质浓度，帮助大脑恢复正常指令传递，从而减少强迫行为，达到治疗和改善强迫症状的效果。

（王　我）

关键词

副作用　生长抑制

47. 治疗强迫症的药物会影响孩子的生长发育吗

儿童正处于生长发育的重要时期，服用各种药物是否会对生长发育带来影响？这是许多父母都关注的重要问题。当儿童强迫症状较重，或有精神病性症状、抑郁或焦虑情绪时，可考虑药物治疗。

目前治疗儿童强迫症的首选药物是选择性 5- 羟色胺再摄取抑制剂（serotonin-selective reuptake inhibitor，SSRI），以及三环类抗抑郁药（tricyclic antidepressive agent，TCA）。若 SSRIs 单药或 TCA 疗效不好，经评估后可联用小剂量非典型抗精神病药（例如，阿立哌唑）作为增效策略。一般而言，SSRI 副作用较轻，但仍有部分儿童在服药后可能会出现一些副作用。药物不会直接抑制儿童的生长发育，当长期服用时，可能因食欲下降而间接影响营养摄入，因此，可适时补充营养。

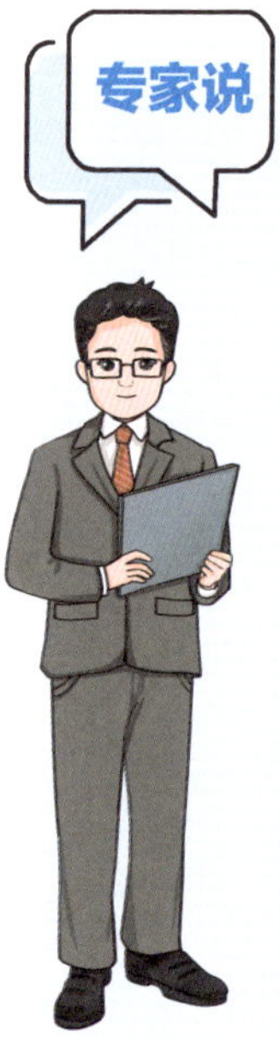

（1）选择性 5- 羟色胺再摄取抑制剂（SSRI）：包括氟西汀、舍曲林、帕罗西汀、氟伏沙明、艾司西酞普兰等药物，这类药物对儿童强迫症疗效相当且副作用更少，现已成为一线选择。在服用 SSRI 类药物的初期，常见的副作用包括恶心、呕吐、食欲缺乏等胃肠道反应。需从小剂量开始，缓慢加量。这些症状通常会在 1~2 周内逐渐减轻。长期服用可因食欲下降而间接影响营养摄入，但无证据直接抑制生长发育。应遵循医生的建议，定期评估身高体重，调整饮食为易消化或者令孩子有食欲的食物以补充营养。

（2）三环类抗抑郁药：氯米帕明是三环类抗抑郁药中唯一被美国 FDA 批准用于治疗强迫症的药物。其疗效在多项临床研究中得到验证，尤其适用于难治性病例。研究发现，氯米帕明具有抗胆碱及抗组胺的作用，可能增加肥胖、癫痫发作及心血管意外的发生率（例如，低血压、心律不齐）。目前尚无高质量研究明确证实氯米帕明直接抑制生长激素分泌。此外，TCA 引起的抗胆碱能副作用（例如，口干、便秘）可能间接影响营养吸收，则需警惕生长发育相关风险。因此，在儿童强迫症治疗中，氯米帕明通常仅在SSRI无效时谨慎使用，并需密切监测副作用。

（3）非典型抗精神病药：与SSRI联用，达到协同增效作用，例如阿立哌唑、利培酮等。副作用可能有锥体外系反应、内分泌影响及体重增加等。

健康加油站

如何减少强迫症治疗药物副作用？

（1）科学监测：家长应严格遵循医嘱辅助孩子吃药，并观察儿童日常表现，记录儿童用药时间、剂量及任何异常症状等，定期带孩子到医院复诊、身体检查等，及时将副作用告知医师，以便医生能够做出科学的评估和必要的药物调整。

（2）科学管理：若儿童出现轻微副作用，医师可根据情况适当调整药物用量，以减轻不适感并保证治疗效果。若不良反应较大、调整剂量无效后，医师则考虑更换另一种药物。针对副作用，医师也需要对症治疗，例如出现胃肠道反应时给予益生菌药物的治疗，出现睡眠问题时指导儿童及其家属养成良好的睡眠习惯。同时，加强身体的锻炼和运动，运动可以有效减少药物副作用、提高药物耐受度。

（王　我）

48. 治疗强迫症的药物会影响孩子的学习吗

关键词

药物与学习的关系

在提到药物治疗时，很多家长会询问医生，“我家孩子吃这种药会不会影响学习？记忆力会不会下降？”，尤其在学业竞争激烈的环境下，这种焦虑更为突出。他们的这些顾虑是可以理解的。但家长们需要了解的是：合理用药不仅不会损害学习能力，反而是帮助孩子重回学习正轨的关键。以下从科学角度解析药物与学习的关系。

专家说

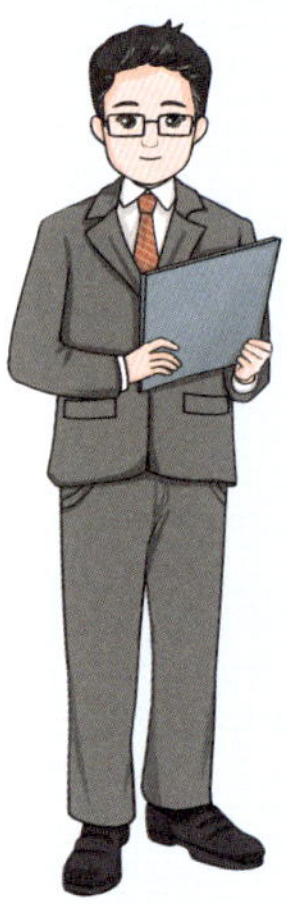

（1）药物可能带来短期不良影响，但总体“利大于弊”。一些研究表明，选择性 5- 羟色胺再摄取抑制剂，例如氟西汀和舍曲林，在使用初期，可能会引起个别孩子短暂的认知障碍，例如注意力不集中、记忆力下降或反应变慢。但这些副作用通常轻微且短暂，在 1-2 周内减轻，且不会对智力造成长期影响。而未经治疗的强迫症反而更影响儿童——例如孩子每天花数小时重复检查作业，实际对学习的干扰远大于药物副作用。

（2）药物可有效改善情绪，间接提升学习效率。强迫症常伴随严重焦虑和抑郁，导致孩子无法专注听课或完成作业。药物能快速改善焦虑 / 抑郁情绪，让孩子从“反复纠结”中解脱出来，进而更好地专注于学习，总体上有利于学习表现。

（3）对睡眠影响是可控的。某些抗抑郁药物，可能导致嗜睡或失眠，但医师通常会调整服药时间，或者选择其他不会干扰夜间休息的药物来解决这个问题。

（4）可使用以下策略减少药物副作用：

1）做好监测：家长观察孩子服药后的反应，定期复诊，报告孩子的症状和副作用。

2）调整或更换药物：如需调整药物剂量，应该在医生指导下进行，遵循换药原则。

3）联合心理疗法：药物联合认知行为疗法，可有效减轻强迫症状。

4）加强运动和健康规律的生活方式，有助于缓解部分副作用。

5）教育与沟通：向孩子解释可能的药物副作用，帮助他们理解并建立积极的态度，增强家庭支持。

健康加油站

科学看待治疗强迫症药物的副作用?

任何药物都可能出现副作用，需要家长科学看待。首先，出现副作用毕竟是少数，即使出现副作用，大部分患儿是能够适应或者耐受的。只有少数的患儿需要调整用药。其次，不必把副作用视为“洪水猛兽”，而拒绝医师的服药建议。科学用药、定期监测，才能实现疗效与安全性的平衡。

（王　我）

关键词

复发　预后

49. 为什么要警惕强迫症的复发

接受治疗后，儿童的病情或多或少会得到缓解，家长可能觉得孩子已经恢复，可以全身心投入学习中，不用再接受治疗，但儿童强迫症的病因复杂，即使症状缓解，在特定条件下仍可能再次复发，若不加重视，可能会引发严重的后果。

专家说

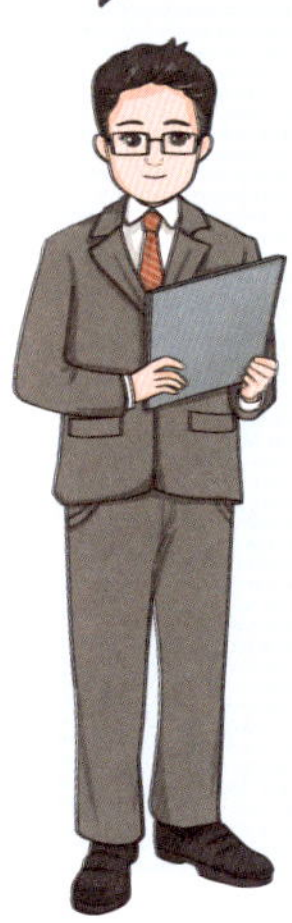

（1）儿童强迫症的病因复杂，涉及遗传、神经生物学、心理社会等多种因素，病程可能呈现阶梯型发作缓解、发作症状加重或慢性波动性的特点，容易迁延反复。特别是当遇到社会心理压力时，例如家庭环境变化、学业压力等，复发的可能性会增加。

（2）良好的预后取决于早期识别和干预。积极的治疗不仅能缓解当前的症状，还能降低未来复发的风险。然而，如果初次治疗效果不佳或存在共患病，例如抽动症或其他精神障碍，则预后往往较差。较长的病程和严重的初始症状同样与不良预后相关联。因此，及时有效的治疗对于提高预后至关重要。

（3）为了预防复发，持续的家庭支持和专业随访是必要的。家长应当了解疾病的特性，并学习如何帮助孩子应对潜在的触发因素。同时，维持规律的生活作息、培养健康的兴趣爱好以及参与社交活动都有助于稳定情绪，减少强迫症状的发生。另外，定期复诊可以帮助医生监测病情发展，及时调整治疗方案，确保最佳疗效。

健康加油站

家长如何帮助孩子应对强迫症?

（1）学习疾病知识，了解强迫症的症状、原因以及治疗方法。这可以帮助家长更好地理解孩子所经历的情况，并为他们提供适当的支持，保持开放且无评判的态度。

（2）参与认知行为疗法，很多有效的强迫症治疗方案包括家庭成员的合作，例如暴露与反应预防，这是认知行为疗法的一种实践形式。家长可以在专业人士的指导下，在家中协助孩子完成这些练习。

（3）建立健康的日常生活习惯，保持规律的生活节奏，包括固定的睡眠时间和饮食计划，有助于减轻孩子的焦虑水平。鼓励孩子参加体育运动或其他形式的身体活动，这对促进心理健康有益，也能减少强迫症状。

（4）培养应对技巧，引导孩子使用深呼吸、冥想或渐进性肌肉放松等方法来调节情绪；帮助孩子设定实际可实现的小目标，当孩子达成目标时给予正面的反馈，增强自信心和成就感。

（5）管理家庭环境，避免强化强迫行为，不要反复通过安慰或其他方式加强孩子的强迫行为；营造一个充满爱和支持的家庭环境，让孩子感到安全和被接纳。

（王　我）

关键词　学校支持　干预

50. 学校教师应如何为强迫症儿童提供必要的支持

在治疗儿童强迫症时，家庭支持固然重要，但学校的支持同样不可或缺。孩子们除了在家中度过的时间外，大部分时间都在学校。因此，如果能够充分发挥学校、教师的作用，将能为孩子提供全方位的帮助，助力他们康复。学校应根据不同小孩的特点制定个性化的应对策略，让每一个孩子都能向积极的方向发展与成长。

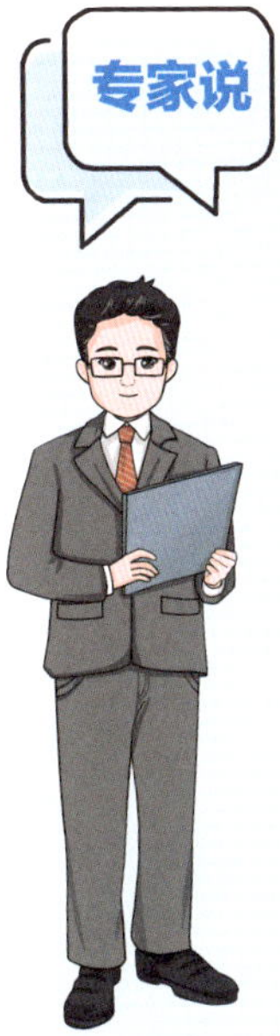

（1）创建包容性环境：通过组织讲座或培训，提高全校教职员工对学生心理健康问题的认识，特别是关于强迫症的信息，从而营造一个更加包容和支持的学习氛围，减少歧视与误解。

（2）个性化教育计划（individualized education plan，IEP）：根据每个学生的具体需求，制定个性化的教学安排，以适应强迫症可能带来的特殊挑战；采用多样化的教学方式，例如分组讨论、项目式学习等，使学生能够在不同的环境中展示自己的能力。

（3）心理辅导服务：建立校内心理咨询中心，提供专业的心理咨询服务，帮助学生处理情绪困扰，并指导他们如何应对强迫症状；教师应与心理咨询师保持密切沟通，共同监测学生的进展，并及时调整支持策略。

（4）行为干预措施：实施认知行为疗法（cognitive behavioral therapy，CBT），在学校环境中配合专业人员进行认知行为疗法，尤其是暴露与反应预防（exposure and response prevention，ERP）；设立安全基地，为学生提供一个安静的空间，在感到焦虑时可以暂时离开教室，待情绪稳定后再返回课堂。

（5）家庭 - 学校合作：定期与家长交流孩子的在校表现和进步情况，共同探讨适合的支持策略；邀请家长参加学校组织的相关活动，增进对孩子状况的理解，并在家校之间形成一致的支持体系。

（6）促进社交技能发展： 鼓励积极的人际互动，通过团队合作游戏、课外兴趣小组等活动，帮助强迫症儿童建立健康的同伴关系，提升自信心和社会交往能力；教导学生如何面对困难情境，学会寻求帮助，而不是依赖强迫行为来缓解压力。

健康术语

暴露与反应预防

这是认知行为疗法的一种，也称暴露疗法，被认为是治疗强迫症最有效的心理治疗方法之一。暴露与反应预防的基本原理是通过逐步让孩子接触他们害怕的情境或刺激，同时阻止他们执行通常用来缓解焦虑的强迫行为，以此来打破强迫循环，并最终减少对这些情境的恐惧。

（王　我）

第四章

学习与注意力——培养学习技能

一

正常学习技能的发展

1. 什么是儿童正常的

学习技能发展轨迹

关键词

儿童 学习技能 发展轨迹

“我的孩子已经 3 岁了，但他还不太会说话，这正常吗？”“为什么我的孩子上小学后，注意力总是不集中？”这些问题常常困扰着许多家长。其实，孩子的学习技能发展是一个循序渐进的过程，每个阶段都有其特定的发展重点。了解这些发展轨迹，不仅能让家长更好地支持孩子的成长，也能帮助及时发现问题并提供适当的干预。

专家说

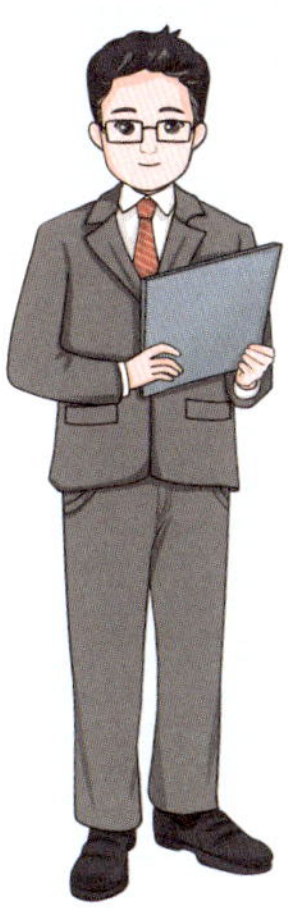

儿童在正常的学习技能发展过程中，通常会经历几个关键阶段，这些阶段涉及认知、语言、社交和情感等多个维度。

（1）婴幼儿期（0~3 岁）：在婴幼儿期，孩子主要通过感官来探索世界。触觉、视觉和听觉是他们获取外界信息的主要途径。这个阶段的孩子逐渐掌握基础的运动技能，例如翻身、爬行和走路。语言能力也开始萌芽，从简单的咿呀学语逐渐发展到能够说出一些简单的词汇。这个时期的孩子对环境充满好奇，家长可以通过提供丰富的感官刺激来促进他们的早期发展。

（2）学前期（4~6 岁）：学前期是语言和社交技能迅速发展的阶段。孩子的词汇量大幅增加，能够使用简单句子进行表达，并理解日常对话。在认知方面，他们开始展现出基础的逻辑思维能力，能够进行物品分类和排序，并理解因果关系。社交技巧也在这一时期得到提升，孩子学会了与同龄人互动，逐渐掌握分享、轮流玩耍等社交技能。此外，他们的自我照顾能力也在发展，例如穿衣、用餐等基本生活技能。

（3）学龄期（6~12岁）：进入小学后，孩子的学习重点转向了阅读、写作和数学等基础技能的掌握。他们开始识别和理解文字、数字等符号，为后续的学习奠定基础。同时，他们的社交技能也在进一步发展，能够应对更复杂的社交情境，例如处理冲突、建立友谊等。情感方面，孩子逐渐学会管理自己的情绪，延迟满足、耐心等待等能力也在提升。

（4）青少年期（12~17岁）：青少年期的孩子开始具备抽象推理和批判性思维能力，标志着他们进入了独立思考的阶段。他们能够处理更复杂的概念和问题，并形成自己的观点和价值观。情感独立性也在这一时期逐渐增强，孩子开始探索自我认知，形成独特的个性。

健康术语

学习技能

学习技能就是我们学东西、掌握技能，并把它们用到实际情况中的能力。这不仅包括理解和记住信息，还有我们灵活有效地运用所学知识的能力。想象一下，就好像学会骑自行车一样，一开始可能需要多次练习才能掌握平衡，然后慢慢就可以熟练地骑行了。学习技能就是不断练习和积累经验，让我们能够更好地掌握和运用特定的知识和技能。

（申艳梅）

2. 为什么儿童的**大脑发育与学习技能**密切相关

关键词：脑发育　学习

“我家孩子学习新东西总是很慢，是不是大脑发育有问题？”“为什么有的孩子学得快，有的却学得慢？”这些问题可能是许多家长心中的疑惑。其实，孩子的学习能力与其大脑发育息息相关。大脑就像一台精密的“学习机器”，它的发育程度会影响孩子的学习效率与认知水平。那么，大脑是如何影响学习的呢？让我们从科学的角度一探究竟。

专家说

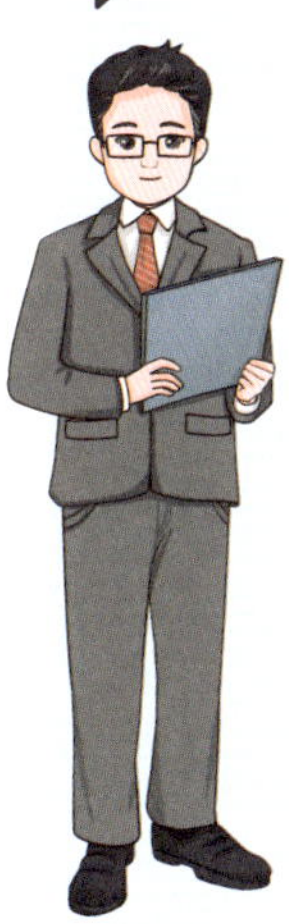

儿童的大脑发育与学习技能密切相关，因为大脑是进行学习、思维、记忆、情感和行为的控制中心。随着大脑的持续发育，孩子们的学习能力和认知水平逐渐提高，进而形成更为复杂的思维和学习技能。

首先，儿童的大脑具有很强的“神经可塑性”，这意味着大脑的神经网络可以根据外界的刺激和经验不断调整和优化。例如当孩子学习新知识或掌握新技能时，大脑中的神经元会通过“突触”连接形成新的神经回路。因此，孩子通过不断练习和重复，可以强化这些神经回路，从而提升学习效果。

其次，大脑发育存在“敏感期”，也就是某些技能在特定年龄段更容易掌握。例如 0~6 岁是语言学习的黄金期，孩子在这个阶段更容易掌握语音、词汇和语法结构。此外，随着大脑的发育，孩子的“执行功能”也逐渐成熟。执行功能包括规划、决策、情绪控制等能力，这些能力帮助孩子在学习中集中注意力、延迟满足并调节情绪，从而提升学习效率。

总的来说，大脑发育为学习提供了基础，而学习活动反过来又促进大脑的进一步发育。了解这一点，家长可以根据孩子的大脑发育特点，提供更适合的学习方法和环境。

健康术语

神经可塑性（neuroplasticity）

神经可塑性是指大脑根据经验和学习调整其结构和功能的能力。在儿童期，大脑的这种可塑性尤为显著，使得孩子能够快速学习和适应新环境。家长可以通过多样化的感官刺激，例如听音乐、讲故事、玩积木等，促进孩子大脑的神经可塑性发展。

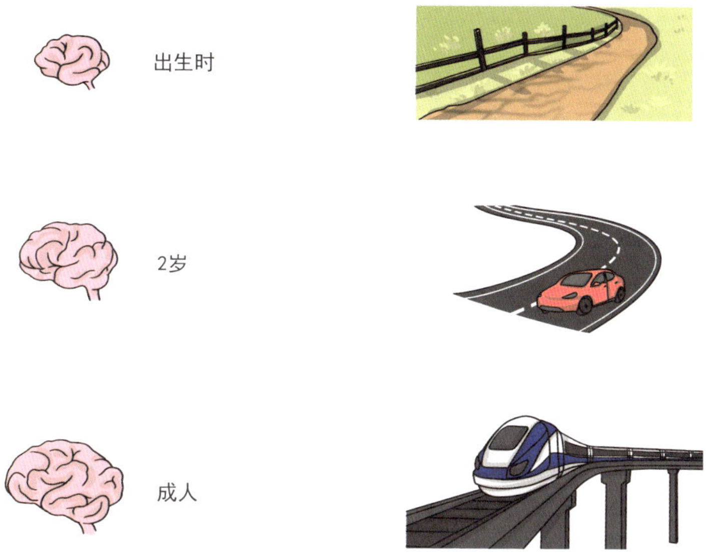

（申艳梅）

3. 为什么**注意力发展与学习技能**密切相关

关键词

注意力发展　学习

“我家孩子上课总是分心，写作业也容易走神，这是注意力有问题吗？”“为什么有的孩子能专注学习，有的却总是坐不住？”这些问题可能是许多家长在孩子学习过程中遇到的困扰。其实，注意力是学习的基础，它直接影响孩子吸收知识、解决问题的效率。那么，注意力是如何影响学习的？家长又该如何帮助孩子提升专注力呢？让我们一起来探讨。

专家说

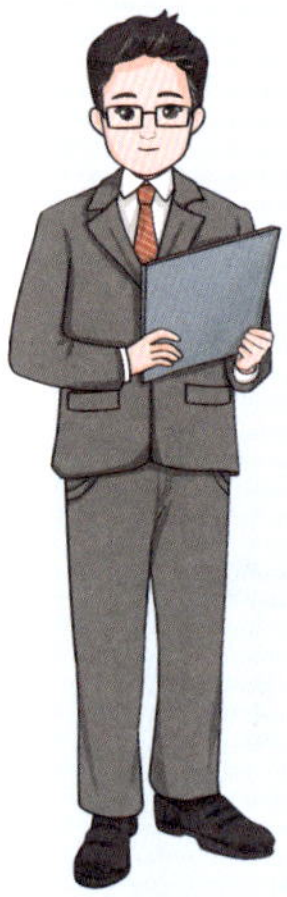

注意力是我们集中精神并维持对某项任务或信息关注的能力，它不仅是学习的基础，更是大脑高效工作的关键。孩子的注意力发展与其大脑的成熟过程密切相关。随着年龄增长，他们能够更好地过滤外界干扰，专注于当前任务，这对于理解新知识、解决问题至关重要。

良好的注意力控制能够显著提高学习效率。当孩子专注于学习时，大脑能够更有效地编码和存储信息，形成长期记忆。相反，注意力分散会导致信息处理的效率降低，影响知识的吸收和记忆的深度。此外，高水平的注意力对于解决复杂问题也非常重要。学习过程中，孩子需要筛选、整合大量信息，而专注力能够帮助他们更好地完成这一过程，提升思维的逻辑性和创造性。

值得注意的是，注意力与情绪调节也密切相关。当孩子情绪稳定时，他们更容易集中精神；而焦虑、烦躁等负性情绪则会分散注意力，影响学习效果。因此，帮助孩子学会管理情绪，也是提升专注力的重要一环。

健康术语

注意力

注意力是指心理活动对一定对象的指向和集中，是一种选择性地关注和处理信息的能力。它不是一种独立的心理过程，而是伴随感知、记忆、思维等心理活动而存在，使心理活动更具组织性、积极性和清晰性。神经心理学的研究认为，注意涉及多个神经网络的协同作用，包括警觉、定向和执行控制等功能。

根据注意的产生和维持是否需要意志努力，注意力可以分为：无意注意、有意注意和有意后注意。

根据注意的功能，注意力可以分为：选择性注意、持续性注意和分配性注意。

根据注意的外显性和内隐性，注意力可以分为：外显性注意和内隐性注意。

这些分类从不同角度描述了注意力的复杂性和多样性，有助于我们更好地理解其在认知过程中的作用。

（申艳梅）

二

学习相关技能问题的识别与评估

4. 什么是学习困难

关键词

学习困难

“我家孩子成绩一直上不去，是不是学习能力有问题？”“他明明很聪明，但为什么就是学不好数学？”这些问题可能是许多家长在孩子学习过程中遇到的困惑。其实，孩子的学习困难并不一定是因为不够聪明或不够努力，而可能是由于大脑在处理信息、理解或记忆方面存在独特的方式。那么，什么是学习困难呢？

专家说

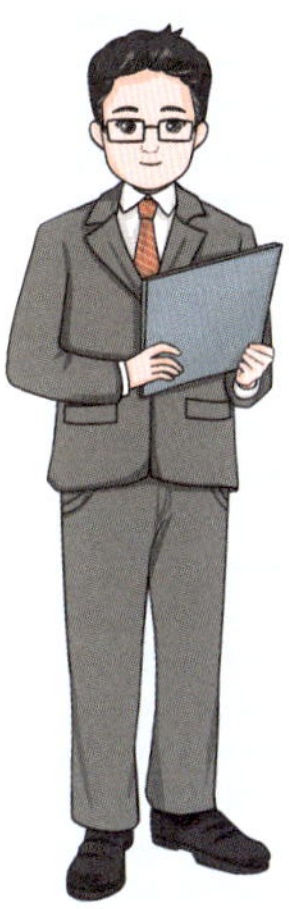

学习困难（learning disabilities）是指孩子在学习过程中，尽管拥有与同龄人相同的学习资源，却因大脑在处理、理解或记忆信息的方式存在差异，表现出明显的成绩落后或适应困难。学习困难并不是智力低下或缺乏努力的表现，而是与大脑的认知加工方式、信息处理能力以及其他生理、心理因素密切相关。

学习困难的表现因人而异，通常可以分为以下四种类型：

（1）阅读困难：患有阅读困难的孩子在阅读时，常常难以将字母与发音正确对应，导致阅读速度慢、理解能力差。他们可能会出现跳读、漏读甚至无法理解阅读内容的情况。

（2）书写困难：书写困难的孩子在书写时容易出现拼写错误、字迹不清或结构混乱，甚至难以将口头表达的内容转化为书面文字。

（3）数学困难：这类孩子在数字理解、数学运算和解决问题时表现出明显困难，难以掌握数学概念或频繁计算错误。

（4）注意力困难（例如，注意缺陷多动障碍）：注意力困难的孩子常常无法长时间集中注意力，容易分心或表现出多动行为，导致学习效率低下。

值得注意的是，学习困难并不等于智力低下。事实上，许多有学习困难的孩子智力正常，甚至在某些方面表现出色。他们只是需要更适合的学习方式和额外的支持。因此，及早识别和专业干预对于帮助孩子克服学习困难至关重要。

健康加油站

父母如何支持学习困难的孩子？

如果孩子在学习上表现出较长时间的困难，家长不必过于焦虑，但也应及时采取行动。以下是一些可以支持孩子的有效方法：

（1）寻求专业评估：如果怀疑孩子有学习困难，尽早与专业人士（例如，心理治疗师或教育专家）沟通，进行专业评估，明确问题并制订个性化干预计划。

（2）分解任务：将复杂的学习任务拆解成更小的步骤，帮助孩子逐步完成，避免因任务过大而感到压力或焦虑。

（3）多感官学习法：通过“听、看、做”等多种方式帮助孩子学习，增强他们对信息的理解和记忆。例如使用视觉辅助工具、动手操作或互动游戏。

（4）提供积极反馈：多鼓励孩子，肯定他们的努力，而不仅仅是结果。积极的反馈能够增强孩子的自信心和学习动力。

（5）建立情绪支持系统：帮助孩子树立自信，让他们感受到学习困难并非不可克服。家长的支持和理解是孩子战胜困难的重要力量。

（申艳梅）

5. 儿童为什么会出现**学习困难**

“我家孩子在学校总是跟不上进度，是不是他不够努力？”“为什么有的孩子学得很轻松，而我的孩子却总是感到吃力？”这些疑惑可能是许多家长在孩子学习过程中常常遇到的。其实，孩子的学习困难并不一定是态度问题，而是可能由多种因素共同作用的结果。那么，究竟是哪些原因导致了学习困难？我们又该如何帮助孩子呢？让我们从科学的角度来一探究竟。

专家说

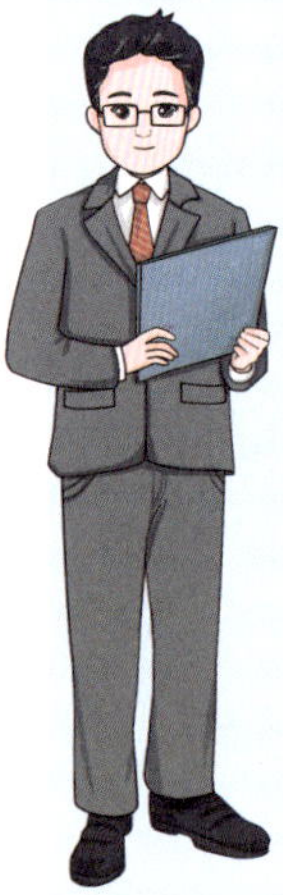

儿童出现学习困难的原因是多方面的，通常涉及遗传、环境、心理和生理等多个层面的因素。

首先，遗传因素在学习困难的形成中扮演了重要角色。研究表明，如果家族中有阅读障碍、注意缺陷多动障碍等问题，孩子出现学习困难的概率会相对较高。这并非意味着孩子无法改善，而是需要更多的关注和适当的干预。其次，家庭环境和教育资源对孩子的学习能力有较大的影响。如果家长在孩子早期未能提供足够的学习支持，或者家庭氛围缺乏学习激励，孩子可能会在学习过程中遇到障碍等，都可能会影响孩子的学习表现。心理因素也是学习困难的一个重要原因。过度的学业压力、焦虑、抑郁等情绪问题会显著影响孩子的学习效率和专注力。例如一个对数学感到极度焦虑的孩子可能会在数学学习中表现不佳，即使他其他学科表现正常。此外，生理因素如患有注意缺陷多动障碍也会影响孩子的学习。患有注意缺陷的孩子在课堂上往往难以集中注意力，导致学习效率低下，尽管他们的智力正常。注意力问题使得这些孩子在完成作业和参与课堂活动时表现较差。

健康术语

阅读障碍（dyslexia）

这是一种常见的特定学习障碍，主要表现为阅读、拼写和写作困难。这类孩子虽然智力正常，但在处理语言信息时存在困难。早期识别和干预，例如语音训练和个性化教育，可以帮助孩子改善阅读能力。

（申艳梅）

关键词

学习困难　学习障碍

6. 学习困难和学习障碍的区别是什么

学习困难和学习障碍听起来相似，其实是两种不同的概念。学习障碍是一种由大脑功能差异引起的特定问题，常导致学习困难，需要科学干预。而学习困难的诱因较多，未必由学习障碍造成，也可能与环境、教学方式不当或情绪行为问题相关。搞清楚它们的区别，才能更好地帮助孩子健康成长。

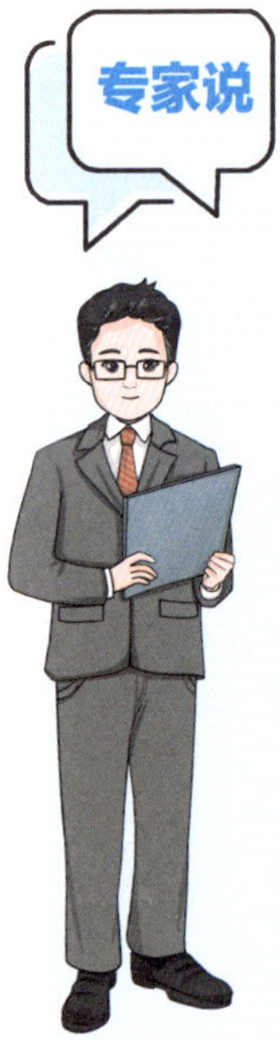

学习困难是一个宽泛的概念，指孩子在学习知识和技能的过程中，由于各种不利因素的影响，导致学习成绩不理想或学习进度缓慢。它的原因可能是外部因素，例如环境条件不足、教学方法不当，或者内部因素，例如焦虑、抑郁情绪、注意缺陷多动障碍、品行障碍或智力发育障碍等。学习困难的表现形式多样，例如阅读时读错、漏读甚至理解能力较差；书写时，字体潦草、错别字频出；数学方面，常因频繁的计算错误或对抽象概念难以理解而感到吃力。此外，还可能表现出注意力不集中，课堂上容易分心，完成作业时拖延或遗漏步骤；记忆力困难，学过的知识记不住，背诵内容特别吃力，尤其是在处理需要多步骤记忆的任务时；情绪和行为上，对学习感到厌倦甚至抵触，表现出焦虑和自信心不足，因小挫折失去学习动力。学习困难的成因多样化，经过环境调整或方法改进，许多情况下可以得到有效缓解。

学习障碍是一种更具针对性和持续性的发育性神经障碍，通常表现为智力发育正常的孩子在特定领域，例如阅读、书写、计算、推理或交流方面存在显著的困难。例如有的孩子在阅读时，常常无法正确分辨相似的词语，将“看到”误读为“看见”，或在朗读时难以跟上句子的节奏，导致理解偏差；在书写时可能会漏写字母或单词，甚至将词序颠倒，例如将“今天下雨”写成“雨今天下”；在数学方面，他们可能无法掌握数字的排列顺序，例如混淆个位和十位的概念，或者难以理解乘法和除法之间的关系。学习障碍可显著影响孩子的学业表现，需要长期的专业干预和支持。

健康加油站

不同年龄段学习障碍的表现

年龄组	可能的学习障碍特征
3~4 岁	发音问题；找词困难；难以押韵；在学习字母、数字、颜色、形状和星期几困难；难以遵循指示或学习常规；难以控制蜡笔、铅笔、剪刀或在线条内着色；学习纽扣、拉链、按扣、系鞋带困难。
5~9 岁	在学习字母和发音之间的联系时有困难；无法准确听写；阅读时会混淆基本单词；学习新技能的速度很慢；经常写错单词（例如，偏旁颠倒）；学习基本的数学概念时遇到的麻烦；分辨时间和记忆顺序有困难。
10~13 岁	阅读理解或数学能力有困难；应对开放式问题和应用题有困难；不喜欢阅读和写作；避免大声朗读；字写得很差；组织能力差，作业和书桌都很乱；难以跟上课堂讨论和大声表达想法；在一个文档中对同一个单词的拼写不同。

注：资料来源于美国学习障碍协会，2017。

（何　凡）

关键词

学习困难　早期信号　评估与诊断

7. 孩子学习困难的**早期信号**有哪些，家长该怎么办

孩子的学习困难往往在早期就会表现出一些信号，例如注意力不集中、阅读吃力、书写混乱或对数字概念模糊等。如果这些问题长期存在，可能不仅影响成绩，还会影响孩子的自信和心理健康。通过及

时发现这些信号，并进行专业的评估与诊断，可以更精准地找到原因并提供有效的帮助，让孩子更轻松地应对学习挑战。

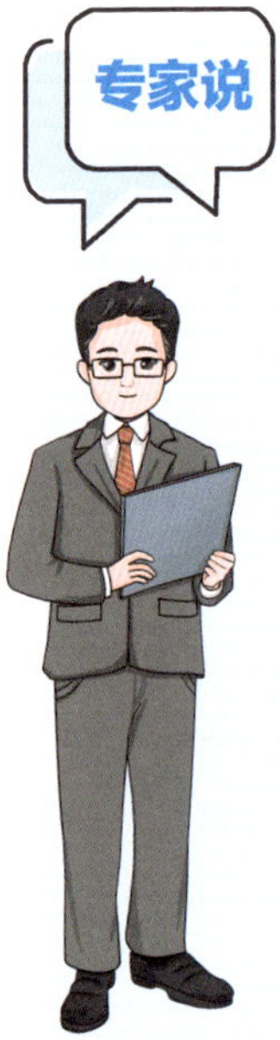

学习困难常常会表现出多种早期信号，家长和老师需特别留意孩子存在注意力不集中、缺乏学习兴趣和动力，阅读、书写或数学困难，记忆力差，情绪起伏大，甚至有多动、冲动、退缩、逃避学习等行为。需要注意的是学龄前儿童注意力不集中可能是日后发展为阅读障碍或计算障碍的前兆，而在此阶段进行学业干预往往效果不理想。此外，学龄前的孩子出现语言发育迟缓、表达困难等问题，也可能预示着他们在未来的阅读和书写表达上会遇到特定的学习障碍。

当发现孩子出现学习困难的早期信号时，家长无须过度惊慌，应冷静分析，找出问题根源。学习困难可能来自多种原因，例如学习环境嘈杂、干扰过多，孩子对学习内容缺乏兴趣、课程进度过快，或因学习习惯和作息问题影响了表现，抑或孩子在学校遇到困扰，例如与同学或老师的关系紧张。家长应耐心与孩子沟通，倾听想法，不盲目责骂，与孩子站在同一阵线，共同解决问题。另外教师应充分考虑学生个体差异，灵活调整教学策略，避免对存在困难的学生施压或呵斥，教师与家长及时沟通，家校联动，是帮助孩子解决学习困难的重要方式。如果排除外部因素后，孩子仍表现出显著学习障碍（例如，阅读、数学或书写困难）或伴随情绪问题（例如，焦虑、抑郁）及行为问题（例如，注意缺陷多动障碍、品行障碍），家长应尽早寻求专业评估与干预。明确诊断后，根据需求制定个性化方案，帮助孩子提升能力，改善心理状态，促进全面发展。

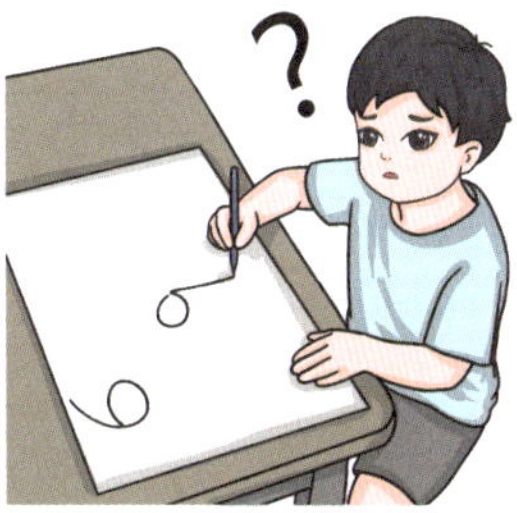

数字识别困难

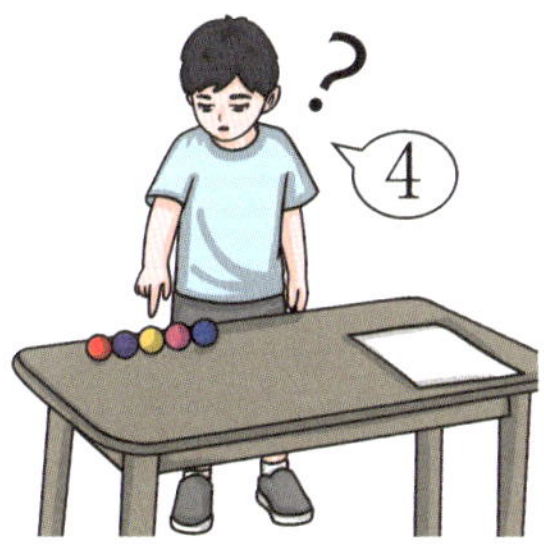

数数困难

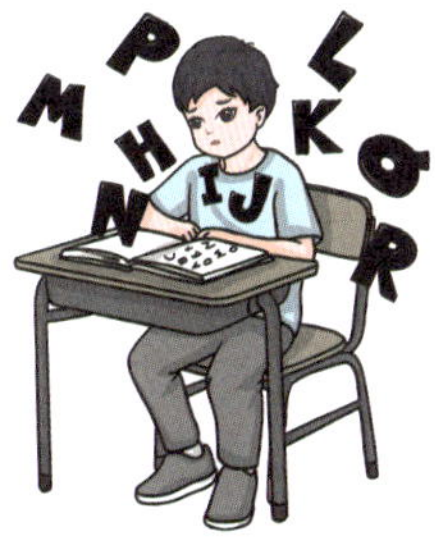

字母识别困难

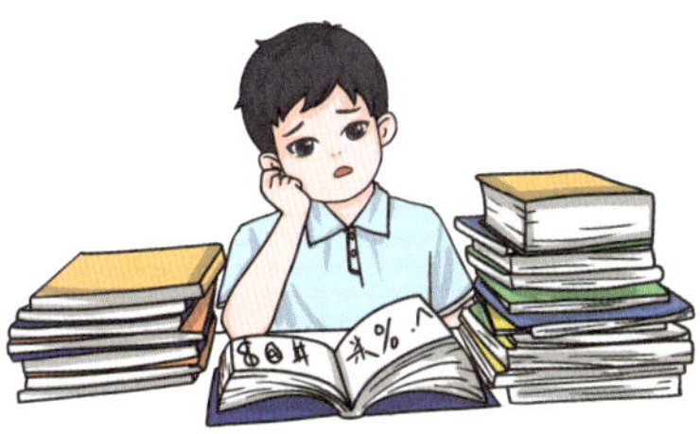

理解文字困难

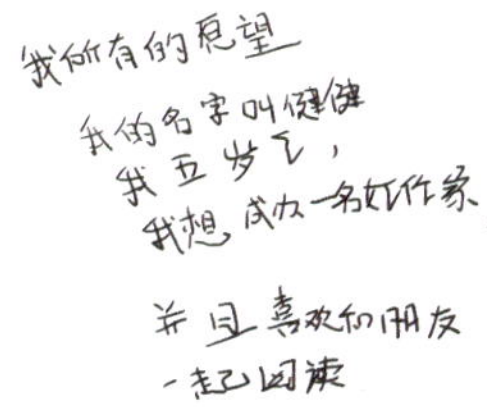

书写困难

（何　凡）

三

学习相关技能问题的预防与干预

8. 培养孩子良好的**学习习惯和技能**，家长该怎么做

关键词：学习习惯　技能培养　养育辅导

教育蓝皮书《中国教育发展报告（2018）》指出，中小学生自杀问题中，家庭矛盾因素占33%，学业压力因素占26%，而不少家庭矛盾的根源正是学业压力引发的恶性循环。在这种高压教育下，家长与孩子双方均易受伤害。相比接受孩子学习能力的不足，更难的是让家长反思和接纳自身的养育方式存在问题。

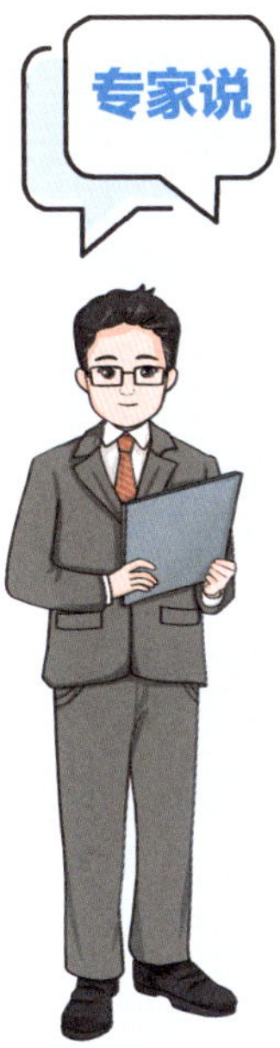

培养孩子的学习习惯和技能是一个循序渐进的过程，需要家长在环境营造、行为引导、情感支持等方面下功夫。

（1）营造良好学习环境：为孩子提供安静、整洁、舒适的学习空间，避免干扰源。建立和谐家庭氛围，避免争吵或冲突，为孩子营造心理安全感，让他们感受到无论成绩如何，自己都被爱的。同时家长应树立榜样，展示良好的学习态度和行为习惯。营造共同进步的氛围。

（2）建立规律学习时间：根据孩子的年龄和任务量，制定合理的学习时间表，劳逸结合，避免超负荷

学习。通过使用沙漏或定时器等工具培养时间观念，帮助孩子集中注意力。年龄较大的孩子可以学习制订学习计划，优先完成重要任务，从而逐步掌握时间管理技巧。

(3) 激发学习兴趣：将学习与日常生活结合，例如通过购物计算找零或写家庭日记，让孩子体验学习的实用性。利用教育类动画片或在线课程，激发孩子的好奇心与主动性，同时鼓励他们发展个人兴趣，拓展更广泛的知识领域。

(4) 培养学习技能：从小培养孩子的阅读习惯。从绘本开始逐步增加难度。教孩子记忆方法，例如联想记忆法或口诀记忆法，并利用规律复习巩固知识。通过数独或棋类游戏等活动锻炼逻辑思维能力。

(5) 鼓励孩子独立思考与解决问题：当孩子在学习过程中遇到问题时，不要直接告诉他们答案，而是要引导他们自己思考，寻找解决问题的方法，培养孩子的探究精神和创新思维。

(6) 适时给予表扬与奖励：对孩子的努力和进步给予及时肯定，奖励不必局限于物质，可以是一次游戏时间或真诚的赞扬，以激发自信与成就感。

健康加油站

高度焦虑的父母该如何调整自己的心态?

许多家长将孩子的成绩视为“头等大事”、生活中频繁催促孩子、攀比心作祟、过度担忧孩子的未来。这种高焦虑状态常导致家长情绪失控，不仅影响自身健康，也让孩子感到压迫。

首先，家长需要从“固定型思维”转向“成长型思维”。不要认为孩子现在学习不好就无望成才，孩子的成长有无限可能，读书并非唯一出路。接受孩子的普通，理解人生有多条轨道，每个孩子都可以在自己选择的道路上奔跑。其次，放下对孩子的绝对掌控感，给予更多信任与自由。让孩子逐步建立自主感，发展“我想要”的内在动机，而不仅是被迫完成任务。引导孩子发现兴趣，激发学习动力。最后，耐心倾听孩子的声音。当孩子表现出厌学时，找出原因，与孩子一起寻找解决方案。管理好自己的情绪，营造温暖和支持的家庭环境，让孩子感受到无条件的爱与接纳。焦虑的家长放松心态，才能为孩子的成长提供真正的助力。

（何　凡）

关键词

学习困难　早期干预　预后

9. 为什么学习困难要**尽早干预**

儿童的成长伴随着各项学习任务，学习成绩是儿童学习能力的体现方式之一，家长们也常常为此苦恼焦虑。近些年，越来越多的医院设立了学习困难门诊，许多家长带着孩子前来就诊，那么，学习困难为何要尽早干预呢？

专家说

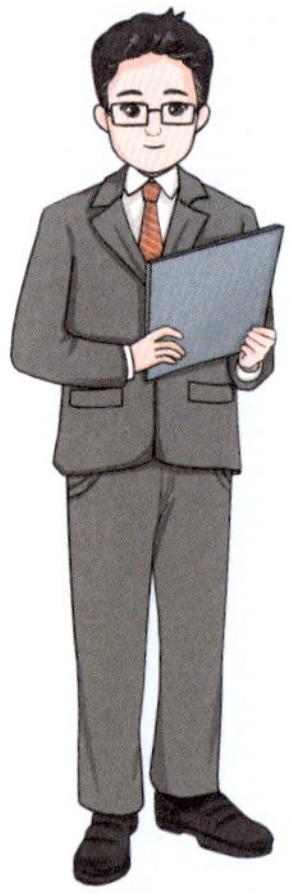

（1）早期识别是早期干预的基础：学习困难的原因有很多，例如儿童的学习习惯、学习动机、学习兴趣等，但还有一部分儿童，尤其当家长发现儿童的学习成绩与智力水平远不匹配时，需要关注是否受精神心理疾病因素的影响，例如常见的注意缺陷多动障碍，儿童抑郁障碍等，且近年来情绪问题越来越年轻化，需要家长予以重视，带儿童去医院及时就诊，预防疾病进一步发展。此外，有的儿童表现为一上学就身体不舒服，头疼、心慌、恶心、发热等，去了多家综合医院都查不出病因，让家长苦恼不已，这也有可能是心理问题的躯体化表现，需要家长、老师给予关注，带孩子及时就诊。

（2）早期干预能够改善远期预后：学习是儿童成长的重要方式，如果持续不进行干预，可能对儿童未来的学习及生活、社会功能等有较大影响，尽早识别学习困难的原因，及时进行个体化干预，如有必要，在专科医生指导下，进行药物治疗、心理治疗等，不仅可以最大程度上减少不良预后风险，也可以一定程度上减轻家庭及社会负担。

健康加油站

如果发现问题比较及时，在尽早干预后，孩子日后还可能成为“学霸”吗？

首先，我们需要了解儿童是否真的是因为疾病影响了学习，如果是因学习方法、儿童个体能力、学习兴趣等原因，在家长、老师给予一定帮助后，因材施教，相信儿童可以有一定的提升。但如果儿童是因为疾病所致，那么也要先评估疾病的严重程度，治疗后的疗效，结合个体基础，家庭、社会环境等因素来综合评估预后。临床工作中，不乏学习成绩优异的儿童，但临床更多见的是因此休学，难以顺利完成学业的儿童，我们希望家长、社会更加关注儿童的心理健康问题本身，对儿童给予更多的包容，至于是否能成为“学霸”，还有什么比孩子的身心健康更重要呢？

（何　凡）

10. 学习困难的常见的**训练和辅导方法**有哪些

关键词
学习困难　训练方法　干预

学习困难不仅影响儿童的学习成绩，也会影响儿童的社交、生活，进而影响儿童未来的发展。在学习困难的干预方面，除了在医院就诊治疗之外，后续的康复训练也极为关键。那么，学习困难的原因明朗之后，如何针对相应问题进行后续的康复训练？

专家说

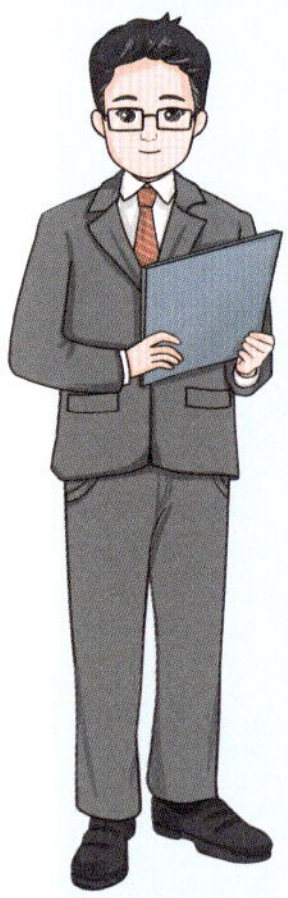

（1）首先，要根据儿童学习困难的特点及需求，制订个性化的学习计划。例如对于阅读困难的孩子，可以使用包含记忆、语言和表象训练的综合干预方案。对于有数学困难的孩子，执行功能训练、视觉空间工作记忆训练等都有一定的帮助，辅导时，可以通过结合实例来帮助儿童理解抽象概念。

（2）注意力在学习过程中有着重要的影响。在注意力方面，需要家长为儿童营造良好的学习环境，减少环境中的干扰因素，例如手机、电视等。市面上也有许多注意力训练小游戏可以作为选择，例如拼图、搭积木等，可以训练儿童的耐心、注意力、手眼协同能力等。此外，生物反馈治疗、数字疗法等新兴的治疗方法，正在越来越多地应用于儿童注意力、执行功能等认知功能的训练。

（3）家长可以对儿童进行时间管理，并进行时间管理的认知训练，鼓励儿童设置学习计划表等，对于注意力较差的儿童，可以采用短时段的高强度学习和频繁的休息模式。另外，可以建立奖励机制，提高儿童的学习动力。

（4）随着现代科技的发展，越来越多的教学辅助工具走进了大众视野，这些教育软件、应用程序可以为孩子提供给更生动的学习方式，并及时提供反馈。但应当注意电子工具的使用问题。

健康术语

生物反馈治疗（biofeedback therapy）

这是一种利用现代生理科学仪器，通过人体内生理或病理信息的自身反馈，使患者经过特殊训练后，进行有意识的“意念”控制和心理训练，从而消除病理过程、恢复身心健康的新型心理治疗方法。生物反馈治疗已经应用于注意缺陷多动障碍的治疗。

（何　凡）

关键词

学习困难　临床特点　预后

11. 学习困难可以**治愈**吗

学习困难是许多儿童在成长过程中可能面临的挑战，它不仅影响孩子的学业表现，还可能对其心理健康和社交能力产生一定的影响。不同原因导致的学习困难，干预方式与预后差异显著。作为家长，既要理性看待“治愈”的可能性，更要关注如何通过科学方法帮助孩子突破瓶颈。

专家说

学习困难的原因多种多样，包括神经生物学因素（例如，神经发育异常、神经递质失衡等）、环境因素（例如，营养不良、刺激缺乏等）、心理社会因素（例

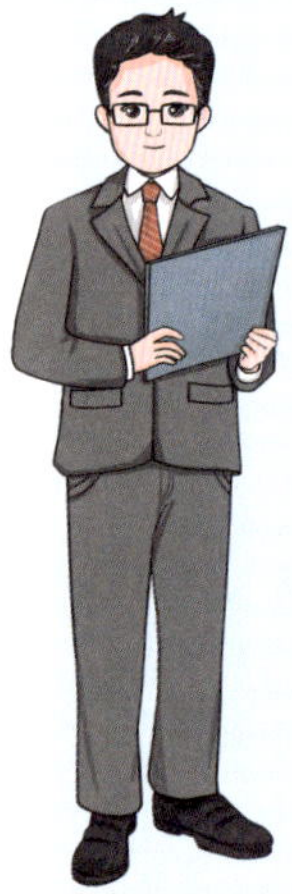

如，情绪问题和学校环境等）以及其他可能的因素。病因、共病类型、干预时间及方式等的差异决定了学习困难儿童的预后。

（1）注意缺陷多动障碍（attention deficit/hyperkinetic disorder，ADHD）伴学习困难： ADHD 是导致学习困难最常见的原因之一。若对 ADHD 进行早诊断、早干预，药物治疗辅以行为干预等综合干预，在控制多动、注意缺陷的基础上，辅以良好的学习习惯，帮助孩子克服学习上的困难，大部分孩子成绩会提升，学习困难大部分将获得改善。

（2）特定技能学习障碍： 这类儿童智力正常，但在语言、数学、书写、阅读等方面存在障碍，其学习困难可能无法“完全治愈”，但通过适当的干预和治疗，可以帮助儿童学会有效的策略来管理和应对他们的困难，并在学习和生活中取得成功。

（3）情绪问题伴短暂性学习困难： 抑郁障碍或焦虑障碍儿童受情绪困扰，在疾病严重期常伴暂时性学习困难。在优先治疗这些情绪问题之后，通过家校支持和辅助，儿童的学习困难可显著改善，甚至可完全赶上同龄人的水平。

（4）环境因素导致的短暂性学习困难： 儿童发育正常，但因家庭养育等环境因素导致未形成良好的学习习惯等，若家长及时调整养育策略，耐心培养其学习习惯和学习动机，及时鼓励学习上的每一个小进步，他们的学习困难是可以完全改善甚至“治愈”的。

总之，改善学习困难是一个系统性“工程”，是包括家长、学校、专业医疗机构、社区在内多方联动下的综合干预策略，直接影响最后的结局。首先，针对学习困难儿童，启动干预的时间越早，效果越好，且轻度者比重度者更容易得到改善；其次，干预方法应遵循科学、个性化的干预方案，这是至关重要的；最后，家庭的支持、理解和积极参与是孩子进步的关键。因此，学习困难的预后总体上是乐观的。大多数孩子通过适当干预和支持，能显著提高学习能力，克服学习困难，取得学业成功。部分孩子可能在某些方面持续存在挑战，但可以通过策略和辅助工具来应对。

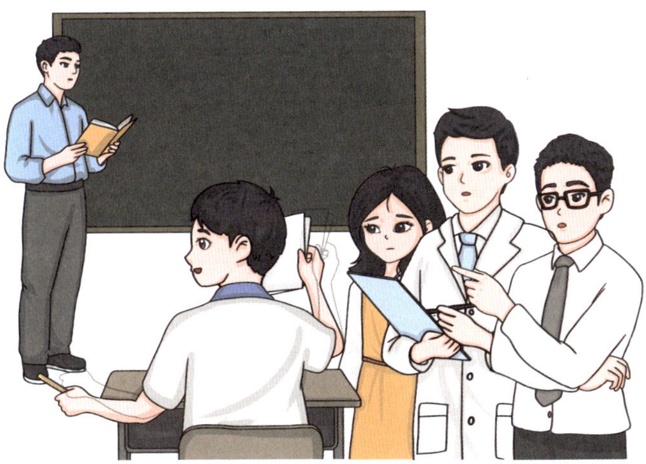

（朱　峰）

12. 为什么学习困难常会伴随其他心理或行为问题

关键词：学习困难 共病 习得性无助

孩子学习困难时，除了直接影响学习成绩，往往同时伴有焦虑、自卑、逃避学习甚至抗拒上学等，甚至与抑郁障碍、社交障碍等心理问题“共病”（即同时存在）。这种现象并非偶然，而是因为学习困难与心理行为问题之间存在复杂的相互作用，以下从科学的角度解析背后的原因。

专家说

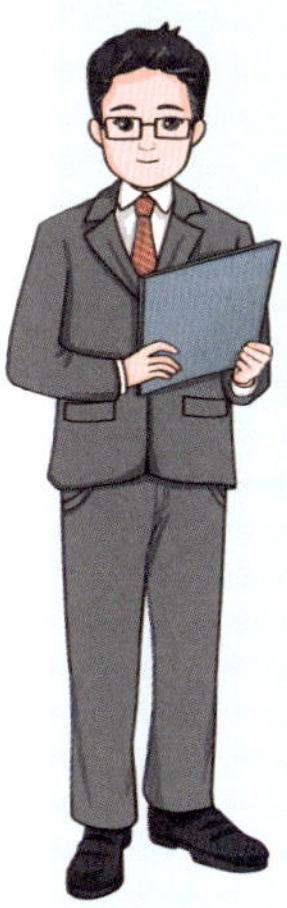

（1）学习困难如何“触发”心理问题？

学习困难并非单纯的能力不足，而是孩子在学习过程中长期受挫的结果。当孩子反复努力却无法取得预期进步时，大脑会进入“压力模式”——持续分泌应激激素（例如，皮质醇），导致情绪调节能力下降。此时，孩子容易出现以下反应：

1）抑郁情绪——努力无果的绝望感：长期的学习挫败会让孩子产生“习得性无助”，即认定自己无论如何努力都无法改变结果。这种心态会抑制大脑前额叶（负责决策和情绪管理）的活动，引发情绪低落、兴趣丧失等抑郁症状。若不加以及时干预，可能会发展成抑郁症。

2）焦虑情绪——越害怕，越出错：面对学习挑战，孩子可能因担心失败而过度紧张。焦虑会激活大脑的“杏仁核”（恐惧中心），抑制海马体（记忆中枢）的功能，导致原本掌握的知识也无法正常提取，形成“学得会，考不好”的恶性循环。

（2）心理问题如何“反噬”学习能力?

心理行为问题并非被动结果，它们会进一步削弱孩子的学习动力和认知资源：

1）自尊受损——自我否定的连锁反应：当孩子因成绩落后被贴上“差生”标签时，可能让他们感到自己不如别人聪明，这种自卑心理会降低学习主动性，甚至引发社交问题（因为害怕被嘲笑，可能拒绝参与课堂讨论或小组互动）。

2）逃避行为——压力下的本能防御：人类大脑在面对持续压力时，会本能选择“战斗或逃跑”。对学习困难孩子而言，“逃跑”表现为拖延（不到最后一刻不去做作业）、逃学或沉迷游戏。这些行为虽能短暂缓解焦虑，却会加剧知识断层，让后续学习更加吃力。

（3）生理与社会因素的“双重夹击”

1）神经发育差异——被忽视的生物学基础：部分学习困难与神经发育异常相关。例如阅读障碍者的大脑语言区连接较弱，注意缺陷多动障碍儿童的前额叶成熟较慢。这些生理差异本可通过针对性训练改善，但若未被及时发现，孩子可能因外界批评而陷入自我怀疑。

2）环境压力——来自家庭与学校的“隐形推手”：家长的过高期待、教师的教学方式单一、同伴间的成绩攀比，都可能放大学习困难的影响。例如一个因数学焦虑而分心的孩子，若被不断催促“多刷题”，反而会因压力过大导致效率更低。

学习困难伴随的心理行为问题，本质上可能是大脑在长期压力下的适应性反应。理解这一机制，才能避免将问题简单归咎于“不努力”。通过科学干预，帮助孩子重建对学习的掌控感，许多心理困扰也会随之缓解。记住，您的耐心与支持，是孩子走出困境最坚实的力量。

健康术语

习得性无助

这是心理学中的一个概念，指个体因长期经历不可控的挫折或失败后，形成“努力无效”的认知，从而主动放弃尝试、被动接受困境的心理状态。其核心机制源于对负面结果的归因偏差（例如，将失败归因于自身能力不足），最终导致动机丧失与情绪低落。

（朱　峰）

13. 如何管理学习困难儿童的冲动和注意力不集中问题

关键词

正向强化 认知行为训练 学校干预

学习困难儿童可能会伴有冲动行为，严重者可能影响班级的正常教学秩序，父母则疲于应付孩子冲动行为所带来的各种不良后果。同时学习困难儿童的注意力也存在明显问题，这种情况最常见于注意缺陷多动障碍（attention deficit/hyperkinetic disorder，ADHD），因此需要尽早干预和有效管理。

专家说

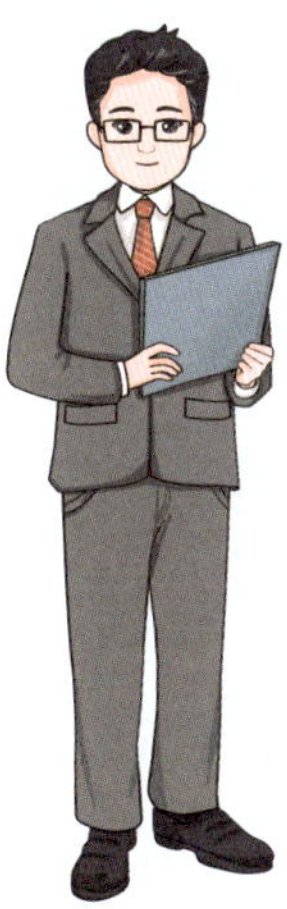

应从家庭、学校和专业层面进行管理。

（1）家庭管理：从日常细节入手。

1）结构化环境：减少干扰，增强掌控感。①物理环境：为孩子设立专属学习区，移除无关物品（例如，玩具、电子设备），用视觉提示（例如，计时器、任务清单）帮助明确目标。②时间管理：将任务拆分为 15~20 分钟的小段，每段结束后休息 5 分钟。例如“先做数学练习 3 道题，完成后可以玩积木。”

2）正向强化：用“小成功”激发主动性。①即时表扬具体行为：“刚才写作业时，你坚持了 10 分钟没离开座位，真棒！”②设立奖励机制：累计完成 5 次任务可兑换一次户外活动，避免用物质奖励取代内在动机。

3）情绪引导：教孩子“暂停与反思”。①当孩子冲动发脾气时，先带离刺激环境，用深呼吸或数数法平复情绪。②事后通过情景模拟训练：例如角色扮演“被同学抢玩具时该怎么做”，帮助建立替代行为。

（2）学校干预：创造适配的学习模式。

1）课堂调整：让教学更“友好”。①座位安排：让注意力不集中的孩子坐在教室前排，靠近教师以便及时提醒。②任务适配：允许口头回答替代书写作业，或提供分段式学习材料（例如，带步骤提示的数学题）。

2）行为契约：明确规则与期待。例如与孩子共同制定简单规则，例如“举手后发言”“完成作业再玩耍”，并用贴纸或积分记录进步，每周兑换集体奖励（例如，班级额外活动时间）。

3）运动干预：释放多余精力。例如课间安排跳跃、拍球等大肌肉活动，或在课堂中加入 1 分钟“伸展时间”。运动能促进多巴胺分泌，短期提升专注力。

（3）专业支持：必要时借助科学工具

1）认知行为训练：重塑大脑反应模式。例如通过游戏化任务（例如，找不同、数字追踪）锻炼工作记忆和抑制控制能力，每周 2~3 次，每次 20 分钟。

2）正念练习：提升自我觉察力。例如引导孩子每天进行 5 分钟“身体扫描”或“呼吸观察”，帮助他们在分心时快速回归任务。

3）医学评估：排除潜在生理因素。例如若问题严重影响生活，可就医排查听力障碍、睡眠问题或注意缺陷多动障碍，并在医生指导下结合行为疗法或药物治疗。

冲动与注意力问题并非不可改变。通过结构化的环境、正向激励和专业训练，孩子能逐步学会自我管理。家长和教师需保持耐心，避免标签化指责，而是将挑战视为成长的契机。记住，每一次小小的进步，都在为孩子的未来积累能量。

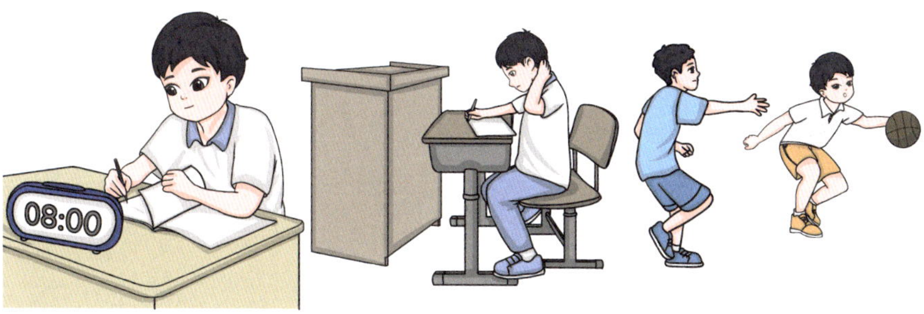

在家庭，儿童学习时，设置闹钟　　在学校，儿童被安排在靠讲台位置，方便教师实施监督　　在操场，儿童参加大运动锻炼

（朱　峰）

14. 如何应对学习困难儿童的**情绪**问题

关键词：学习困难　情绪问题　正面管教

学习困难儿童的情绪问题常被忽视。但这些情绪如同“暗流”，直接影响孩子的学习动力和心理健康。面对孩子的沮丧、焦虑或自卑，家长需通过科学方法帮助孩子建立情绪调节能力。

专家说

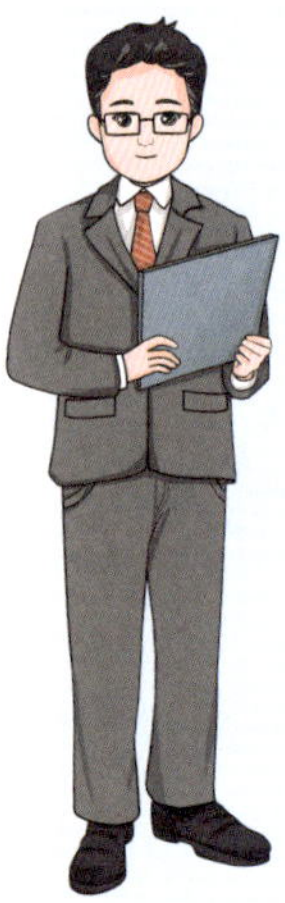

情绪问题是孩子发出的“求助信号”，而非故意对抗。正面管教是应对学习困难儿童情绪问题的有效方法之一，它强调“联结先于纠正”，即通过积极的沟通和支持来帮助孩子建立自信和自我价值感。家长可以通过以下方式实施正面管教：

首先，做到“倾听与共情”。倾听孩子的感受和想法，给予他们充分的理解和尊重。当孩子遇到学习困难时，家长应耐心倾听他们的困惑和挫折感，而不是简单地批评或否定。例如当孩子哭诉“我讨厌数学”时，先回应感受：“你觉得数学很难，有点害怕对吗？”而非直接说“多练就会了”。

其次，善用“情绪标签法”。鼓励孩子表达自己的情绪（例如，“我现在很生气”），而非通过摔东西发泄。并教会他们适当的情绪调节技巧（可借助情绪卡片游戏，让孩子学会识别愤怒、沮丧等状态）。此外，帮助孩子设定合理的学习目标（例如，小目标激励：将“考 90 分”改为“每天独立完成 5 道题”），并在他们取得进步时给予积极的具体反馈和奖励（例如，对孩子说“你坚持了整整一周，真有毅力！”），增强他们的自信心和学习动力。

最后，建立“家庭会议制度”。营造一个支持和理解的家庭环境，例如每周一次全家讨论，让孩子表达学习中的困难，共同制订改进计划（例如，每天作业前先玩 10 分钟积木放松）。让孩子感受到家庭和学校的关爱和接纳，从而更好地应对情绪问题。

学习困难儿童的情绪问题，需要家长像“园丁”般耐心培育，而非“木匠”般直接雕凿。通过理解、支持与科学引导，孩子不仅能改善情绪状态，更将收获直面挑战的勇气。记住，您的接纳与信任，是孩子情绪世界最温暖的阳光。

健康加油站

为什么关注学习困难儿童的情绪问题如此重要？

首先，良好的情绪状态是学习的“加速器”。当孩子情绪稳定、心情愉悦时，大脑前额叶（负责专注和思考）才能高效工作，更易集中注意力、提高学习效率。反之，长期焦虑会激活“杏仁核”（恐惧中枢），导致注意力涣散、记忆力下降。

其次，良好的情绪是预防心理问题的“防火墙”。持续的情绪压抑可能会导致抑郁障碍或焦虑障碍等问题。通过早期干预，可以帮助孩子建立“心理弹性”，增加积极的自我认知，培养乐观、坚韧的性格，在挫折中更快恢复。

最后，情绪管理是培养终身受益的能力。良好的情绪管理能力不仅是学习需求，更是孩子未来建立健康人际关系、职业发展的核心技能。一个能冷静分析失败的孩子，比只会逃避的孩子更具成长潜力。

（朱　峰）

15. 家长该如何帮助学习困难的孩子

家长在孩子的成长过程中扮演着至关重要的角色。它不仅是孩子情感的归宿，也是他们面对学习挑战时的重要支持力量。在冲突的、不和谐的家庭环境中成长的学习困难儿童，会体会到更多的困惑和压力，对其心理发展也极为不利。因此家长可以从改进养育方式做起，帮助孩子摆脱学习困难。

专家说

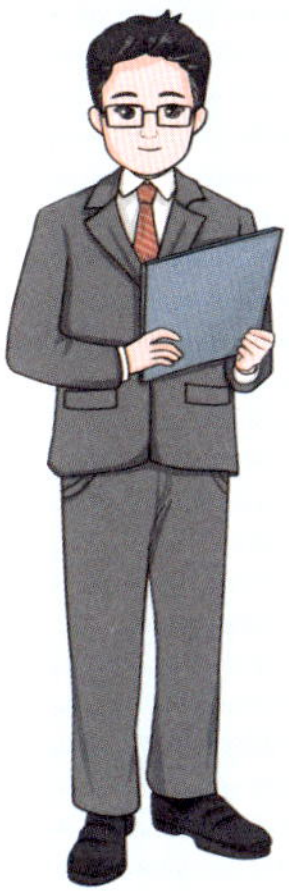

首先，家长要为孩子提供情感支持和安全感。一个充满爱与支持的家庭氛围能够让孩子感受到被接纳和理解，这种情感上的安全感和归属感是他们面对学习困难时不可或缺的勇气来源。父母的鼓励、关心和理解，能够帮助孩子建立自信，让他们相信自己有能力克服学习上的难题。

然后，家长应为学习困难孩子提供更多的学习渠道。家长可以通过创造积极的学习环境，例如提供安静、舒适的学习空间，制定合理的作息时间表，以及积极参与孩子的学习过程，来帮助孩子更好地投入学习。还可以根据自己的知识或寻求外部资源，为孩子提供必要的学习辅导和支持，帮助他们解决学习中的困惑。

还有，家长可以通过榜样作用影响孩子的学习态度。父母是孩子的第一任老师，他们的言行举止无时无刻不在对孩子产生着潜移默化的影响。一个热爱学习、积极向上的家庭氛围，能够激发孩子的好奇心和求知欲，培养他们良好的学习习惯和态度。

健康加油站

家长在孩子学习与成长中的关键作用有哪些?

家长在整个家庭中要努力营造和谐的家庭氛围，避免紧张气氛，减少孩子的焦虑。父母要给予孩子充分的鼓励和包容，树立孩子的自信心，避免过分着急或否定。为孩子积极提供安静、整洁、有序的学习空间，减少不必要的外界干扰，鼓励孩子独立完成作业。针对孩子的学习特点，制订可行的学习计划等，教导孩子建立良好的学习习惯，例如按时完成作业、做好预习和复习等。另外，在关注孩子学习的基础上，也要注重孩子心理素质与情感发展的培养，提高抗挫抗压的意志力。对于共患注意缺陷多动障碍、抑郁、焦虑等问题的孩子，要积极寻求专业的医学帮助。家长对学习困难孩子的作用是多方面的，他们既是孩子学业上的指导者，也是孩子心灵上的支持者，更是孩子走向成功彼岸的最重要的人生导师。

（朱　峰）

16. 老师如何帮助有**学习困难**的孩子

在教育的广阔天地里，每个孩子都是独一无二的“种子”，他们以自己的节奏和方式成长。学校和家庭是孩子学习成长的核心环境，正如一些家长所说“孩子更愿意听老师的话”，这背后体现的不仅是老师的权威，更是他们对孩子成长的深切关怀。他们不仅是知识的传递者，更是心灵的引路人，通过一系列的学校干预的策略和方法，帮助这些孩子一定程度上克服学习困难。

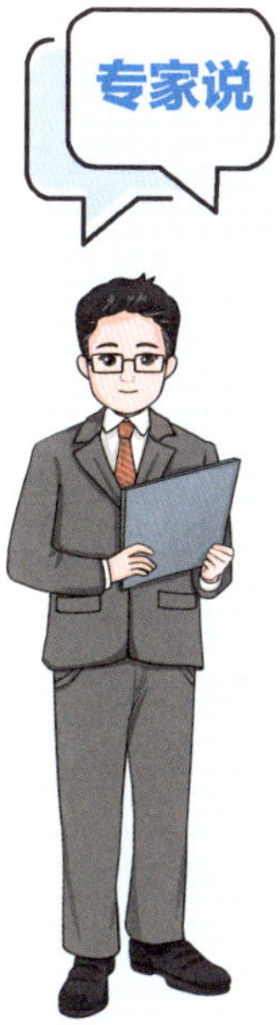

（1）识别与理解：老师需要锻炼敏锐的观察力，通过学生的课堂表现、作业情况、考试成绩等及时发现学生的学习困难，并主动与学生及其家长沟通，了解具体情况，尽可能获取专业的评估报告，有助于制订精准有效的帮助计划。

（2）制定个性化教学策略：学习困难学生之间是存在差异的，老师应采取个性化的教学策略，进行差异化干预，真正做到因材施教。可在班级内实施分层教学，为不同能力的学生设计不同难度的任务，制定不同的目标，确保每个学生都能在适合自己的水平上得到提升。

（3）情感支持与心理干预：老师应给予他们充分的情感支持和理解。通过日常的关心、倾听和鼓励，与学生建立起基于信任的师生关系，让学生感受到被尊重。当发现学生的心理问题超出自己能力范围时，应及时与家长沟通，共同寻求专业的帮助。

（4）家校合作：老师应定期与家长交流学生的学习进展、困难及改进措施，共同商讨最佳帮助方案。向家长普及学习困难的相关知识，提供家庭辅导的建议和方法，鼓励家长以积极的态度参与孩子的学习过程。

健康术语

差异化干预

差异化干预是教育学中针对学习困难儿童设计的支持策略，指通过系统评估学生的能力、需求及学习特点，为其定制分层教学目标、调整教学内容与进度，并匹配适应性教学方法（例如，差异化任务、个别化辅导），同时融入情感关怀与家校协同，确保学生在符合自身发展水平的路径中实现有效学习与心理成长。

（朱　峰）

四

多动症的识别与评估

17. 孩子哪些表现**提示**可能有**多动症**

关键词：注意缺陷多动障碍　临床特征　流行学

注意缺陷多动障碍（attention deficit/hyperkinetic disorder，ADHD）又称“儿童多动症（hyperkinetic syndrome of childhood）”，生活中人们常简称为“多动症”，主要表现为过度活动、注意力难以保持集中以及行为情绪冲动，这些特征通常显著偏离同龄孩子的平均水平，并对孩子的生活、学习及社交带来不利影响。全球流行病学调查显示多动症的发生率在不同地区较为一致，大约是学龄儿童的5%。

专家说

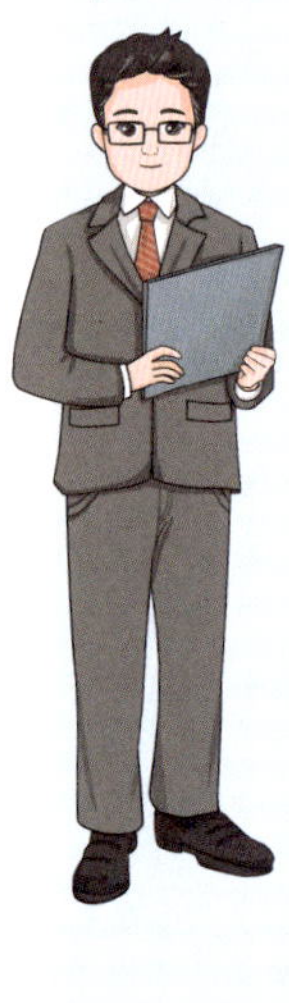

多动症的核心表现主要是与年龄不相称的过度活动、注意力不集中和冲动。这些症状在不同年龄阶段的表现可能有所不同：

（1）学龄前期：以多动症状表现突出，孩子表现坐不住，经常站起来活动，坐着扭动、小动作多，尤其是在需要静坐的场合更为明显；在纪律要求宽松的场合活动量可能更大，经常跑来跑去，像装了发动机一样停不下来，话多吵闹。

（2）学龄期：随着学习要求的增加，注意力难以集中的问题逐渐凸显。孩子难以长时间集中注意力听老师讲课，一节课听不了20分钟，容易分心，别人跟他讲话常感到他心不在焉。他们很难完全按老师要求做事，写作业拖拉，常常需要父母督促才能开始，作业潦草马虎，经常粗心出错，另外，他们组织能力较差，书包书桌物品杂乱，经常会找不到学习生活必需要用的东西，也经常忘记父母、老师分配的任务。

（3）青春期：多动症状可能有所减轻，孩子可以控制自己的行为遵守课堂纪律，但仍可能存在主观上坐立不安感，而另一方面，注意力不集中的问题可能持续存在，在面临更多的学习任务时对学业成绩产生更大的影响。

健康加油站

多动症孩子还会合并其他问题吗？

多动症的孩子常常会合并各种精神心理问题，60% 以上会合并一种或更多的精神共患问题，包括对立违抗、打架说谎等行为问题，焦虑、抑郁等情绪问题，睡眠问题，抽动障碍，社交障碍，手机网络成瘾，以及执行功能障碍、情绪调节障碍等。共患问题的发生可能跟年龄有关，大致可以分成两类：一类儿童以外化的行为问题为主，在儿童期表现对立违抗，随着年龄增大可能发展为品行问题，到成人期合并人格障碍；另一类以内化的情绪问题为著，儿童期表现为焦虑紧张，逐渐发展为抑郁症状、手机游戏成瘾或吸烟饮酒等物质滥用问题。也有些严重者可以同时共患多种问题。

（杨　莉）

18. 为什么孩子上课总是**坐不住**

关键词

多动症　注意缺陷多动障碍　病因

学龄的孩子们，在课堂上老师常常发现有些孩子总是坐不住，或者下座位跑到教室后面去，或者在座位上摸这摸那，不能专注在学习上。这种坐不住的表现背后的原因是什么呢？

专家说

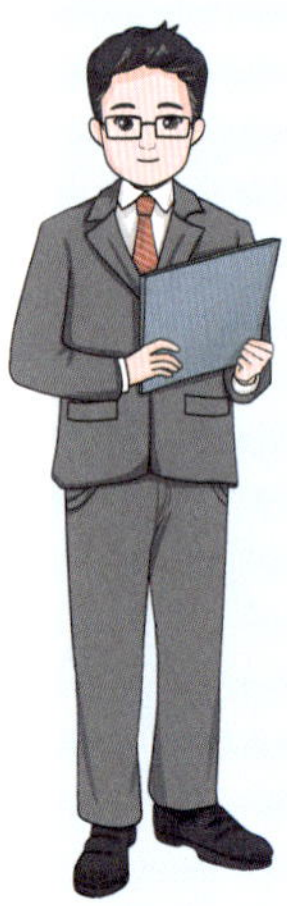

（1）一般孩子在 6 岁进入小学后，开始接受遵守课堂纪律的训练，40 分钟的课堂需要安静坐在座位上，以便专心听老师讲课，学习知识。刚进入小学的孩子，课堂规则意识的建立需要一个过程，上课下座位、跑到教室后面、站起来、或和同学说话可能是常见的现象，不一定是异常的。通过明确课堂纪律要求，大部分孩子在上学之后的第一个学期可以逐渐适应，做到上课时遵守课堂纪律并安静坐在座位上。

（2）如果在反复明确了纪律要求的情况下，孩子仍然坐不住，则需要警惕是否存在注意缺陷多动障碍（ADHD），即大家常说的“多动症”。这些孩子往往能够理解并认同课堂纪律要求，但是常常控制不住自己的行为。当被问及时，他们会表示“忘了”，并对自己的行为感到后悔，但很难改正。这种行为往往被老师和家长误解为故意犯错。

（3）现代科学研究发现，“多动症”是一类脑发育障碍。由于控制行为的大脑前额叶发育相对滞后，这类孩子的自我控制能力较弱，行为表现往往比实际年龄小 2~3 岁。因此，即使进入小学，他们仍然像幼儿园的孩子无法安静坐在座位上。

健康术语

前额叶

前额叶是指人类大脑靠前的部分，是人脑的高级控制中枢，与注意、记忆、行为和情绪的控制都有密切关系。研究表明多动症儿童大脑前额叶发育落后，其皮质厚度达峰时间比同龄儿落后 2~3 年。

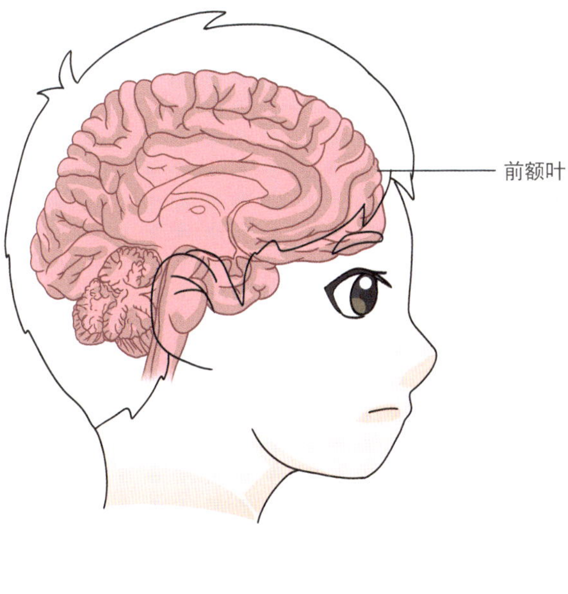

（杨　莉）

心理健康系列

19. 为什么孩子有**多动行为**，不一定是**多动症**

关键词：活泼好动　多动症　鉴别诊断

多动并非多动症的独特表现，相反，很多正常和异常的情形都可以表现出多动行为，这些行为既可见于性格活泼的孩子，也可见于多种精神、躯体疾病的患儿，因此需要加以区分。

专家说

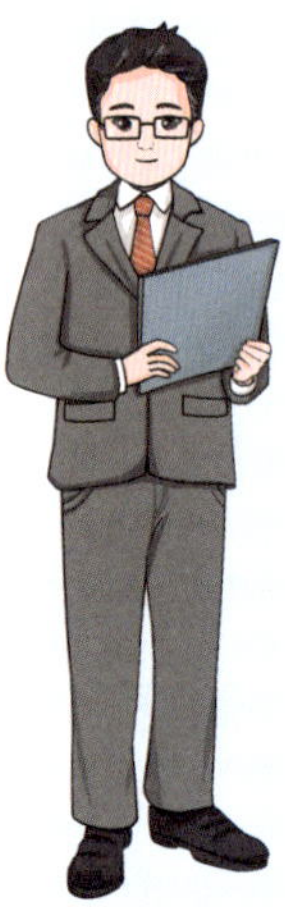

（1）多动症儿童与典型活泼好动儿童的区别：多动症儿童的多动和注意力不集中在典型活泼好动的儿童也可能存在。不同之处在于多动症儿童的表现往往更为严重，在多个场合出现，对日常生活、学习、社交造成明显干扰。而活泼好动儿童的多动或注意力分散通常较轻，只在某个特定的场合出现，例如在操场活动时，或在课堂上老师允许自由发言时。而在有严格纪律要求的场合，他们可以很好地控制自己的行为，遵守纪律规则，不会对生活和学习产生不良影响。

（2）多动症与智力发育障碍的区别：多动症儿童由于课堂行为表现影响学习效果，加之合并的认知受损，常常表现学习成绩欠佳，容易被老师和家长认为不聪明、智力水平不高。实际上不同于智力发育障碍，多动症儿童的智力一般在正常或略低的水平，相关的智力测试可以帮助判断。

（3）多动症与孤独症的区别：尽管多动症和孤独症的主要表现存在明显的差异，多动症以多动、注意力不集中、冲动为主，孤独症以社会交流交往困难和重复刻板行为为主，但两者常常同时存在。约一半的孤独症儿童可能同时存在多动症表现，或多动的行为掩盖了孤独症的特点，这需要仔细观察评估核心表现，才能准确区分。

（4）多动症与特殊学习技能障碍的区别：特殊学习技能障碍的儿童与多动症类似，可能表现出学习困难。但特殊学习技能障碍的孩子往往是在某一方面学习技能发育落后，例如阅读障碍、书写障碍、计算障碍等。如果存在特殊学习技能障碍方面的相关表现，需要借助相应特殊的学习技能测试进行评估。

健康加油站

除了上述情况，多动症还需要与哪些问题鉴别？

除了与健康活泼儿童以及其他神经发育障碍的儿童进行区别，多动症还需要与其他精神、躯体和神经系统疾病相鉴别。例如贫血和甲状腺功能亢进可能有多动、注意分散、冲动表现；视力、听力问题、癫痫、颅脑外伤也可能表现类似多动症的症状；焦虑抑郁及精神分裂症早期，都可能有注意力不集中、多动的表现。这些问题需要专业的医生进行评估，并通过实验室检查排除其他类似情况。

（杨　莉）

20. 为什么孩子只有**注意力不集中**，也可能是**多动症**

关键词

多动症　临床特点　注意缺陷型

多动症有三种临床表现：一部分孩子既有多动冲动也有注意力不集中，属于混合表现；一部分孩子仅表现为注意力不集中，不伴多动，属于注意缺陷为主的表现；还有少数孩子仅有多动冲动，注意力状况尚好，属于多动冲动为主的表现。

专家说

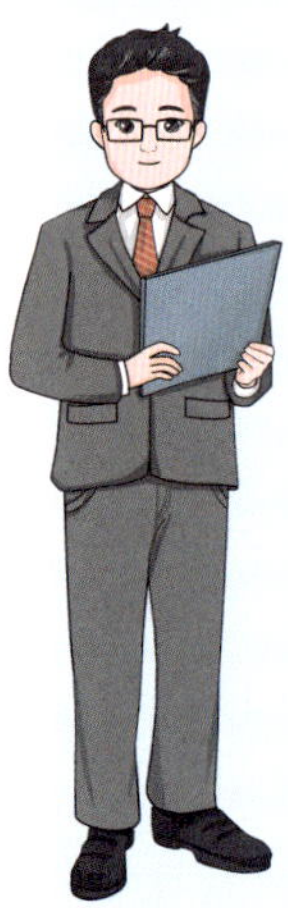

以注意缺陷为主要表现且不伴多动的多动症并不少见，约占 40% 以上。这些孩子在上课或写作业时，很难在较长时间保持专注，无法达到同龄人应有的水平，容易因无关刺激分心。他们常常显得心不在焉，跟其说话时似听非听，需要多次重复才能引起注意。他们在组织学习任务上存在困难，写作业需要督促，很难按时按要求完成作业，常因粗心而出错，甚至找不到生活学习必需品，对于嘱咐他们做的事也常常记不住。这些孩子可能并没有明显的多动行为，他们表现安静，有时可能被老师当作听话的小孩，却没有发现他们常常走神。注意力不集中的问题可能影响他们的学业表现，到小学高年级或中学阶段常常表现出学习困难，学习成绩无法达到智力应有的水平，随之还可能出现焦虑、抑郁，或厌学、手机游戏成瘾等问题。

近年来的研究显示，以注意力不集中为主要表现的多动症和伴有多动表现的孩子，在高级认知能力、脑结构与功能，甚至遗传基础方面都没有显著差异，提示他们本质上是同一类问题。实际上，他们共同存在大脑抑制功能失调的情况。大脑控制行为和注意力的功能主要由前额叶完成，无论是以注意力不集中为主要表现还是伴有多动表现的儿童，都存在前额叶厚度发育迟缓，前额叶参与的执行控制网络和大脑默认模式网络功能失调。在病因机制上的高度一致使专家们认识到，以注意力不集中为主且不伴有多动，同样可能是多动症的表现。

健康术语

默认模式网络（default mode network，DMN）

这是指在安静状态下自发活动的一组大脑区域，包括大脑前、中、后和内部的一些脑区。在执行任务时，默认模式网络的活动会减弱，以减少对任务相关脑网络活动的干扰。

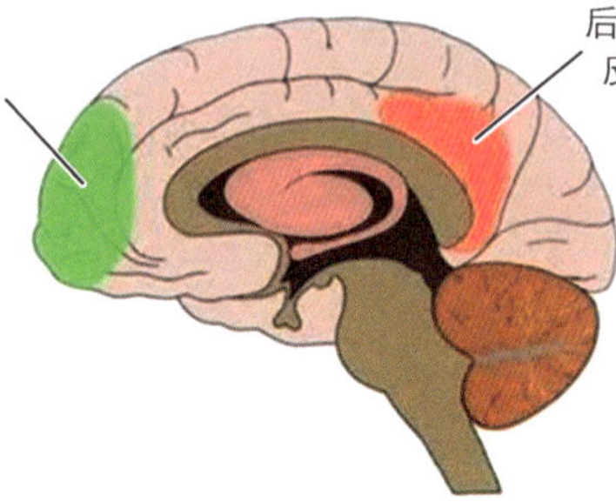

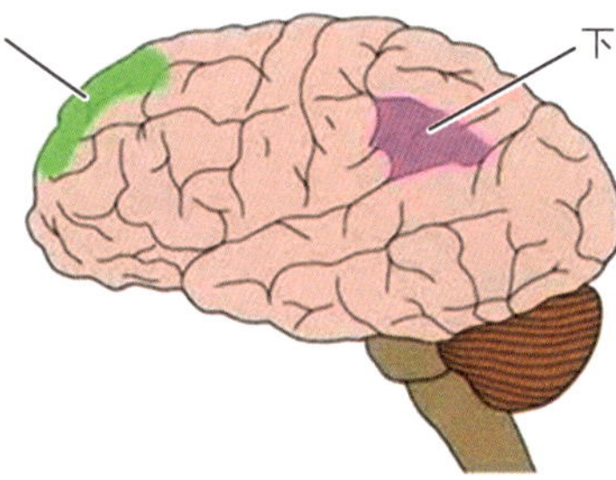

（杨　莉）

关键词：多动症　主动注意　被动注意

21. 为什么多动症孩子**看动画片**注意力很集中，**看书**却不专心

家长常常反映，多动症的孩子在看动画片、玩手机游戏时注意力很集中，也能维持很长时间。一旦涉及看书学习，他们的注意力就难以持久，容易分心。因此，家长们往往认为孩子主观上不努力，进而

质疑注意缺陷障碍的诊断。但实际上，这是一个误区，因为看动画片与看书学习所涉及的分别是被动注意与主动注意这两个不同的系统。

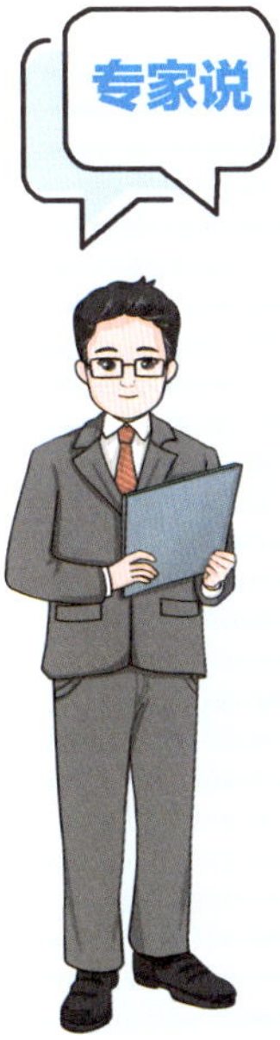

在探讨多动症的注意力不集中时，我们需要注意其核心的特征。多动症的注意障碍主要是持续注意的障碍，表现为持续注意的时间较同龄儿缩短。例如以小学阶段的孩子为例，他们的注意力通常持续的时间是 20~30 分钟，而多动症的儿童可能只有 10~15 分钟。此外，注意力持续的时间并非固定不变，它会受到兴趣、动机、外界干扰等多种因素的影响。一个常见的现象是，儿童在看动画片和看书学习时注意力集中的时间存在显著差异，其主要原因是这两种活动分别涉及被动注意和主动注意两种系统。

（1）被动注意系统：孩子在看动画片时，激活的是被动注意系统。由于动画片画面不断变化，持续提供变化的视觉刺激，信息从感官输入，自下而上地传入中枢控制系统，使中脑网状结构、丘脑、至大脑皮质保持持续激活，从而使孩子可以长时间观看一部动画片。

（2）主动注意系统：孩子在看书学习时需要主动集中注意力并稳定在一项任务上，这就涉及了大脑高级皮质自上而下的控制系统，涵盖大脑前额叶、顶叶、颞叶、边缘系统、脑干网状结构以及丘脑等区域。这是一个主动耗能的过程，相较于被动注意，更难以维持，特别是当学习任务较为枯燥时。多动症儿童的主动注意系统受损更为明显，面对同龄人能够应对的枯燥学习任务，他们更容易走神、难以长时间安坐，甚至表现烦躁。但他们也并非总是如此，当学习任务有一定趣味性或是他们感兴趣的内容时，注意力可能短时间恢复正常，因此多动症儿童的特征性表现是持续注意力的不稳定状态，在完成持续注意测试时反应时快时慢变化大，是多动症的核心特征。

健康加油站

了解多动症的注意特征有什么意义？

了解多动症的注意特征对于正确的诊断和治疗具有重要意义。在诊断方面，不能仅仅因孩子在看动画片、玩游戏注意力能够集中，就排除注意障碍的诊断，应该合理控制动画片、手机游戏等屏幕使用时间，重点关注孩子在生活学习中大多数时间的表现。在治疗干预方面，应有意识地训练孩子主动注意的能力，逐步延长主动注意的时间。专业的治疗方法，例如不同形式的神经反馈治疗，就是通过强化自上而下的主动注意控制来达到治疗目的。

健康云课堂

为什么多动症孩子看动画片注意力很集中，看书却不专心

（杨　莉）

22. 为什么多动症的孩子 **脾气大**

关键词
多动症　冲动性　情绪调节

多动症儿童的核心症状之一是冲动，包括行为冲动和情绪冲动。情绪冲动表现为容易情绪爆发、难以控制情绪，并常常表现一定的攻击性，容易与伙伴发生冲突，影响伙伴关系。

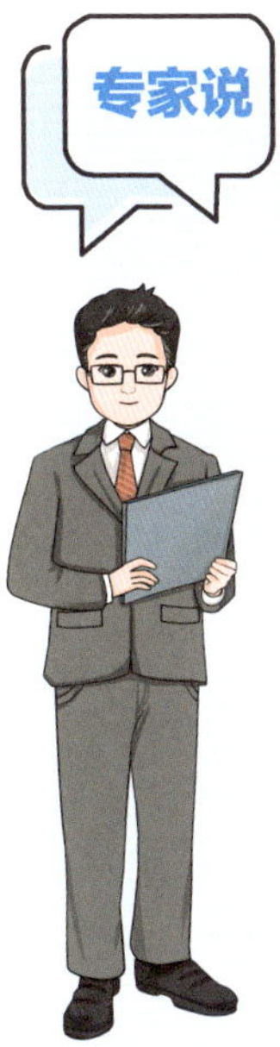

多动症儿童的行为冲动表现为急于做出反应，常常不思考就行动。他们缺乏耐心，在需要排队轮流做的事上很难等待；上课经常不举手就发言；别人跟他说话时常常不等别人说完就接话；还常常打断别人正在进行的游戏或谈话。多动症儿童的这些行为常常被认为是鲁莽、不礼貌的，给他们的人际关系带来很多困扰。

除了行为冲动，多动症儿童常常存在情绪失调问题。ADHD 家庭的婴儿可能在 6 个月时的情感反应就与一般婴儿不同，他们在手臂被限制时，发出更多负性声音，而面向静止面孔时，缺少寻求注意的行为。一般人在受到外界环境刺激时，虽然都会出现情绪波动，但通常其强度会在一定范围之内。多动症儿童情绪失调的强度常常超过一般人的程度，表现更为激烈，具有一定的破坏性。根据情绪升起和消退的速度，多动症的情绪失调可以分为三种表现形式：第一种情绪达到峰值和消退的速度与一般人相似或稍快，但达到顶峰的情绪反应强烈，情绪反应之后会跟随激动的行为反应；第二种情绪达到峰值和消退的速度都很快，也是先有情绪反应，随后出现行为反应；第三种情绪达到峰值速度很快，但消退较慢，行为反应可能先于情绪反应，这一类儿童往往具有更强的攻击性。

多动症儿童的情绪失调有一定的遗传基础，特别是一种与多动症密切相关的神经信号物质——去甲肾上腺素系统的基因，可能与情绪失调相关。脑内负责情绪的脑区多位于大脑深部，例如杏仁核。杏仁核与大脑前额叶皮质的功能相关性越弱，前额叶对情绪的控制力越差，越容易出现脾气爆发的情况。而大脑的功能相关性是受到遗传基因调控的。

健康术语

情绪失调

这是指个体在情绪的产生、体验、表达和调节过程中出现的功能障碍，表现为情绪反应的不稳定、不适应或过度，从而无法有效地管理和调整自己的情绪状态，影响个体的心理健康和适应能力。

（杨　莉）

23. 长大后，多动症就能好了吗

关键词：多动症　发病率　预后

很多家长发现，随着年龄的增长，多动症孩子的症状也在逐渐发生变化，有的或许看起来症状减轻了，“缓解”了，有的孩子或许看起来反而加重了，甚至合并了脾气暴躁，社交变差的情况。为什么会有这种现象呢，作为家长我们能做什么呢？

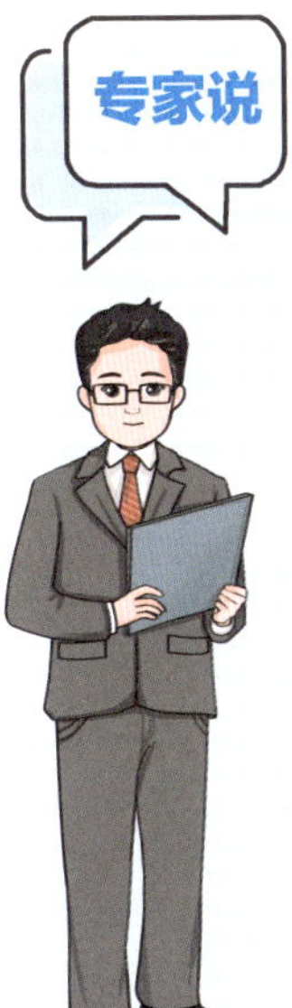

（1）据最新的追踪数据显示，多动症孩子长大后症状会发生变化，仅有大约 10% 的孩子进入青春期至成年期后症状会自然缓解，约 10% 的多动症症状会一直持续到成人期，10% 左右部分缓解，大多数症状呈时轻时重的波动状态。注意，即使是“症状”缓解，也就是表面看上去，这个大孩子或者大人，坐得住了，不乱跑了，也能勉强按时完成布置给他的任务，但是他的认知功能，与同等智力水平的人相比，是受损的。例如缺乏行为自控力，情绪的调节管理能力欠佳，缺乏组织条理性，时间观念比较薄弱等，并且由于其多动症的症状引发的社交问题和情感问题更不容忽视。

（2）对于多动症的孩子来说，要积极进行治疗，医生会询问家长很多关于孩子平时表现的问题，然后会建议孩子完成一些相关的检查，例如脑电图排除脑器质性问题，一些问卷评估调查孩子平时的状况，以及注意力的检查，可能还有智力检查评价孩子的学习潜能以及观察孩子在完成任务时的注意力情况等。最后医生会根据家长汇报的情况和转述老师的反应，孩子在诊室内的表现，孩子在测试中的表现，综合评价，得出孩子是否存在多动症的结论，治疗上可以进行药物治疗、行为心理治疗，配合家庭治疗。通过科学的训练，在经过一段时间的治疗后能够取得比较好的改善，定期复诊随诊，减轻多动症给孩子带来的负担，以免影响孩子的健康发展。

健康加油站

注意缺陷多动障碍的孩子有多少？

有 3%~7% 的学龄期儿童存在注意缺陷多动障碍，因此大约 20 个孩子当中会有 1 个孩子遭受着 ADHD 的困扰。这就意味着，在一个 30~40 人的班级中，如果和同班同学相比，孩子上课时注意力的表现，完成作业的效率和正确率，以及遵守教室规则的行为，属于比较明显的表现欠佳的 3-4 个孩子之一的话，那么很有必要带孩子明确是否存在 ADHD 的诊断。

（陈　旭）

24. 儿童多动症与学习困难之间有什么关系

关键词

多动症　学习困难

多动症儿童在学习时可能表现出难以集中注意力、不能遵守课堂纪律、记忆力差、组织能力弱等问题，上述这些表现可能直接影响到他们的学业表现。孩子的这些学习困难问题常常让家长感到焦虑及无助。

专家说

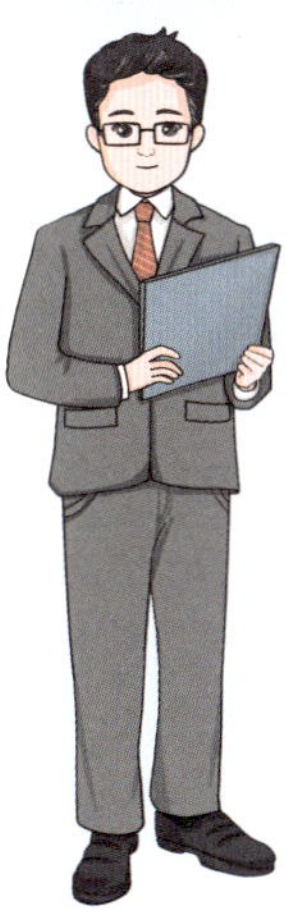

（1）多动症是引起学习困难的常见原因，是常见于儿童时期的一种神经发育障碍性疾病。有研究发现，100 个儿童中大概有 6~7 个儿童被诊断多动症。而其中近 80% 的儿童学习成绩落后于同年龄儿童，超过 50% 儿童症状将持续至成年，不仅影响学习，更加影响日后的生活，这也提示我们应加强对于多动症儿童的关注。

（2）多动症的儿童通常表现出注意缺陷、多动、冲动控制困难等症状。在学习上体现为难以保持专注、容易分心、小动作不断、缺乏耐心及自控力；还可能表现为组织能力差、健忘、情绪不稳定等问题。家长会发现，在上述症状影响下，儿童学业成绩可能受到影响。因学习困难可能会使儿童产生挫败感，导致低自尊、焦虑、厌学，进一步加重学习障碍，形成恶性循环。综上，多动症与学习困难之间存在高度相关性，可能是学习困难的常见原因，其核心症状会加重学习问题。

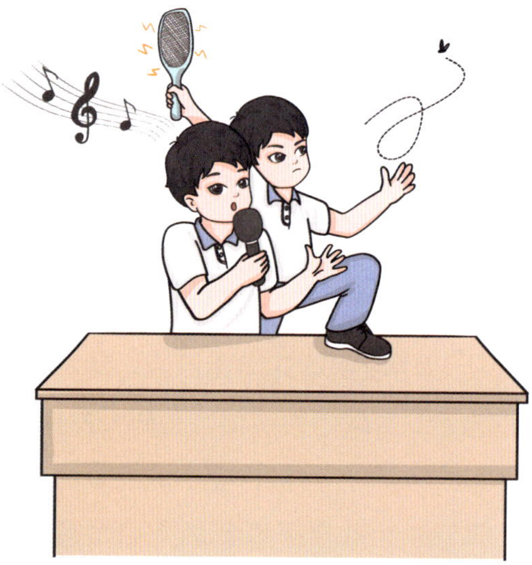
影响同伴关系

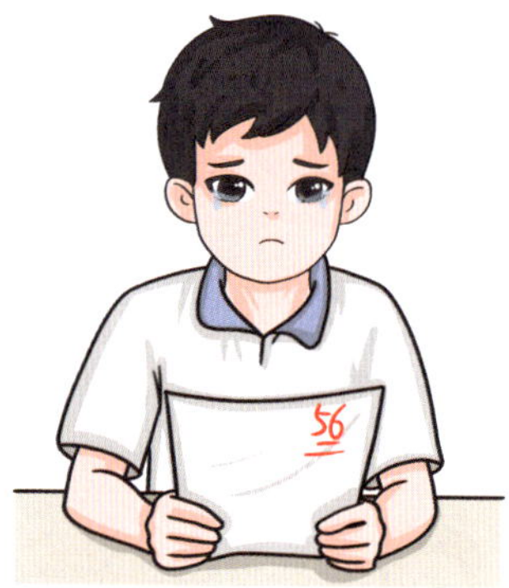

影响学习成绩

（陈　旭）

25. 判断多动症有哪些**检测手段**，应该看哪个科

关键词

多动症　评估　诊断

家有“熊孩子”，一刻不停歇，让不少家长头疼不已，怀疑孩子得了多动症。可怎么才能确定呢？判断多动症有哪些检测手段呢？又该带孩子去医院挂哪个科？别着急，下面就来详细讲讲，帮您拨开迷雾，找准判断多动症的方向。

专家说

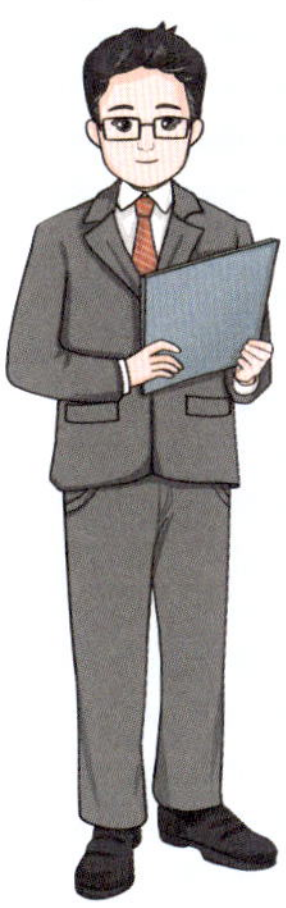

（1）注意缺陷多动障碍（attention deficit hyperactivity disorder，ADHD），又称“儿童多动症（hyperkinetic syndrome of childhood）”，是儿童期常见的一种心理行为问题，主要表现包括注意力不能集中，过分好动和行为冲动。

（2）目前全球诊断 ADHD 的可靠方法均为：由具有诊断资格的医生，依靠收集到的信息，根据诊断标准，进行诊断。ADHD 不能通过某个单独的量表、某项神经心理测验、脑部影像学检查、血液检查、基因检测来获得诊断。因此，家长带孩子去见一个有资质、有经验、经过专业训练的医生，来获得对孩子的评估和诊断就显得尤为重要。一般来说，正规医院的儿童精神科、儿童心理科、发育行为儿科医生都可以进行评估和诊断。

（3）ADHD 有三种表现：有注意力不集中，无好动冲动表现者，称之为：注意缺陷表现为主；有注意力不集中，也有好动冲动者，称之为：混合表现；注意力能集中，有好动冲动表现，称之为：多动冲动表现为主。因此，如果孩子是注意缺陷表现为主的话，可能看起来并不好动。

健康加油站

去医院诊断 ADHD，可能会做哪些检查？

（1）症状问卷调查：通过一系列标准化的问题来收集孩子的行为数据，使医生能够系统地评估孩子的核心症状，例如注意缺陷、过度活跃和冲动行为的频率和严重程度。这些问卷通常由家长和教师填写，是医生诊断 ADHD 的重要依据。

（2）脑电图检查：是一种重要的辅助诊断工具，它可以帮助医生排除其他可能引起类似症状的神经系统疾病（例如，癫痫），并评估大脑的电活动是否出现异常。

（3）认知测试：对记忆力、注意力和执行功能等方面进行评估，包括数字广度测试、持续性操作测试等。认知测试是诊断 ADHD 的重要工具，它能通过检查孩子的注意力、计划能力和记忆力等方面，发现孩子存在的认知问题，不仅帮助医生更准确地诊断 ADHD，还能为制定个性化干预措施提供科学依据，提升治疗效果。

（陈 旭）

五

多动症的预防与干预

26. 如何在家中**培养**孩子的**专注度**

关键词

多动症　家庭环境　专注度培养

家长们是否曾经发现，孩子在做作业时，总是对周围的事物指指点点，不能持续专注一会儿。不管是电视声音还是平板游戏，总能快速吸引他们的注意力。这个时候，家长会觉得孩子没有耐心和专注度，那么应该怎么在家中培养孩子的专注度？

专家说

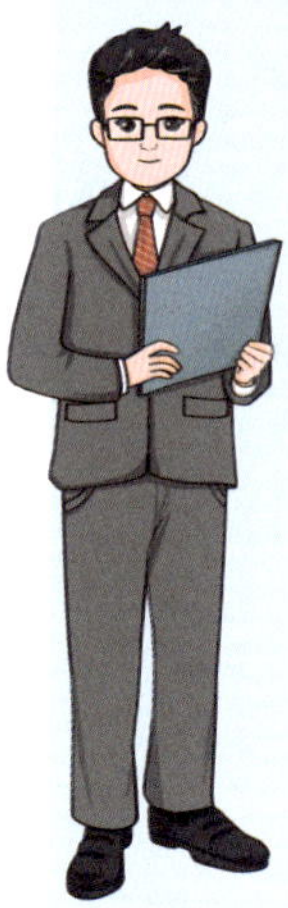

在家中培养孩子的专注度，首先要从家庭环境着手。家庭是孩子日常生活的主要场所，也是他们感到最自由的空间，因此，家庭环境对孩子的专注度有着极为重要的影响。这里有几点实用措施：

（1）创造一个安静的学习环境。在学习时，家属应该避免过多指导或频繁打扰，确保孩子能尽可能地集中注意力。另外，应避免在学习时间使用电子设备，例如手机、平板电脑等。

（2）强化成功和专注的行为。家长可以给予孩子合适的鼓励和表扬，例如在孩子完成一项任务时给予表扬，使孩子感受到成功的意义和专注的价值。这样，他们就会更加倾向于在学习中专注和不进行与任务无关的行为。

（3）实施有规则性的日程和任务分配。孩子的日程要有一定的规则，通过过程管理学习时间，孩子将学习到如何持久专注和实现自我管理。

（4）重视运动的意义。孩子在家中可进行适度运动，例如平衡和协调性训练。此外，做家务也是一种“运动”，帮助孩子调动自己的能量，消耗体力精力。不必过分追求运动的类型，只要是身体参与活动起来的方式就可以。

健康加油站

为什么专注度对孩子如此重要？

专注度是孩子学习和生活中不可或缺的一项能力。良好的专注度可以帮助孩子更有效地理解和吸收知识，提升学习效率。同时，专注度还能帮助孩子在完成任务时表现得更加细致和耐心，有助于养成坚持不懈的品质。

此外，专注度与孩子的心理健康密切相关。具备良好专注度的孩子更容易形成积极的自我认知，并在面对挫折时表现出较好的情绪调节能力。如果孩子专注度不足，可能会导致他们在学习和生活中感到挫败，影响自信心和情绪稳定。

（陈　旭）

27. 家长如何关爱多动症儿童

关键词：多动症　家庭教育　行为管理

多动症孩子在注意力、活动水平和冲动控制上存在问题，导致他们在学习、生活和社交等多方面面临巨大挑战，经常会被家长和老师误解，被贴上“不听话、调皮捣蛋、粗心、贪玩、叛逆、缺乏教养”等标签。如何让多动症的孩子听话，在配合医生积极治疗的同时，家庭教育和行为管理也起着关键作用。

专家说

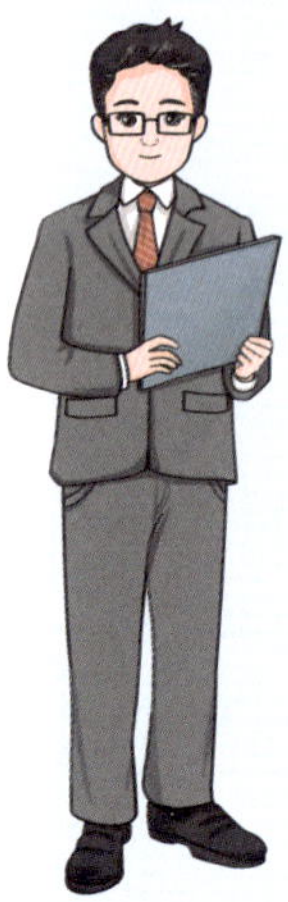

家长在帮助多动症孩子时，可以采取以下几种策略：

（1）建立理解与接纳： 家长应了解多动症是一种需要关注和治疗的疾病，并非孩子的故意行为或性格缺陷。接纳孩子的现状，不因此而责备或惩罚他们，给予孩子足够的耐心和关爱。

（2）提供结构化的生活环境： 设立清晰、一致的规则和界限，帮助孩子建立有序的生活习惯，合理安排孩子的作息时间。

（3）增强自信心与自尊心： 鼓励孩子参与各种活动，无论成功与否，都给予积极的反馈和肯定，让孩子感受到自己的价值和能力。

（4）**促进注意力与自控力的培养**：通过游戏、阅读、拼图等活动，锻炼孩子的专注力。设定具体的目标和奖励机制，激励孩子逐步延长注意力集中的时间。

（5）**鼓励社交与团队合作**：引导孩子参与集体活动，例如运动队、兴趣小组等，培养他们的社交技能和团队合作精神。教会孩子如何与他人有效沟通，解决冲突和建立友谊。

（6）**配合专业治疗**：与医生、心理咨询师等专业人士保持密切联系，遵医嘱进行必要的药物治疗和行为训练。

健康加油站

行为管理对多动症孩子为何特别重要？

多动症孩子在行为管理上面临特殊挑战，有效的管理策略至关重要。针对多动症孩子的行为管理，有效的策略可以帮助改善他们的行为表现和学习生活质量。在家庭教育中，家长和孩子可以共同参与制订行为管理计划，明确行为目标和相应的奖惩措施。这种方法能够增强孩子的责任感和自我管理能力，促使其更好地遵守规则、改善行为。在心理治疗方面，可采用认知行为疗法，认知行为疗法旨在纠正多动症孩子的不合理、消极的信念，帮助他们建立更接近现实和实际的认知。家长可以和心理治疗师共同找出孩子的不良认知，并通过指导训练或学习等方法来纠正错误的认知，从而改善其行为表现。

（陈　旭）

28. 为什么多动症要**尽早干预**

关键词

多动症　功能损害　共患病

多动症的症状基本在学前出现，在 9 岁时最为突出，部分多动症孩子的症状可持续至成年期。随着年龄的增长，共患学习困难和其他精神障碍的概率明显增加，对孩子的学业、职业和社会生活等方面产生广泛而消极的影响。目前普遍认为多动症是一种影响终身的问题，早期干预不仅能缓解症状，更能为孩子的未来奠定健康基础。

专家说

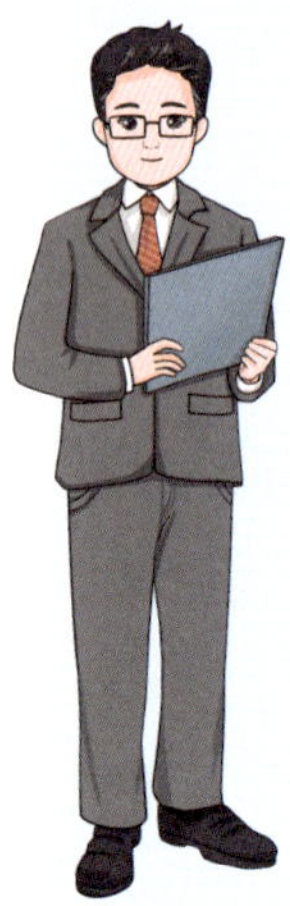

（1）未经治疗的多动症孩子更易出现如下不良表现：①学业失败甚至辍学的风险更高；②各种行为问题、违纪问题；③人际交往不良，例如同伴冲突、师生冲突、亲子冲突等；④容易出现意外事故导致受伤；⑤吸烟或酗酒风险增高；⑥罹患抑郁、焦虑、品行障碍等其他精神问题的风险增高；⑦就业困难，事业成就低；⑧出现犯罪违法的风险增高等，严重影响多动症孩子的身心健康发展。

（2）约有三分之二的多动症儿童不仅存在注意力和多动冲动的问题，还同时患有另外的心理行为问题，常见的多动症共患病包括：①对立违抗障碍：易怒，对大人指令故意不配合，喜欢挑衅招惹他人等；②品行障碍：攻击打人，言语威胁，虐待小动物，偷拿家里贵重物品，逃学等；③情绪问题：例如闷闷不乐，失去做事兴趣，精力体力差，容易发脾气，担心忧虑，紧张不安等；④抽动障碍：存在肌肉不自主运动，例如眨眼，吸鼻子，摆头，耸肩膀，甩手，或者发出某些固定的音节等。

因此，尽早干预不仅能预防孩子的学业与认知能力“滑坡”，而且能减少孩子的心理问题与社交问题的发生，在学业、社交和心理健康层面实现突破，走向更自信的人生。

健康加油站

多动症孩子的家长需要做些什么？

最基本的是，家长需要保证健康稳定的情绪状态。首先，家长需要明确孩子的诊断。在急于去探索各种干预方法之前，请先明确孩子的诊断，是不是多动症？除了多动症，还有没有其他的共患问题？如果明确诊断了多动症，且孩子已经年满6周岁，家长需要仔细学习关于多动症的科普信息和药物治疗的科普信息，然后做出是否同意采取药物干预的决定。如果决定采取药物干预，家长需要定期复诊配药，监管好孩子服用药物，观察药物治疗后的效果和副作用，及时反馈给医生，以做出恰当的调整。此后，家长的大部分精力，需要用来学习适合多动症孩子的家长教养方法。将有益的亲子互动方式，寓教于乐的训练注意力活动和任务，融入日常生活中。如果有合适的训练机会，根据自己和孩子的时间精力，尽可能参加。调整家庭的饮食习惯，在家庭生活中规划出运动的时间。定期带孩子复查，了解孩子的缓解状况。

（陈　旭）

29. 多动症有哪些治疗方法

关键词

多动症 治疗原则 治疗类型

孩子确诊多动症后家长们的首要疑问就是：有哪些治疗方法呢？事实上，目前已有很多方法可以治疗多动症，包括药物治疗和非药物治疗方法，但需要遵循一定的治疗原则。

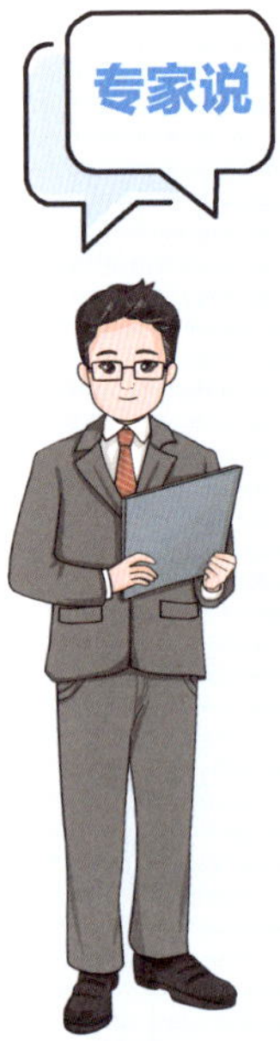

（1）多动症的治疗需要遵循哪些原则？

多动症是一种神经发育性障碍，早期准确的诊断是治疗的基础。同时，这是一种慢性病，长期规范而系统的治疗非常关键。单一治疗往往难以达到理想的效果，建议采取药物治疗、心理治疗、行为干预、家庭和社会支持等多方面措施相结合的综合干预模式。最后，医、校、家共同参与，形成一个强大的治疗联盟，才能更好地帮助孩子。

（2）多动症的治疗方法有哪些？

1）药物治疗：主要包括中枢兴奋剂，例如哌甲酯和苯丙胺的多种制剂，我国只有哌甲酯控释剂；非中枢兴奋剂，包括托莫西汀、α 肾上腺素能药物（例如，可乐定）、抗抑郁药物（例如，安非他酮、其他 SSRI 和 SNRI 抗抑郁药等）。目前比较推荐的是哌甲酯控释剂和托莫西汀。

2）非药物治疗：包括行为治疗、心理治疗、父母培训、系统学校干预等。在药物治疗的同时，结合非药物治疗，更加有利于孩子症状和功能的改善。对于年龄较小、症状较轻的孩子，可以以非药物干预为主。此外，一些新的方法，例如神经反馈疗法、认知训练、虚拟现实（virtual reality，VR）技术、运动疗法等，也展现出了一定的潜力，但未来仍需更多研究来证实其远期疗效。

（3）如何选择适合的多动症治疗方案?

每个孩子的症状和需求都是独特的，因此治疗方案也要因人而异。建议咨询专业的医生，综合考虑孩子的年龄、症状严重程度、家庭环境以及孩子的个人偏好等因素，为孩子量身定制最适合的治疗方案。

健康加油站

喝咖啡可以治疗多动症吗?

中枢兴奋剂是治疗多动症的一线药物，有些家长可能会想喝咖啡是不是也有用呢？咖啡因通过阻断腺苷受体，间接影响大脑内多巴胺和去甲肾上腺素的释放，增强中枢神经系统的兴奋性，从而提高注意力和警觉性。虽然已有动物研究发现咖啡因可以改善多动症的学习和记忆等认知表现，但人体研究结果显示个体差异较大，且效果不如传统中枢兴奋剂显著。

此外，咖啡因存在一定副作用，例如失眠、焦虑、心慌、心律不齐等。过量摄入咖啡因还可能产生更严重的健康问题。因此，目前暂不推荐多动症孩子通过喝咖啡来替代传统中枢兴奋剂进行治疗，而是要在专业医生的指导下科学规范地治疗。

（崔夕龙）

关键词 药物治疗 副作用

30. 治疗多动症的药物有什么副作用

药物是多动症的有效治疗方法之一，但一提到给孩子吃药，很多家长都会感到担忧和纠结，甚至有些谈药色变，这主要是源于对药物副作用的害怕。那么，治疗多动症的药物到底有哪些副作用呢？下面以国内最常用的两种药物（哌甲酯和托莫西汀）为例进行说明，并提供一些应对方法。

专家说

（1）中枢兴奋剂（哌甲酯）的常见副作用

1）食欲抑制：哌甲酯可能会影响脑内神经递质和食欲中枢，导致孩子食欲下降。通常在上午较为明显，多数孩子在傍晚时食欲会有所恢复。建议饭后服药，

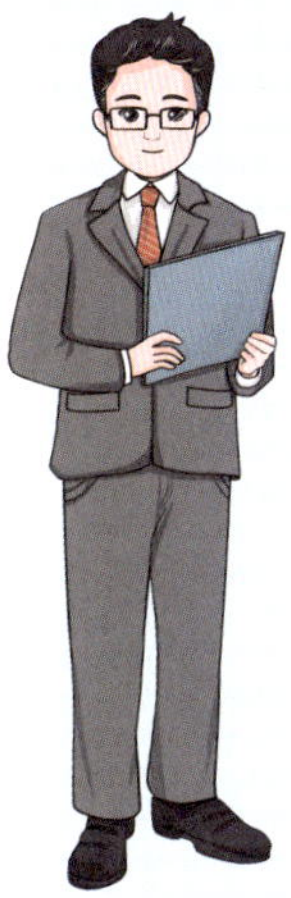

并在医生指导下，同时使用一些助消化的药物或维生素 B_6，这些措施可以帮助缓解厌食、恶心等症状，促进食欲恢复。

2）睡眠障碍：有的孩子服用哌甲酯后会出现入睡延迟的情况，建议将服药时间安排在早上（至少在上午），以减轻药物对睡眠的影响。

3）心率和血压增加：这类副作用在儿童中通常是轻微的，一般不会造成危险。但如果孩子有心源性死亡或心律失常家族史，或者存在心脏结构异常、胸痛、心悸，以及不明原因的晕厥发作等情况，在使用中枢兴奋剂之前，一定要提前告知医生。

4）其他：尽管研究结果并不一致，但有研究报道中枢兴奋剂可能会加重抽动症状。因此，对于本身合并抽动障碍或者有抽动障碍家族史的儿童，需要根据孩子的具体病情权衡利弊后使用。

（2）非中枢兴奋剂（托莫西汀）的常见副作用：托莫西汀的副作用通常比较轻微，主要包括轻度的食欲下降、恶心、呕吐等胃肠道不适；失眠、疲劳；情绪不稳定，例如出现攻击性、易激惹等；眩晕、血压和心率增加等。此外，个别孩子可能会出现肝功能损害。建议定期监测肝功能，出现异常应及时就医，停药后通常可以恢复。

健康加油站

治疗多动症的药物会影响孩子生长发育吗？

多动症需要长期治疗，很多家长最担心的就是药物对生长发育的影响。实际上，目前的研究已经发现，从长远来看，中枢兴奋剂和托莫西汀与生长迟缓无关，也不会影响身体激素的分泌。服用托莫西汀可能在短期内对孩子的身高、体重有一定影响，但从长远来看，并不会影响孩子最终的身高和体重。

在服用药物治疗期间，如果孩子的食欲受到明显影响，可能会因为营养摄入不足而间接影响生长发育。因此，建议适当调整饮食，例如多尝试孩子喜欢的食物，或者进食一些高热量的食物，以减少或消除食欲抑制对正常发育的影响。

在用药过程中，密切观察药物的不良反应并定期监测孩子的身高和体重很关键。只要孩子的增长速度不低于标准期望值，就不必过于担忧。但如果孩子的生长速度明显落后，建议及时调整治疗方案。

（崔夕龙）

31. 多动症孩子服药后 多久可以停药

关键词：多动症　停药评估　注意事项

对于药物治疗，另一个家长特别关心的问题是：药物需要一直吃吗？多久可以停药呢？这个问题没有一致的意见，目前比较建议的方法是服药一段时间待症状缓解后，可尝试停药观察，需要注意的是要充分做好停药前的评估。

专家说

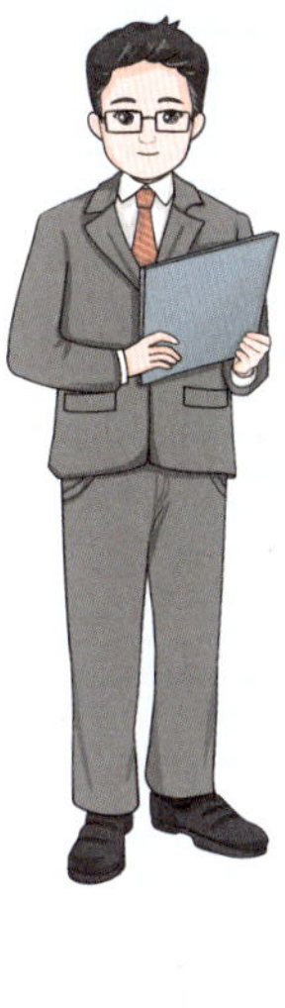

（1）停药前进行哪些方面的评估？

停药前需进行症状和功能的全面评估，确保症状得到缓解；评估共患病是否得到控制，以免影响后续的行为表现；评估药物副作用，如果不良反应严重，且通过调整用药方案和其他方法难以缓解，则也可考虑停药；评估家庭、学校或社会其他资源，确保非药物干预方式能够持续进行。

（2）停药前症状改善方面最好满足什么条件？

孩子在服药期间症状缓解至少一年；剂量保持不变的情况下孩子的表现越来越好；即使偶尔漏服药一两次，孩子的行为表现也没有明显变差；孩子发展出新的专注能力或策略。评估孩子符合以上情况时，可以考虑停药或开始减少剂量。

（3）停药有何注意事项？

应该由专业的医生进行评估，家长、老师以及孩子本人共同参与决策，或者至少从多方获取信息以进行全面评估；在停药前，要与医生一起制订详细的停药计划，包括逐渐减少剂量的时间表，以及如何观察和应对可能出现的症状反弹；停药后仍然定期随访，观察症状的变化情况，例如孩子行为、情绪和学习表现等；尽可能地为孩子提供持续的非药物干预手段和支持，例如行为治疗、心理辅导或家庭支持等。

健康加油站

“药物假期”的方式可取吗？

“药物假期”是指在长期使用某种药物达到满意疗效后，有意识地决定暂停用药一段时间。部分多动症孩子的家长可能会出于“是药三分毒”的想法，或者认为假期孩子学业需求减少，可以不吃药，从而选择在假期停用药物。这种做法在多动症治疗中被称为“药物假期”。然而，现代医学观点认为，多动症需要长期规范治疗，一般不建议在假期随意停药。多动症的治疗不仅仅是为了学业，还包括社交、情感以及其他行为表现的改善，这些方面并没有假期和非假期之分。当孩子的症状改善明显且无明显不良反应时，建议持续用药，以持续改善症状。不过，如果孩子在服药过程中出现了明显的副作用，例如影响睡眠、食欲或导致发育落后于同龄人，那么可以考虑在假期停药，以减轻副作用。但需要注意的是，是否采用“药物假期”需要与专业的医生进行充分沟通，结合孩子的疗效、不良反应以及家庭情况综合评估后，做出个体化的决策。

（崔夕龙）

关键词

多动症　心理行为干预　自信心培养

32. 为什么多动症孩子进行**心理行为干预**很重要

除了药物治疗，心理行为干预同样在孩子的康复过程中扮演着不可或缺的角色。多动症的核心症状是注意缺陷、多动和冲动行为，不仅影响孩子的学习，还会对他们的社交能力、自信心和情绪产生负面影响，进而影响孩子的心理发展。因此，心理行为干预对于多动症孩子的治疗和长期管理至关重要。

专家说

（1）心理行为干预短期优势多：心理行为干预方法，例如认知行为疗法、注意力训练、时间管理等，已被证实可以显著提高孩子的注意力，改善核心症状，提升学业表现，并减少问题行为。此外，心理行为干

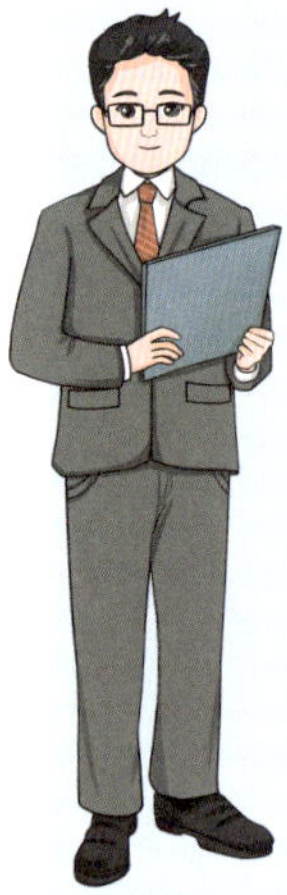

预作为药物治疗的有力补充，不仅能增强多动症孩子的治疗效果，还能在停药时维持病情稳定，减少症状反复。

（2）心理行为干预改善长期预后：儿童期正处于身心快速发育的阶段，而多动症是一种慢性神经发育障碍，可能会长期影响孩子的心理和行为发展。核心症状不仅会影响学业，长期的问题行为和挫败感还会导致孩子自尊心低下，甚至引发焦虑、抑郁等情绪问题。早期的心理行为干预不仅能短期内改善核心症状，还能通过提升孩子的自控力、自我管理能力和自信心，改善社交技能，减少情绪和其他心理行为问题的产生，让孩子获得持续而长远的益处。

健康加油站

如何制定个性化的心理行为干预方案？

每个多动症的孩子都是独一无二的，制定个性化的心理行为干预方案前需要综合全面的评估：

（1）症状特点：多动症有不同亚型，不同的症状需要不同的干预方式。例如针对以注意缺陷为主的孩子，需以专注力训练等认知训练方式为主；多动冲动的孩子需要更多的行为矫正和情绪管理；不自信或继发焦虑、抑郁的孩子可能需要个体心理咨询与治疗等。

（2）家庭情况：干预方式需要考虑家庭实际情况。例如家庭成员的受教育程度，父母的学习能力和接受培训的程度，这可能直接影响家庭对孩子的帮助。家庭中本身存在的风险和保护性因素，应尽量减少不良因素对孩子的影响。要考虑家庭经济情况以及当地可获取的资源，条件允许的话，最大程度获取老师的帮助。对于偏远地区的家庭，需要更多考虑远程和线上干预的方式。

（3）教育需求：每个孩子本身学习能力和兴趣不同，家庭和孩子对未来的规划也不一样，需要结合孩子本身的特点、症状对学业的影响以及教育需求等因素，扬长避短，制定合理的养育规划和心理行为干预方案。

（崔夕龙）

33. 多动症能**治愈**吗

孩子的多动症能治愈吗？这是家长问得很多的一个问题。答案是：多动症目前不能被完全根治。不过，这并不意味着症状无法改善或孩子无法过上正常的生活。事实上，通过科学的长期治疗，孩子的症状可以显著缓解，部分孩子甚至可以达到临床痊愈的标准。但需要注意的是，多动症的症状也可能持续到成年，甚至终生影响个体的发展和表现。

关键词
多动症　保护性因素　危险性因素　预后

专家说

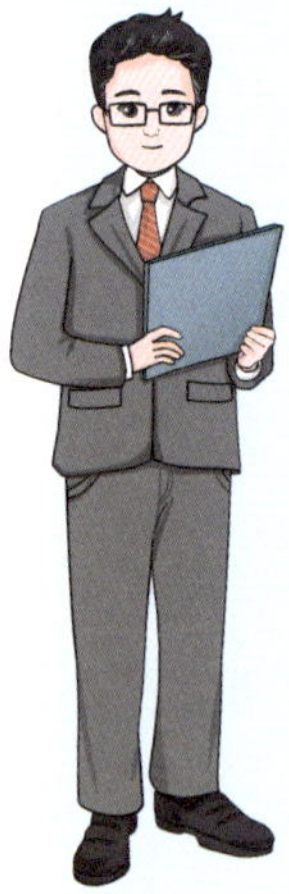

（1）哪些因素有利于多动症的预后？

智力水平较高，良好的家庭支持系统，健全的同伴支持和人际关系网络，完善的学校支持和教育，孩子本身的自我调节能力和心理韧性，早期而全面的干预，年龄的增长等，这些都是多动症预后的保护性因素。

（2）哪些因素不利于多动症的预后？

多动症症状越严重，预后越差；出生时颅脑损伤，或者共患有其他精神心理问题以及神经发育性疾病，例如抽动障碍等，导致治疗难度加大，预后通常不理想；智力障碍或边缘智力的孩子预后较差，一来这本身是合并症的一种，二来智力水平较低的孩子对心理行为干预的反应也较差，这些都影响预后；有多动症家族史的孩子预后不如没有家族史的孩子；此外家长本身有心理健康问题、难以提供良好的家庭支持和成长环境，或者未能让孩子接受及时全面的治疗等，这些都会对多动症孩子预后产生负面影响。

健康加油站

多动症的预后如何？

2008 年我国一项针对 236 例儿童多动症随访 20 年的研究显示，约 20.8% 的患者症状完全消失，达到临床痊愈，而 79.2% 的患者仍有残留症状，影响生活或工作，而 11.4% 的患者依然符合多动症的诊断。

2010 年国外一项针对 110 名 6~17 岁时被诊断为多动症的男孩为期 10 年的随访研究则发现，78% 的孩子在成年期仍存在多动症症状，其中 35% 仍符合多动症的全部诊断标准；22% 存在部分多动症症状，15% 存在功能障碍，6% 处于缓解期但仍接受治疗。2015 年另一项国外研究则发现多动症症状从儿童期持续到青少年期的比例为 50%~80%，持续到成年期的比例为 35%~65%。总而言之，尽管相当一部分患者到青少年期甚至成年期仍然受到多动症症状的影响，但通过早期科学系统的干预，大部分孩子的症状能够有效缓解，至少是部分缓解，这能够大大提升患者的社会功能和生活质量。

（崔夕龙）

34. 为什么强调多动症儿童的**家长**应与学校**老师**保持**密切联系**

关键词

多动症　学校教育　家校合作

当您带孩子就诊时，可能是因为老师反映孩子有多动症的可能，建议您进一步到专业机构进行评估诊断。在就诊过程中，医生也会详细询问孩子在学校的表现。当孩子确诊后，医生会特别强调家长应与学校老师保持密切联系。

专家说

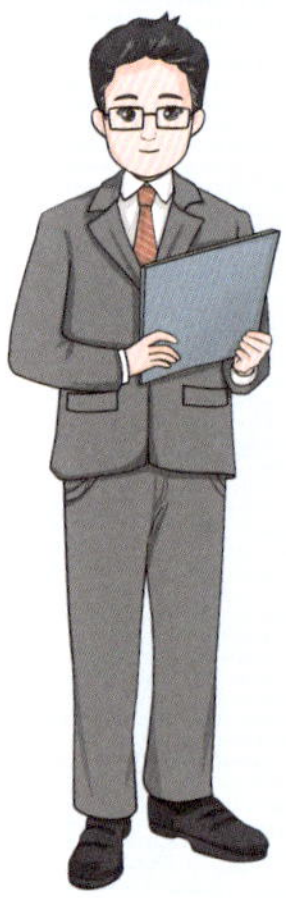

（1）家校合作让老师更理解和包容孩子：孩子处于学龄期，大部分时间在学校度过。多动症的核心症状——注意缺陷、多动和冲动行为——在学校环境中往往更加凸显。例如孩子上课不认真、影响课堂纪律、与同学发生冲突等行为，可能会给老师的教学和管理带来困难。家长与老师保持密切联系，告知孩子的情况，能让老师理解孩子的问题行为并非故意，而是由于疾病所致。这样可以减少误解和偏见，帮助老师更好地包容、接纳并支持孩子。

（2）家校合作促进心理行为干预：通过与老师合作，家长可以与学校共同制订适合孩子的教育计划。例如设定合理的学习目标、调整教学方法等。同时，邀请老师参与心理行为干预，例如时间管理和行为管理等，与家庭干预紧密配合。这种家校合作能够帮助孩子更好地适应学校生活，提升干预效果。

（3）家校合作利于及时反馈并调整治疗方案：与老师保持紧密联系，家长和老师双方可以及时了解孩子在学校和家庭中的学习和行为表现。根据这些信息，可以及时调整心理行为干预策略。此外，家长获取全面信息后，也能更好地反馈给医生，帮助医生更综合地评估疗效。最终，形成“家庭 - 学校 - 医院”的完整闭环，全方位促进孩子的发展。

健康加油站

家长如何跟学校老师保持密切联系?

（1）积极主动联系：家长应该积极主动地联系老师，定期了解孩子在学校的表现，并向老师分享孩子在家里的情况。这里很重要的一点是要跟老师建立信任关系，不必刻意隐瞒孩子的问题，而是将医生的诊断、专业建议积极跟老师分享。

（2）共同制订干预计划：基于以上紧密而有效的沟通，家长可以诚心邀请老师参与共同制订孩子的干预计划，例如怎么减少孩子课堂上的多动行为，如何根据孩子的能力调整学习计划，如何保持家校一致的行为矫正原则和奖励机制等。

（3）家校联络卡：家校联络卡是家校合作的桥梁，联络卡由家长和老师根据孩子的情况进行个性化设计，包括孩子的整体表现、行为习惯、学习情况以及情绪状态等内容。形式上可以根据学校和家庭情况进行调整，纸制卡片、线上记录等形式都是可行的。如此，家长可以和老师保持紧密联系，及时了解并反馈孩子动态。

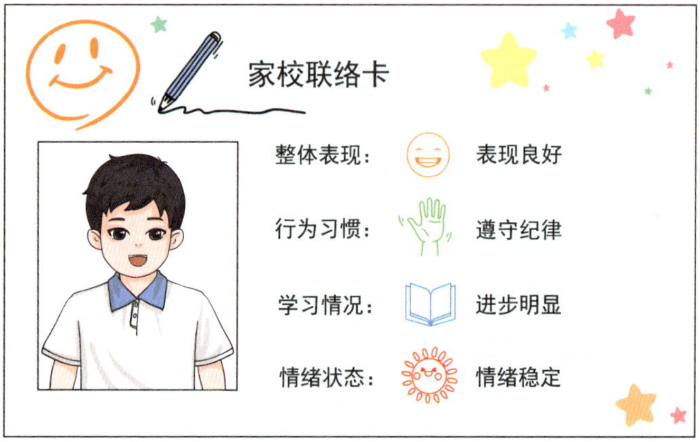

（崔夕龙）

第五章

其他需关注的行为与问题

一

抽动障碍的识别与评估

1. 孩子总是不自主地眨眼睛、清嗓子是病吗

关键词

抽动障碍 抽动症状 病因

眨眼是一种生理现象，通常是在不知不觉中完成的；清嗓也常常是觉喉部不适的不自主动作。当眼部或咽喉部有炎症或疼痛刺激时这些动作会有意识增加。但有些孩子会在没有任何身体不适时，总是不自主的眨眼睛、清嗓子，就要考虑抽动障碍的可能了。

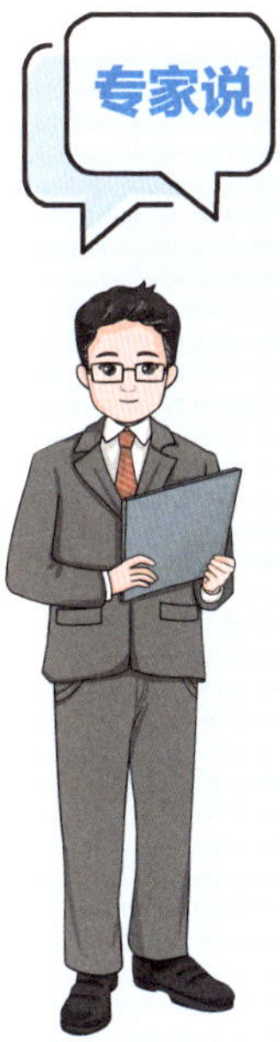

（1）抽动障碍是什么?

抽动障碍是一种在儿童和青少年时期起病的慢性神经精神障碍，临床特点为不随意的突发、快速、反复、无特定目的的单一部位或多部位肌肉运动抽动和/或发声抽动。抽动症状通常分为运动性抽动、发声性抽动和感觉性抽动。

1）运动性抽动是指头面部、颈、肩、躯干及四肢肌肉的不自主、突发、快速收缩运动，例如眨眼、摇头、点头、皱眉、耸鼻、张口、斜颈、耸肩、拍手、跺脚等。

2）发声性抽动是指呼吸肌、咽肌、喉肌、口腔肌和鼻肌的抽动，这些部位的肌肉收缩通过鼻、口腔和咽部的气流产生发声，例如吸鼻、清嗓、咳嗽、喊叫、重复言语、骂脏话等。

3）有一部分患者抽动症状发生前往往先有感觉或冲动，给患儿带来痛苦，抽动症状发生后这种痛苦感减轻，也被称作感觉性抽动。

（2）抽动障碍的病因是什么?

病因目前尚不明确，可能与遗传因素、神经生化因素、免疫因素、社会心理因素、药源性因素等有关。患儿家族中有抽动障碍者较为多见，可能存有多种神经递质异常，或神经免疫功能紊乱，心理因素在发病中起重要作用，部分药物也可诱发抽动症状。也有研究发现过敏因素、饮食因素与症状相关。

健康加油站

抽动障碍有哪些类型?

目前国内外比较公认的是根据临床特点和病程长短的不同分为以下三类:

（1）短暂性抽动障碍是表现有一种或多种运动抽动和/或发声抽动，可以仅有简单运动或发声抽动，也可以两者相继出现，持续时间不超过一年，是最多见也是最轻的一型，大多数可自行好转。

（2）慢性运动或发声抽动障碍是指仅有运动抽动或发声抽动，两者不会同时存在，抽动部位可以是单一的也可以是多种的，一般以运动抽动多见，病程超过一年，症状往往有持久、刻板不变的特点，一般无须特别治疗；若给孩子造成一定程度的社会功能损害，则需接受治疗。

（3）Tourette综合征的特征表现是既有运动抽动，也同时有发声抽动，但二者不一定同时出现，病程在一年以上，是病情较重的慢性疾病，需要进行全生命周期的管理。

这三种类型，并非绝对的划分，一般认为三种类型可有连续性。暂时性抽动障碍可能随着病程的发展成为慢性运动或发声抽动障碍，Tourette 综合征中，约 50% 的患儿首发症状是简单运动性抽动或简单发声抽动。

（钟　慧）

关键词

Tourette 综合征　临床特征　病因

2. 什么是 Tourette 综合征

最先描述此病的是法国神经病学家 Jean Marc Gaspard Itard，他于 1825 年报告了一位法国贵族女性，7 岁开始出现不自主抽动，开始为头部和手臂抽动，之后累及面部和肩部，并伴有不自主的尖叫和哭喊，一些年后又有秽亵言语。法国医生 Gilles de la Tourette 报告了 8 例相似病例，将其命名为 Tourette 综合征。

专家说

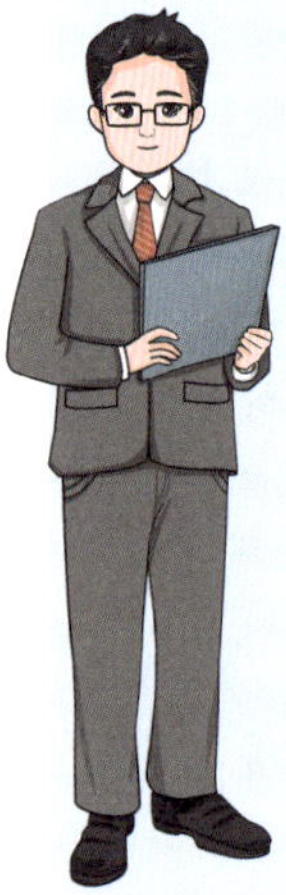

Tourette 综合征又称发声与多种运动联合抽动障碍，是抽动障碍中最复杂、最严重、诊断和治疗最困难的一种类型。是以慢性、波动性、多发性运动抽动，伴有不自主发声为特征的神经发育障碍疾病。在儿童青少年中的患病率为 0.1%~1%，男女发病之比为（3~4）: 1。常见起病年龄为2~15岁，平均为7岁。病程缓慢进展，少数可短暂自行缓解，30%~40% 青春期后期会缓解。大多数智力正常，一般都自知有病并能配合治疗。

（1）临床特征：具有多种运动抽动和一种或多种发声抽动，两者不一定同时出现。抽动的频率可以时强时弱，但自首次出现抽动发生起持续时间超过一年。起初症状和短暂运动性抽动障碍相似，随着时间推移，症状持续存在且类型越来越多，分布范围越来越广，通常从身体的上部发展到躯干及腿部。尽管通常认为本病与秽语有关，但只有 10%~19% 的患者有这种症状，通常在抽动障碍起病后平均 4~7 年才出现秽语。

（2）Tourette 综合征的病因还不完全清楚，可能是由于遗传因素与环境因素在发育过程中共同作用的结果。简单来说，遗传基因像“种子”，决定了得病的可能性；儿童成长中在不同年龄段接触的环境刺激就像“土壤”，会影响症状是否出现；而压力（外界刺激）则像“天气变化”，会让症状时轻时重。

健康术语

Tourette 综合征

又称发声与多种运动联合抽动障碍，或抽动秽语综合征（现已少用），以进行性发展的多部位运动抽动和一种或多种发声抽动为主要特征。对 Tourette 综合征的认识经历了从早期的描述到现代神经科学的深入研究的过程。

（钟　慧）

关键词

抽动障碍　临床特点　严重程度

3. 为什么孩子的**抽动行为**会随时间发生变化

抽动障碍多起病于 4~6 岁，10~15 岁症状波动明显，18~19 岁之后趋于稳定。超过 90% 的患者在 11 岁以前出现症状。病情常常是慢性，症状时好时坏，抽动形式可以“换来换去”、“此消彼长”，可以从一种形式转变为另一种形式，新的抽动症状可以代替旧的抽动症状，或在原有基础上出现新的抽动症状，混合出现。这种变化令患儿和家长十分苦恼。

专家说

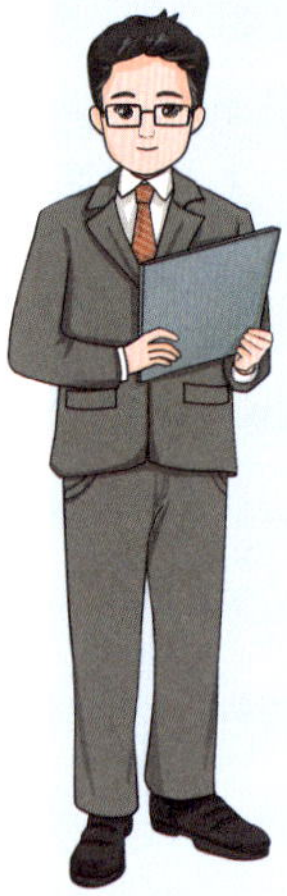

孩子的抽动行为会随时间发生变化，主要与以下因素有关：

（1）神经发育因素：抽动障碍是一种神经发育障碍性疾病，其发病机制与大脑神经递质失衡、皮质-纹状体-丘脑-皮质环路的去抑制有关。随着年龄增长，大脑逐渐发育成熟，神经递质的调节功能可能会有所改善，从而导致抽动症状的变化。

（2）生理因素：感染（例如，上呼吸道感染、扁桃体炎等）可能引发或加重抽动症状。过敏反应也可能导致神经系统症状加重。青春期激素水平的波动可能会对神经系统产生影响，从而导致抽动症状的波动。

（3）心理因素：压力、焦虑、愤怒、惊吓、兴奋等情绪因素会加重抽动症状。

（4）环境因素：生活中的重大事件（例如，家庭变故、学校压力等）可能会对孩子的心理和生理产生影响，进而导致抽动症状的波动。过度疲劳、睡眠不足、饮食不当（例如，摄入过多咖啡因或食物添加剂）等不良生活习惯可能会加重抽动症状。

（5）疾病自然进程：抽动障碍本身是一种慢性疾病，其症状具有波动性，时好时坏。这种自然的波动性使得抽动症状在不同阶段表现出不同的特点。

健康加油站

如何判断抽动症状的严重程度？

需结合临床访谈、直接/间接观察和量表评定结果进行综合判断。在评估抽动症状的同时，还要评估抽动的性质、病程长短、当时的功能状况，以及抽动症状对孩子的社交、家庭和学校生活的影响。临床上常使用“耶鲁综合抽动严重程度量表”进行客观和量化评定，可以将病情严重程度分为轻度、中度和重度。轻度指轻微抽动症状，不影响儿童的正常生活、学习和社会活动；中度指经常性出现抽动症状，以某种方式干扰了儿童正常功能和社交活动；重度指经常性的抽动症状，严重地影响了儿童的生活、教育和社会活动。

（钟 慧）

关键词

抽动障碍 智力发育 共病

4. 孩子诊断为**抽动障碍**，从此会变傻吗

抽动障碍是一种神经发育障碍，一旦被诊断，家长自然会担心这个和大脑神经发育相关的疾病，会不会影响孩子的学习呢？上课、下课总是有小动作，成绩是否会下降？会不会变傻等。但在临床中，我

们见到有的孩子在学校不仅成绩优秀，甚至还是班干部；也有的孩子成绩会下降，但并非由抽动症状本身引起，可能由共患其他疾病导致。

专家说

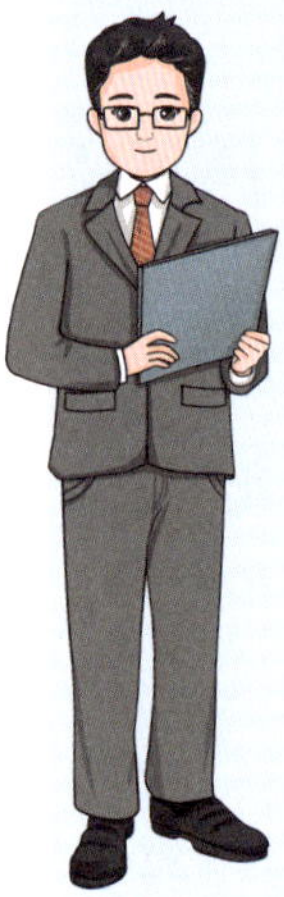

（1）抽动障碍儿童的智力特点：学习的过程就是大脑关注信息处理的认知过程，以抽象思维能力为中心的多种认知能力（例如，观察力、注意力、记忆力、想象力和思维能力等）的综合即为智力。大多数研究认为抽动障碍儿童的智力大多是正常的，抽动障碍本身不会影响智力发育，因此不会导致孩子变傻。虽然这个病本身不损害智力，但部分抽动障碍的孩子可能共患注意缺陷多动障碍、学习障碍、焦虑或抑郁问题等，这些共患疾病可能影响孩子的学习表现或情绪状态，但并非抽动障碍本身导致的“变傻”。

（2）共患其他疾病对智力的影响：“共病”指一人同时存在两种或多种且相互难分主次、缺乏必然因果关联关系的疾病。大约 50% 的抽动障碍患者和超过 80% 的 Tourette 综合征患者至少共患一种精神障碍，大约 60% 的 Tourette 综合征患者共患两种或两种以上精神障碍。包括注意缺陷多动障碍、强迫障碍、焦虑障碍、抑郁障碍、特定学习障碍、睡眠障碍等。这些共患的疾病对学业能力的影响远大于抽动障碍给儿童造成的影响，同时也会加重儿童认知能力的损害。因此需要考虑学业问题并非仅由抽动障碍所致，应考虑共患病因素。

（3）药物治疗对智力的影响：对于影响日常生活、学校和社会活动的中重度抽动障碍患儿，当心理教育和行为治疗无效或无法控制时，需采用药物治疗。存在共患病时，也常常需要药物治疗。大多数药物作用于大脑的神经递质系统，在合理使用的情况下，不会对智力造成直接的负面影响。通过药物治疗，抽动障碍和共患病好转，认知能力提升，患儿受益。当然，部分药物可能引起困倦等不良反应，短期内可能对学习产生一定干扰，建议家长与医师及时沟通，灵活调整用药方案，减轻这些不良反应，家长不用特别担心。

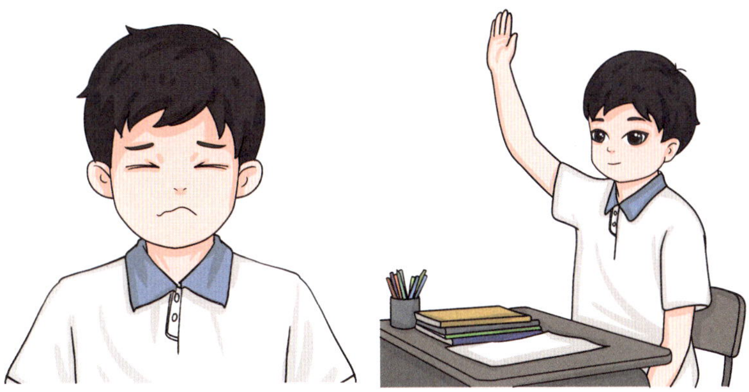

（钟　慧）

5. 抽动障碍儿童长大后症状会自然消失吗

关键词

抽动障碍　预后　危险性因素

由于抽动障碍症状的多变和易波动性，家长常常认为症状可能会自愈，“长大后就自然消失了”。有些儿童在家人面前症状更为突出，让家长误解孩子可能是对抗行为，用批评和惩罚解决孩子的抽动行为，忽视了治疗。

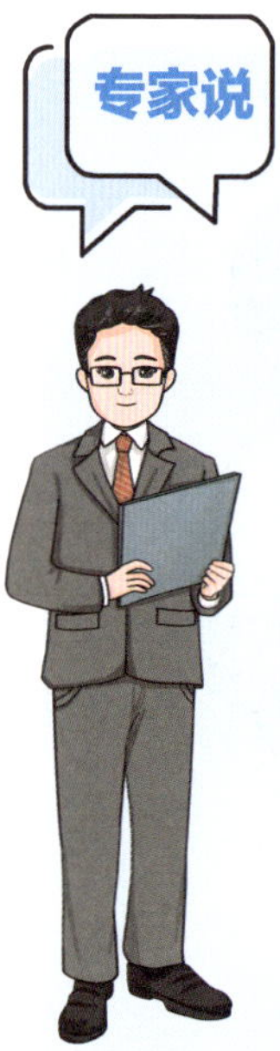

大部分患有短暂性抽动障碍的孩子，症状在 1 年内可自行好转，结局良好。慢性运动或发声抽动障碍的病程持续 1 年以上，多数孩子的抽动症状在青春期逐渐好转，不会影响孩子的正常学习和生活。而 Tourette 综合征是抽动症状最复杂且最严重的抽动障碍类型，症状随时间而缓慢发展、起伏波动，在起病初期，少数儿童的症状可短暂自然消失；但到青春期，Tourette 综合征症状变得难以预料，30%~40% 的抽动症状在青春后期会逐渐好转。一般而言，儿童抽动症状严重度不一，症状轻的儿童不被人们注意，可照常上学；症状重者则明显影响日常生活和学习。

影响儿童抽动障碍结局的因素很多，包括发病年龄、疾病严重程度、共患病、诊断、治疗等因素。常见的危险性因素有出生胎位异常，手术 / 外伤，呼吸道感染，过敏（例如，食物过敏、药物过敏），应激（例如，压力、疲劳），情绪激动，看电子屏幕时间过长等。长期吃含有色素或添加剂的食物，也可能与复发有关。父母性格急躁易怒，也是儿童抽动障碍在成年后仍有抽动症状的独立危险因素。

关键词

抽动障碍　就诊准备　误诊

健康术语

预后

预后指的是对疾病未来可能的发展趋势、转归（即疾病最终的结果）以及患者康复的可能性进行预测和评估。简单来说，它就是医生根据患者当前的病情、身体状况、疾病特点等因素，对患者未来健康状况的"预测"。

（钟　慧）

6. 如果发现孩子有**抽动行为**，应该如何**就诊**

在抽动障碍的初期，患儿往往就诊于眼科、变态反应科、耳鼻喉科、呼吸科等，进行相关治疗。当症状反复多次或治疗无效后，就诊转向小儿神经科、儿童精神科、发育行为儿科。部分家长也会去中医科或针灸科。共病的患者常就诊于儿童精神科。因此很多家长都会有选择困难。实际上，抽动症需多学科协作诊疗，明确科室选择是科学干预的第一步。

专家说

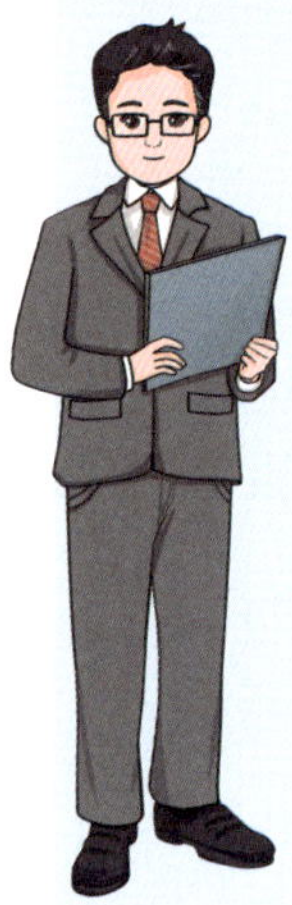

一般而言，首诊科室包括儿科神经内科、儿童精神科和发育行为科。若抽动症状严重（例如，自伤行为、影响进食）或对常规治疗反应不佳，需启动多学科会诊（例如，儿科神经内科、儿童精神科和康复科）。

（1）家庭观察与就诊准备。家长在就诊前可做好以下记录，提升诊断效率：

1）症状日记：记录抽动形式、每日发作次数、诱因（例如，疲劳、紧张）。

2）视频资料：拍摄孩子抽动时的表现，帮助医生直观判断。

3）既往报告：携带出生记录、疫苗接种本、既往检查结果。

（2）在诊室，医师对抽动行为的病情评估主要包括四个方面：

1）一般情况的评估和身体检查，包括评估症状表现和发现过程，了解可能潜在的压力源和触发因素，患儿的发育过程及家庭功能等。

2）抽动症状的临床访谈，包括抽动发作的年龄、病程以及最严重的年龄，加重或缓解因素，需兼顾患者和家属的主观叙述和医生的客观观察两方面综合评估。

3）抽动障碍病情严重程度的评估，采用临床观察和量表评估结合。

4）必要的实验室检查：例如红细胞沉降率、抗链球菌溶血素O水平增高常提示风湿性感染所致的小舞蹈症，脑电图检查异常提示肌阵挛，这些疾病常出现抽动症状。

健康加油站

抽动障碍容易被误诊为哪些疾病?

抽动障碍误诊率一直较高，眼部抽动常误诊为结膜炎，吸鼻症状易误诊为过敏性鼻炎，清嗓、干咳易误诊为咽炎或咳嗽变异性哮喘。扭脖子症状易和颈椎病混淆。躯体（例如，手、足、面部等）肌肉抽动需与癫痫进行鉴别。运动抽动还类似于发作性运动障碍、特发性震颤、风湿性舞蹈症、亨廷顿舞蹈症、肝豆状核变性、手足徐动症、迟发性运动障碍、感染后脑炎的部分症状；神经棘红细胞病的额面部运动障碍及不自主发声表现，易与抽动障碍混淆。因此，出现症状应及时至正规医院相应科室就诊，积极配合医生的检查和治疗，如遇复杂案例必要时也可多学科会诊。

（钟　慧）

二

抽动障碍的预防与干预

7. 如何预防儿童抽动障碍

关键词：抽动障碍　生物 - 心理 - 社会　综合预防

随着人们健康意识的增强，儿童抽动障碍作为一种常见的慢性神经发育障碍，已渐渐被人们所了解。目前对于抽动障碍的病因和发病机制尚不十分明确，多数学者认为其病因可能是生物、心理社会因素相互作用和共同作用的结果，与遗传、心理及环境因素密切相关。预防需从生物 - 心理 - 社会多个方面着手，帮助孩子建立健康的生活方式，尽可能降低发病风险。

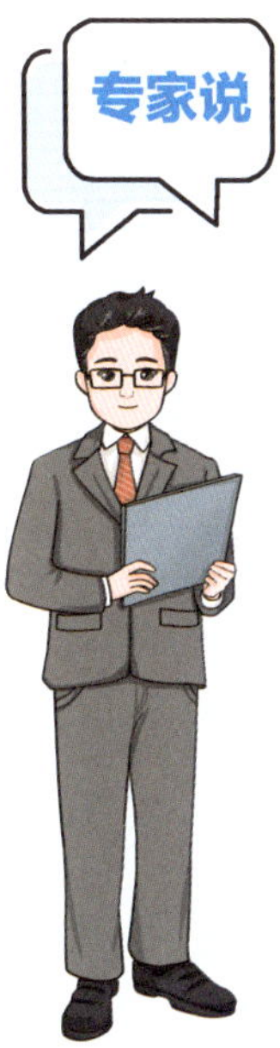

一般而言，抽动障碍的预防通常采用综合策略，以降低发病风险或减轻抽动症状的严重程度为目标。

（1）生物学视角的预防策略：适龄结婚，做好婚前检查。保持膳食均衡，注重睡眠卫生。根据孩子的年龄合理安排屏幕时间，包括每次使用时长和每日总时长，并帮助孩子筛选健康、适宜的媒体素材。

（2）心理学视角的预防策略：给孩子适当的压力，教孩子学会表达和管理情绪；家长也要努力保持稳定的情绪，切勿过度焦虑。鼓励和陪伴孩子适当运动，最好养成运动的习惯。

（3）社会学视角的预防策略：家庭支持——要确保为孩子提供支持性的家庭环境，促使孩子生活在一个平和有爱的家庭氛围中是至关重要的。学校支持——家长要善于与学校老师通力合作，加强家校合作，为孩子营造积极健康的学校环境。同伴互动——健康的同伴关系对孩子身心健康十分重要，平时要多鼓励孩子建立友谊，培养社交互动的技能，减少孤独感。

健康加油站

当有哪些征兆出现时就应该带孩子就医了?

短暂性抽动障碍，作为抽动障碍分类中最常见也最轻微的类型，容易与眼结膜炎、倒睫、上呼吸道感染、鼻炎或咽炎等混淆在一起，常被眼科或耳鼻喉科误诊。所以如果在上述部位出现频繁和持续的抽动时，就要尽早到儿童精神或神经科鉴别诊断是否为抽动障碍，争取在第一时间将病症扼杀在萌芽状态，避免贻误病情。

在预防抽动障碍时，家长是否需要关注孩子食物不耐受或过敏情况呢?

目前尚无科学研究证明特定食物种类和抽动障碍之间的确凿关系。一般来说，健康科学的饮食习惯无论对疾病的预防还是儿童的正常生长发育都是重要的。健康饮食包括少食煎炸类、油腻生冷、高脂肪高热量、膨化食品，以及避免含防腐剂、食品添加剂、碳酸或咖啡因的食物。

（崔永华）

8. 孩子有**抽动行为**，家长应怎么做

关键词

抽动障碍　健康教育　心理支持

越来越多的研究表明，真正对抽动症孩子社会功能造成损害的并非“哪儿动一下”，或者说并非抽动症状本身，而是其合并症，例如注意缺陷多动障碍、强迫障碍、学习困难、情绪和行为问题、睡眠障碍等。所以我们关注的焦点不仅为抽动症状本身，更应该是这些合并症，以及因此导致的人格不健全、社会适应能力降低和社会功能损害。

那么，作为孩子的家长，应通过健康教育和心理支持帮助孩子。

专家说

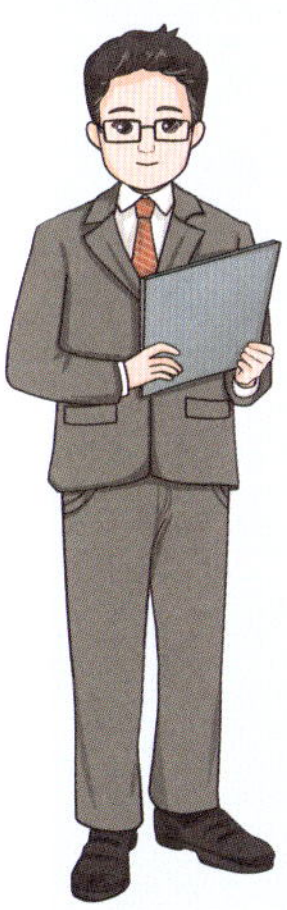

对于儿童抽动症，家庭在治疗中起着至关重要的作用。

（1）家长首先要正确认识疾病，了解抽动症的性质、特征、诱因，面对孩子的症状，家长应保持平和乐观的心态，不惊慌失措，不讳疾忌医，同时避免过度关注孩子的抽动症状。同时要消除孩子的心理困扰，告诉孩子这不是他的错，只要积极配合治疗，就能获得良好疗效。

（2）其次，家长要做好医护人员的助手，积极识别孩子日常生活中加剧症状的诱因，并妥善管理。例

如合理安排孩子的生活起居和学习，减少不利的环境因素，避免加重抽动的社会心理因素，并控制屏幕使用时间等。

（3）此外，家长还要勇于向孩子的老师、同学、邻居等身边人科普抽动症知识，让他们对孩子有更多的理解和宽容，减少嘲笑和歧视，为孩子营造一个低病耻感的康复环境。

健康加油站

家长在养育抽动症孩子时，需要避免的行为？

总体上说，家长要避免过分保护和退化性培养。由于抽动症孩子有着与其他疾病不同的表现和症状，家长往往或是打骂歧视，或是过分保护。经常看到有些家长担心孩子在外受委屈，让孩子退学或限制他的各种活动，回避社会交往。有的家长让孩子学习电脑，以此回避人际交往，这种做法实际上是一种退化型培养。孩子有可能把电脑学得很快很好，家长和孩子都产生满足感和成就感，但孩子因此更加回避社会交往，这是非常不利的。

（崔永华）

9. 抽动障碍能治愈吗

日常生活中，我们会见到一些成年人也有挤眉弄眼等抽动障碍的症状。那是不是孩子得了抽动障碍就会终身携带呢？在门诊中，常有孩子抽动障碍治好后又复发，再次前来治疗。那是不是这个病一旦得了就会反复发作、没完没了呢？事实上，抽动障碍虽具慢性发展的特点，但通过科学治疗和家庭支持，多数孩子能显著改善症状。家长需以耐心和信心陪伴孩子，避免过度焦虑，与医生、学校紧密合作，共同为孩子创造健康成长的环境。

关键词

抽动障碍　预后　影响因素

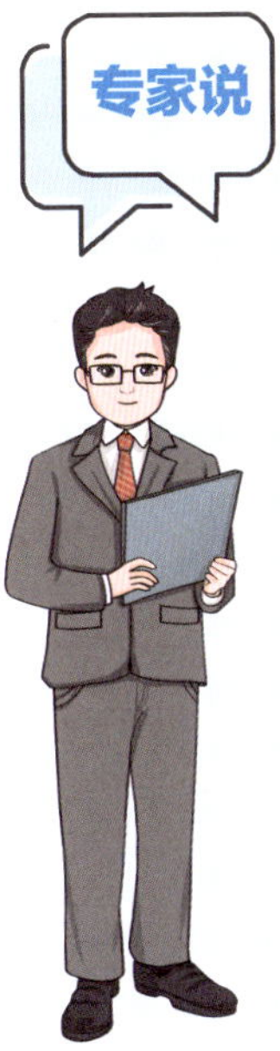

（1）抽动障碍的预后如何？

抽动障碍是一种复杂的、慢性的精神障碍，也是一种全生命周期的疾病。虽然起病于儿童时期，但是一些孩子症状迁延，治疗困难，甚至延续到成年时期，导致终身疾患。在积极治疗的前提下，抽动障碍预后相对良好。有文献报道，1/4 的孩子在成年期抽动症状缓解，1/2 的孩子症状减轻，1/4 的孩子症状可能延续至成年或终身。而预后好坏与是否合并共患病、是否有精神疾病或神经疾病家族史以及抽动严重程度等危险因素密切相关。此外，抽动障碍的预后还与治疗的规范与否以及家庭和学校、社会的支持有关。

（2）影响抽动障碍预后的外部因素有哪些?

1）抽动前的外部因素：可能是特定的场景、活动，或是某些人的出现。例如有些孩子在放学后抽动会加剧，因为他们在学校里“抑制”了自己的抽动。对此，家长可以尝试在孩子回到家后，先给予 15 分钟自由时间。15 分钟后，无论抽动情况如何，都应恢复正常的家庭生活节奏，同时进行相关的治疗练习及其他活动。

2）抽动后的外部因素：他人对抽动的特殊反应。例如当孩子抽动时，如果遭到批评或指责，抽动症状可能会加剧。因此，父母应做到对孩子的抽动“视而不见”，既不要训诫，也不要安慰。

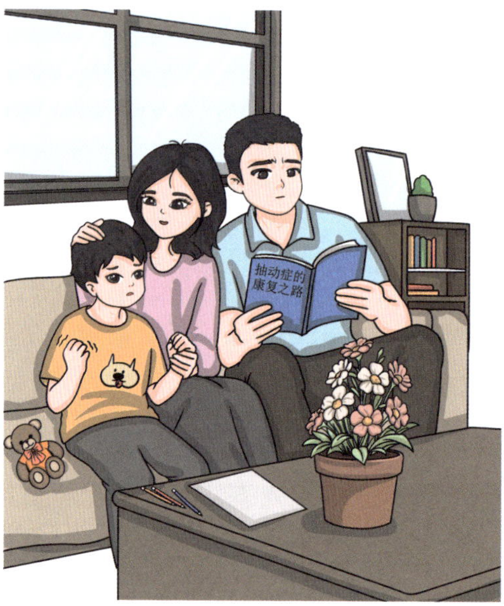

早发现、早干预、坚持规范治疗，并营造包容的家庭环境，可大幅提升孩子康复的可能性

（崔永华）

10. 患了**抽动障碍**，该如何治疗

关键词

抽动障碍　抽动综合行为干预

对于抽动障碍的孩子来说，及时有效的治疗极为重要。但不少父母对此类障碍存在认识上的误区。这些认识上的误区往往会延误最佳治疗时机，给孩子带来多方面的实质性损害。如何有效地关注和帮助这类孩子，使此类孩子获得积极有效的治疗成为医生和家长共同关心的问题。

专家说

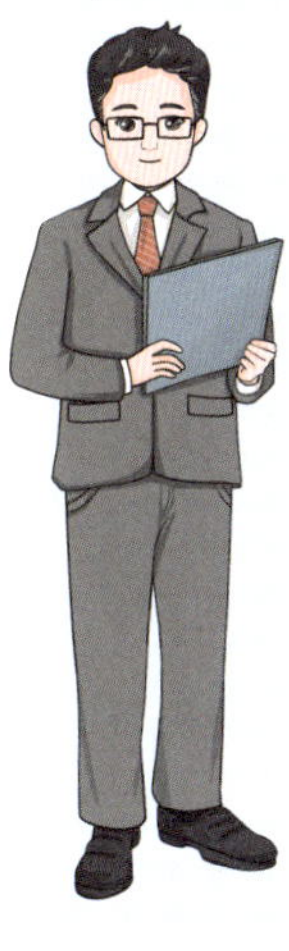

短暂性抽动障碍通常首先给予心理支持和健康教育，避免加重症状的因素。如果症状未改善且影响社会功能，则需进一步干预。慢性抽动障碍或Tourette综合征，如果抽动症状较轻且社会功能正常，可暂给予心理支持和健康教育，避免加重症状的因素，并定期随访；如果症状加重或社会功能受损，则需要积极治疗。

常用的治疗方法包括：心理支持、健康教育；心理行为治疗；药物治疗；物理治疗（包括一些探索中的神经调控治疗等）。最有效的行为治疗包括习惯逆转训练、综合行为干预和暴露与反应预防，其中综合行为干预的效果最为推崇。药物治疗的重要原则包括：起始剂量尽量小，逐渐加量；尽量保持最低有效剂量；尽量减少合并用药；调整药物时，每次仅改变

一种药物；缓慢减药，以减少复发风险。常用于治疗抽动障碍的药物包括：可乐定、阿立哌唑、硫必利、氟哌啶醇、丙戊酸盐、托吡酯等。在控制抽动症状的同时，评估共患病情况，例如共患病症状突出且影响社会功能，则需要合并用药，例如合并舍曲林或氟伏沙明治疗强迫障碍，合并托莫西汀治疗注意缺陷多动障碍等。

健康术语

抽动综合行为干预（comprehensive behavioral interventions for tics，CBIT）

这是 2008 年由美国的 Woods DW 和 Piacentini JC 等人提出的一种综合性干预方法。其理论基础除了考虑抽动障碍的生物学基础外，还对影响抽动严重程度的环境因素进行功能分析和管理，核心技术包括三个部分：习惯逆转训练（其中有觉察性训练、竞争性反应训练和社会支持训练）、基于功能的治疗（功能性评估和功能性干预）和放松训练。CBIT 一般在 8~10 周内进行 8 次每次 1 小时的治疗，可以是个体治疗也可以团体治疗。该方法在 5~8 岁和 9~17 岁的儿童青少年以及成人中都有应用。

（崔永华）

11. 为什么 Tourette 综合征需要药物治疗

关键词：抽动障碍　综合干预　药物治疗

有的孩子家长疑惑：“同样是抽动症，为什么有的孩子能自愈，有的孩子通过行为干预就能好转，而我的孩子却需要吃药？”另一些孩子家长则疑惑：“我的孩子之前有挤眉弄眼，后来又出现歪脖子耸肩膀，这些抽动症状还能理解。但现在他突然无缘无故说脏话，让人难以理解，这也能算抽动症吗？吃药能治好吗？”的确，患有 Tourette 综合征的儿童，因其症状严重和反复发作的特征，常建议药物治疗。

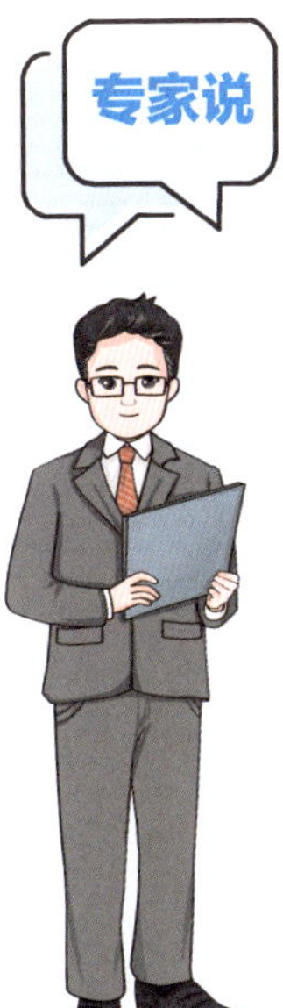

按照临床特征和病程长短，抽动症可以分为短暂性抽动障碍、慢性运动性或发声性抽动障碍、发声与多种运动联合抽动障碍（Tourette 综合征）。短暂性抽动障碍又称一过性抽动障碍，是最常见也是最轻微的一种类型，其病程较短（通常在一年之内）。慢性运动性或发声性抽动障碍的病程持续一年以上，整个病程中只有运动抽动或只有发声抽动。Tourette 综合征曾被称为“抽动秽语综合征”，其病程中既有运动抽动又有发声抽动，且病程持续一年以上。由于研究发现，只有不足 10% 的孩子会出现“秽语”症状，因此不再使用“抽动秽语综合征”这一诊断名称。

上述三种类型中，Tourette 综合征是最为严重、最容易迁延的类型，常共患注意缺陷多动障碍、强迫障碍、情绪问题等疾病。该型抽动孩子的日常生活和社会功能明显受损，孩子和家人都感到十分痛苦烦恼。当行为治疗效果不佳时，通常需要单独或联合使用药物治疗。

健康加油站

应该如何看待治疗抽动障碍药物的副作用？

当孩子的症状达到了需要用药的程度时，在专业医生指导下的科学规范的药物治疗一般是安全的。在药物治疗期间，医生会持续监测药物的副作用，采取的措施包括但不限于：定期进行血常规、生化指标和心电图检查，以及要求孩子如有不适随时就诊等。所以即便有任何药物副作用发生，也是有办法得到及时监控并予以处理，力图将副作用降低到最小，在获取疗效和降低副作用之间取得最佳平衡。

（崔永华）

12. 抽动障碍的孩子一旦用上药物，需要终身服药吗

关键词
抽动障碍 效果评价 停药事项

抽动障碍是慢性疾病，孩子还这么小，会不会像高血压一样，一旦服药就终身都离不开了？抽动障碍的治疗是否一定要达到“一点都不动”的程度才算好，才能停药呢？

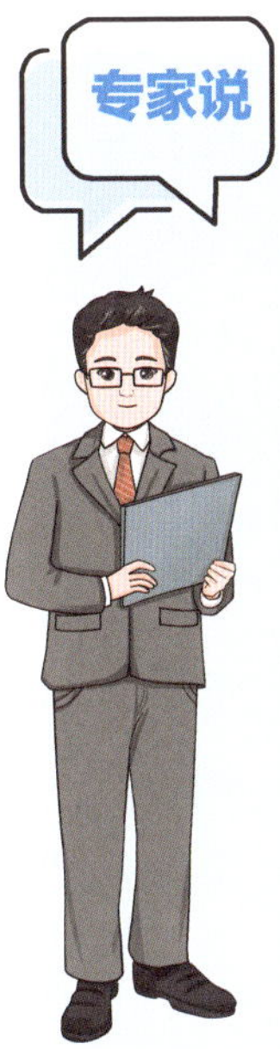

当抽动症状持续发展，心理行为干预等非药物治疗方法均无法奏效时，药物治疗就成为首选方法。在药物治疗中，医生通常从小剂量开始，逐步加量至目标（理想）治疗剂量。病情基本得到控制后，需继续服药 1~3 个月予以强化治疗；强化治疗后如果病情控制良好，则需要再服药 6~12 个月予以维持治疗。强化治疗和维持治疗的目的是巩固疗效、减少复发。这两个阶段最容易放松警惕和懈怠用药，因此家长和孩子必须科学理性地理解用药的意义。之后再用 1~3 个月缓慢减量至停药。总体来看，治疗的总体进程需要 1~2 年的时间。

所以，一旦用上药并不意味着一定要终身服药。只要遵医嘱足量足疗程用药，合理增药、换药、减药、停药，通常可在 1~2 年后结束药物治疗。但如果在此

期间不遵医嘱、频繁换药、擅自停药，则可能会导致疾病久治不愈、反复发作，甚至变成难治性抽动障碍，最终导致用药时长延长。

抽动障碍的治愈标准并非机械地要求“完全不动”，只要症状较轻且不再影响孩子的社会功能，即可视为达到治疗目标。

健康加油站

怎么做可以在保证疗效的情况下尽量缩短用药时长？

对于慢性病的药物治疗，家长不仅要担心药物副作用，还可能因长期坚持服药的困难而放弃。在儿童青少年的服药过程中，家长的监督管理发挥着重要作用。家长不仅自身要对遵医嘱服药有理性认识，而且还要做好孩子的思想工作，甚至亲自递喂（尤其对于年幼孩子）。擅自减药、停药往往会造成病情复发，增加治疗难度，延长治疗时间。因此，为了减轻孩子的疾病负担和经济负担，最有效的方法是在医生指导下定期复诊，医生会根据病情调整治疗方案。只有遵医嘱的足剂量足疗程的治疗，并在医生指导下逐渐减药直至停药，才能最大限度地缩短治疗时长，用最短时间、最少量的药治好孩子的病。

（崔永华）

三

非器质性遗尿症的识别与评估

13. 为什么有的孩子上小学了还会**反复尿床**

关键词
遗尿症　病因　流行学

当家长发现孩子在上小学后仍然夜间尿床时，常常会感到困惑和担忧。许多家长可能会想：“我的孩子怎么会这样？是不是有什么问题？”其实，反复尿床在儿童中并不少见，了解其背后的原因是解决问题的第一步。

专家说

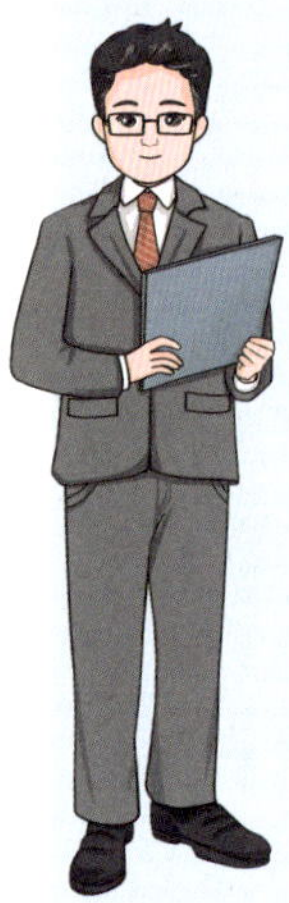

孩子在 5 岁以后仍然反复尿床的情况被称为遗尿症。如果孩子在夜间睡眠中不自主漏尿，每月至少发生一次，且持续超过 3 个月，可以诊断为遗尿症。

遗尿症的病因多种多样，包括遗传因素、心理因素、生活习惯、泌尿系统发育不良等。

全球儿童遗尿症的总体患病率在 4%~16% 之间，而在中国，儿童青少年遗尿症的患病率约为 6.1%。研究显示，5 岁儿童每月尿床的比率超过 10%，而 10 岁以上儿童的比率降至 3%。遗尿症男女比例为（1.5~2）：1。这些数据表明，遗尿症在儿童中是一个相对普遍的问题。

遗尿症的影响不仅限于生理层面，还可能对孩子的心理健康产生负面影响。孩子可能因此感到羞耻和尴尬，这可能影响他们的自信心和社交能力。因此，了解遗尿症的病因和流行病学特征，能够帮助家长更好地应对孩子的尿床问题，提供必要的支持和理解。

健康加油站

为什么儿童尿床需要去医院就诊？

尿床对孩子的影响是多方面的。生理上，长期尿床增加了泌尿系统感染的风险，尿液长时间刺激皮肤，容易引发皮疹、瘙痒等问题。夜间频繁尿床打断睡眠周期，影响孩子的睡眠质量，进而影响生长激素分泌，阻碍身体发育。在心理层面，随着年龄增长，孩子自我意识逐渐增强，尿床会让他们在同龄人面前感到羞耻和自卑。在学校，一旦尿床的事情被同学知道，可能会遭受嘲笑和孤立，这会使孩子性格变得内向、孤僻，不愿参与集体活动，严重影响社交能力发展。长期处于这种心理压力下，还可能导致焦虑、抑郁等心理疾病，对孩子未来的心理健康产生深远影响。随着年龄的增长，尿床每年发病率自发减少 12%~15%，若不给予治疗，有 0.5%~2% 的遗尿症可持续至成年。因此，遗尿不仅要看医生，还要尽早看医生，以帮助孩子得到及早的干预和治疗。

（孙锦华　沈淑琴）

14. 如何判断孩子有遗尿症

关键词：遗尿症　评估　诊断

很多家长在观察到孩子夜间尿床后，往往感到不知所措。如何确认孩子是否真的有遗尿症呢？这个问题值得我们认真对待，因为早期识别和干预至关重要。

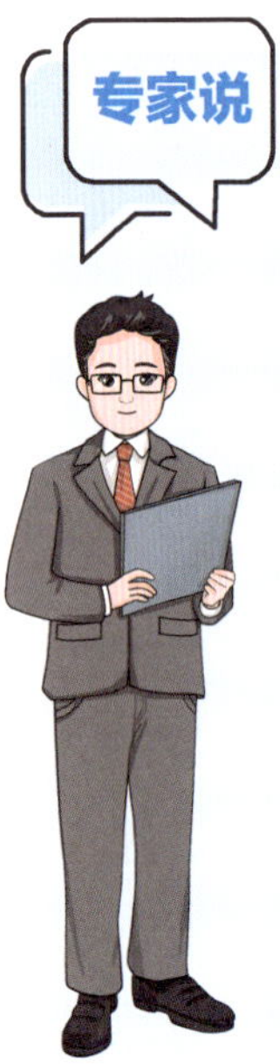

根据国际小儿尿控协会（International Children’s Continence Society，ICCS）和世界卫生组织（World Health Organization，WHO）的标准，5 岁以上儿童，每月至少发生 1 次夜间睡眠中不自主漏尿症状，且持续时间超过 3 个月，排除先天性和获得性的神经源性排尿异常，可诊断遗尿症。

根据遗尿发生的特点，可分为原发性遗尿（primary nocturnal enuresis，PNE）和继发性遗尿（secondary nocturnal enuresis，SNE）。原发性遗尿指自幼遗尿，且没有 6 个月以上的不尿床期，并排除器质性疾病。继发性遗尿是指已有 6 个月或更长不尿床期后再次出现尿床。而根据是否伴有白天下尿路症状，遗尿症又分为原发单症状性夜间遗尿（monosymptomatic nocturnal enuresis，MNE）及非单症状性夜间遗尿（non-monosymptomatic nocturnal enuresis，NMNE）。

判断孩子是否患有遗尿症需要详细评估。家长应观察孩子的排尿习惯、尿床频率和时间。医生会详细采集病史，包括夜间遗尿及日间排尿、排便情况、饮水习惯、心理状态、家族史、诊治经过等，并进行体格检查及辅助检查，以明确病因和严重程度，并排除其他潜在医疗问题。医生将根据具体情况制订干预计划，家长应积极配合，按照医生的要求记录排尿日记，确保孩子得到及时的帮助。

健康术语

排尿日记

排尿日记指在一定时间内采用特定的表格连续记录自然状态下的排尿相关数据，包括每次排尿时间、尿量及其他参数等。学龄期儿童需连续记录1周尿床情况（包含晨起首次排尿量）和2天（周末）白天排尿日记。使用排尿日记表，需要电子秤、量杯、尿不湿等辅助工具记录。通过排尿日记可以为医生准确评估和诊断提供更多信息，例如准确计算孩子的功能性膀胱容量和夜间尿量，判断是否伴有下尿路症状等，帮助医生识别问题，决定是否需要进一步检查，为孩子提供更早期的评估和干预。

（孙锦华　徐燕清）

四

非器质性遗尿症的预防与干预

15. 家长如何帮助孩子
减少尿床次数

关键词：遗尿症　健康教育　行为干预

当家长发现孩子频繁尿床时，常常会感到无奈和焦虑。我们希望能找到有效的方法来帮助孩子减少尿床的次数，让他们过上更自信的生活。

专家说

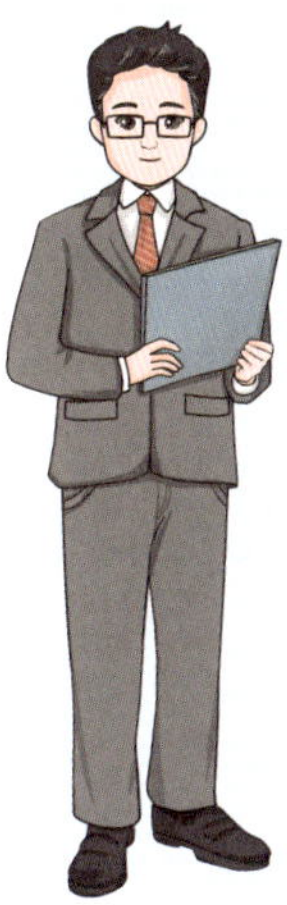

要帮助孩子减少尿床的次数，家长的帮助至关重要，可以采取多种策略。

首先，健康教育是关键。家长应向孩子解释尿床是一种常见现象，以消除孩子的羞耻感，减轻心理负担。

其次，行为干预能有效帮助孩子建立良好的排尿习惯。定时上厕所和使用尿床报警器可以帮助孩子在夜间及时醒来上厕所。建立规律的作息也很重要，包括固定的睡觉和起床时间，白天保持正常饮水量，避免晚餐时食用含咖啡因的食物，晚餐宜早且清淡，饭后不宜剧烈活动或过度兴奋。睡前约 2 小时应停止饮水。鼓励孩子在白天规律排尿，每日 4~7 次，并在睡前确保排尿，能有效降低夜间尿床的风险。

同时，心理支持不可忽视。避免责备，因为尿床并非故意，责备只会增加孩子的焦虑。当尿床次数减少时，应给予积极的表扬和小奖励，例如贴纸，可以增强自信心。

最后，家长要关注孩子的情绪变化。学习压力、家庭变故等都可能引发尿床，及时倾听孩子的感受，创造轻松的氛围，例如睡前听轻音乐或讲故事，都能帮助孩子放松。

健康加油站

当孩子发生尿床时家长应该如何对待?

当孩子尿床时，家长的反应至关重要。

（1）首先，保持冷静，避免愤怒或失望。可以说:“没关系，很多小朋友都会经历这个阶段。”这样的表述能减轻孩子的羞耻感。

（2）鼓励孩子表达感受，倾听他们的担忧。可以问:“你觉得怎么样？有没有什么让你不舒服的事情？”或者:“你在晚上有没有做梦？”这些问题能帮助孩子更好地表达情绪。

（3）家长还可以询问孩子的日常习惯，例如“你在睡前喝了多少水？”或“你有按时上厕所吗？”这种互动可以帮助孩子理解自己的行为。

（4）给予积极的鼓励也很重要。可以说:“我知道你很努力，继续加油！”或“如果下次再发生，我们可以一起想办法。”通过这些支持，家长可以帮助孩子建立自信，减少负性情绪。

（孙锦华　赵奇慧）

16. 长大后，孩子的**尿床**行为会自然**消失**吗

关键词

遗尿症　预后　影响因素

当孩子逐渐长大而依然尿床时，许多家长难免会担忧：“都这么大了，怎么还尿床？”，但也有人会说，“不用担心，长大后自然就好了。”尿床真的会随着年龄增长自然消失吗？让我们从科学的角度来探讨这一问题。

专家说

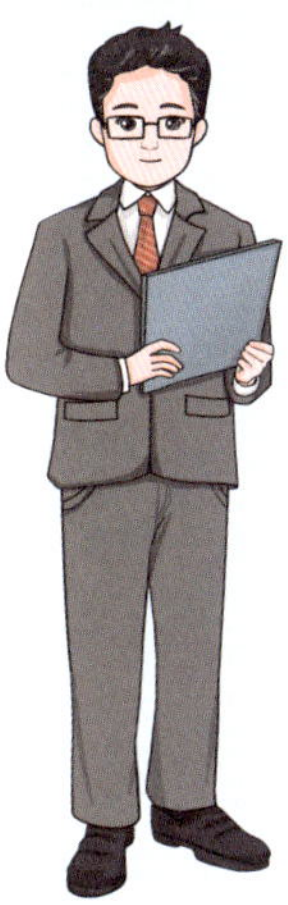

研究显示，大多数孩子在成长过程中会逐渐克服尿床问题。约 75% 的孩子在 10 岁之前会自行改善，但尿床的预后并非绝对，某些因素可能导致尿床问题持续存在。随着儿童的生理发育，膀胱容量增加和神经系统的成熟使他们能更好地控制排尿。通常，随着年龄的增长，孩子们会在夜间醒来上厕所，从而减少尿床的发生。

尽管如此，遗传、心理状态和环境因素可能会影响尿床情况。如果父母在小时候也经历过尿床，孩子尿床的风险会相应增加。焦虑、压力或家庭环境的变化（例如，父母离婚、搬家等）都可能加重尿床问题。同样，缺乏规律的作息、饮水习惯不良或睡前饮水过多，都可能导致尿床的发生。如果孩子在晚上没有机会上厕所，或者白天没有养成良好的排尿习惯也可能增加尿床的风险。

虽然许多孩子会自然克服尿床的问题，但并不是所有孩子都会“自然好转”。如果孩子在较大年龄时仍然出现尿床现象，家长应及时寻求专业帮助。

健康加油站

孩子尿床与遗传有关吗?

研究表明，如果父母在小时候经历过尿床，那么孩子尿床的风险会显著增加。这种遗传倾向可能与膀胱容量、神经系统发育以及个体对尿意的感知能力有关。膀胱的生理结构和功能可能受到遗传影响。有些孩子天生膀胱容量较小，导致他们在夜间更容易尿床。神经系统的发育速度也因人而异，某些儿童的神经系统可能需要更长时间变得成熟，从而影响对尿意的控制能力。

家庭中尿床问题的普遍性也可能影响孩子的心理状态。当孩子意识到自己与父母有相似的经历时，可能会感到无助或沮丧，这种情绪可能加重尿床问题。因此，家长应以积极的态度谈论尿床，强调这是一个可以克服的挑战。遗传因素在尿床问题中扮演重要角色。家长可以通过科学的干预和支持，帮助孩子顺利度过这一阶段。

（孙锦华　王昱琳）

17. 如何治疗**遗尿症**

作为家长，看到孩子在晚上尿床，心里总是感到无奈和焦虑。尤其是在朋友聚会或者旅行时，孩子的尿床问题让人感到尴尬。很多家长渴望帮助孩子摆脱这一困扰。了解治疗遗尿症的方法，不仅能让孩子重拾信心，也能让家长们更轻松面对生活中的小挑战。

关键词

遗尿症　干预个体化　行为疗法

专家说

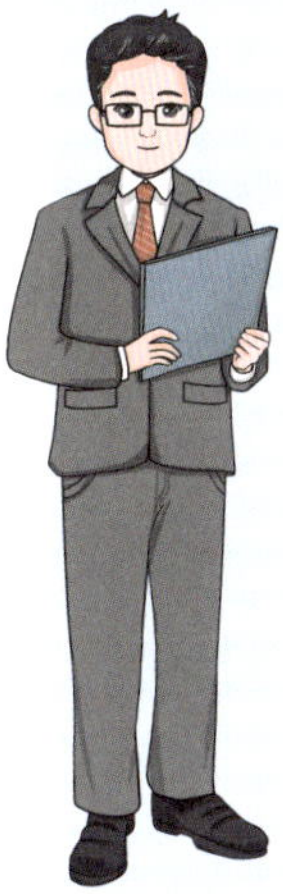

治疗遗尿症的原则包括个体化干预和多种治疗方法的结合。常见的治疗方法有行为疗法、药物治疗和心理支持。

（1）行为疗法是一种常见且有效的治疗方式。夜间尿床报警器能有效提高孩子的夜间觉醒能力，促使孩子及时上厕所。

（2）药物治疗也可以作为一种辅助方法。药物适用于特定情况，例如孩子的尿床频率较高，或者伴随其他问题时。常用的药物包括去氨加压素、抗胆碱能药物和抗抑郁药等，都需要在医生的指导下规范用药。

（3）心理支持同样重要。尿床可能给孩子带来负性情绪，因此家长应提供必要的情感支持，帮助他们缓解焦虑和压力。

（4）与医生的紧密合作也是成功治疗的关键。医生会根据孩子的具体情况制订适合的治疗计划，确保孩子得到最佳的治疗效果。

行为疗法的具体步骤是什么？

（1）治疗第 1 天设置日程表，每天记录。努力寻找可能导致尿床的因素，并记录在日程表上，例如学习负担过重，白天情绪波动、精神受刺激，睡前过于兴奋，傍晚水分摄入过多等。积极引导患儿共同解决诱发因素，在学校及家庭生活中为其营造一个舒适、温馨的环境，减轻其心理压力。

行为干预期间给予患儿一定的精神和物质奖励，培养患儿接受遗尿治疗的主动性，当患儿一整夜未遗尿，在排尿日记表格中画一个黄色的五角星，当连续 3 天不遗尿就在日记表格中画一个红色的五角星，当连续 7 天不遗尿奖励一件其喜欢的物品，激励孩子再接再厉，继续做好。

（2）憋尿训练：一般儿童的膀胱可容纳约 300 毫升尿液，白天应鼓励患儿尽量多饮水，充分扩张膀胱，当尿液达 350 毫升以上时，膀胱便具备了一定的储存尿液的功能。白天让孩子多饮水，当有尿意时，让他忍住尿，每次忍尿不超过 10 分钟。尽量延长 2 次排尿的间隔时间。使膀胱扩张，增加容量，从而减少夜间排尿的次数。

然后训练患儿白天排尿时尽量做到在排尿中途停止再排尿，自己从 1 数到 10，然后再把尿排尽，交替数次以加强尿道外括约肌和腹内肌肉对排尿的控制，减少夜间遗尿的次数。在日间嘱患儿尽量延长排尿间隔时间，逐渐由半小时至 1 小时排尿一次，延长至 3~4 小时排尿一次，促使尿量增多，使膀胱容量逐渐增大。

（3）唤醒训练，家长记录患儿晚间尿床时间，掌握遗尿的规律，提前 30 分钟用闹钟结合人为叫醒，让患儿在室内来回走动，或者用冷水洗脸，使之在清醒状态下排尽尿液。唤醒患儿的铃声与膀胱充盈的刺激同时呈现，建立条件反射，达到训练膀胱功能的目的。

（孙锦华　徐燕清）

18. 孩子因**尿床**而感到**羞耻**，家长应该如何**引导**

当孩子因尿床感到羞耻时，家长应优先关注孩子的情绪，我们需要给予他们更多的理解和支持，承认他们的感受并告诉他们这不是他们的错误，同时避免惩罚或过度关注尿床行为。

关键词

遗尿症　健康教育　家庭引导

专家说

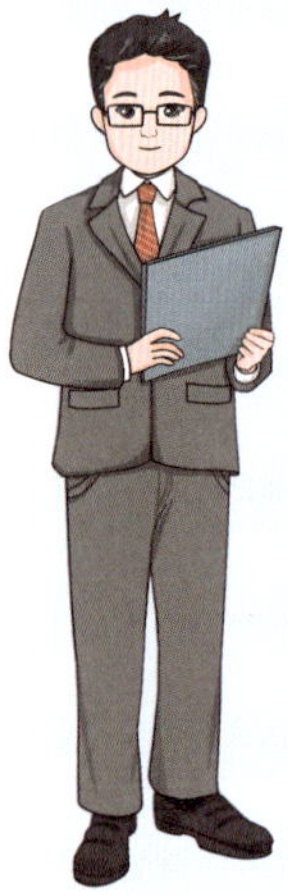

孩子因尿床而感到羞耻和尴尬是常见的心理反应。家长要表达对孩子的理解和支持，帮助他们理解遗尿是一种普遍现象。例如可以告诉孩子“我知道你可能觉得很不好意思，但这并不是你的错。我们的身体有时需要更多的时间来学习控制。”这样的解释可以缓解孩子的羞耻感，并让他们感到被理解。

当尿床后，不要责备或惩罚孩子。家长可以说“没关系，我们一起换个干净的床单，今晚我们可以试试睡前少喝水。”而当孩子没有尿床的时候，家长可以及时给孩子一些具体的奖励，例如贴纸或提供孩子喜欢的小奖励。家长也可以试着和孩子一起设置一个简单的目标，例如连续 3 个晚上保持床铺干燥，并在达成目标后提供奖励，例如和孩子一起选择一个小游戏或特别的家庭活动。通过及时表扬和奖励，强化孩子的积极行为。

如果孩子的羞耻感很强，并影响到正常生活，家长应及时寻求专业的帮助，例如寻求精神心理科或心理治疗的帮助。同时，家长应特别注意保护孩子的隐私，避免在公众场合提及尿床的问题。当众讨论可能会加重孩子的羞耻感。

健康加油站

为什么向孩子表明我们理解他的情绪后，可以缓解他的羞耻感呢？

当家长向孩子表达对情绪的理解时，同时也是在表达一种接纳，孩子会感到自己的情绪是正常的，是被父母理解的，也会更愿意和家长交流自己的感受和想法。另外，小年龄的孩子往往无法正确识别自身情绪，因此当家长向孩子表达对情绪的“看见”时，家长也是在帮助孩子识别、命名并表达情绪，这是一个很好的处理情绪、应对困难的示范，也会在很大程度上帮助孩子的情绪发展，帮助孩子学会更健康地表达和调节自己的情绪，在面对类似困境时更有信心和能力应对。

（孙锦华　杨双洁）

相约健康百科丛书

人物关系介绍

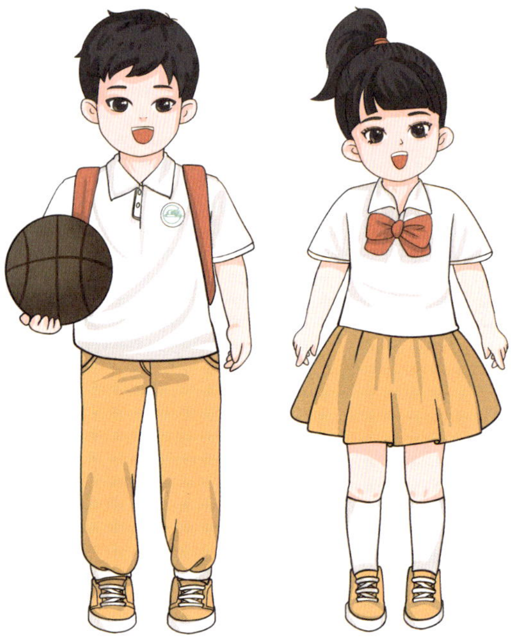

健健　　康康

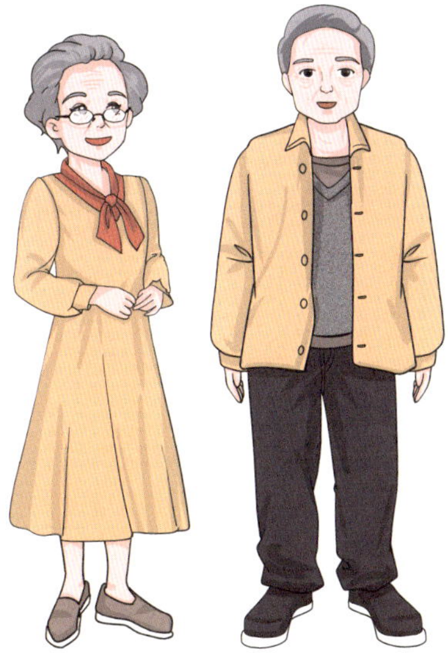

奶奶　　爷爷

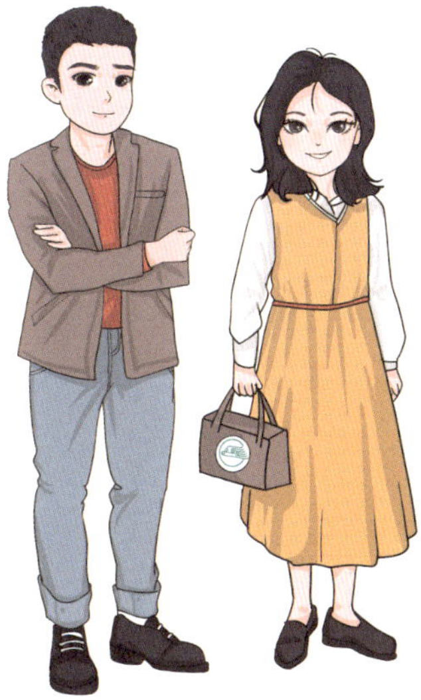

爸爸　　妈妈

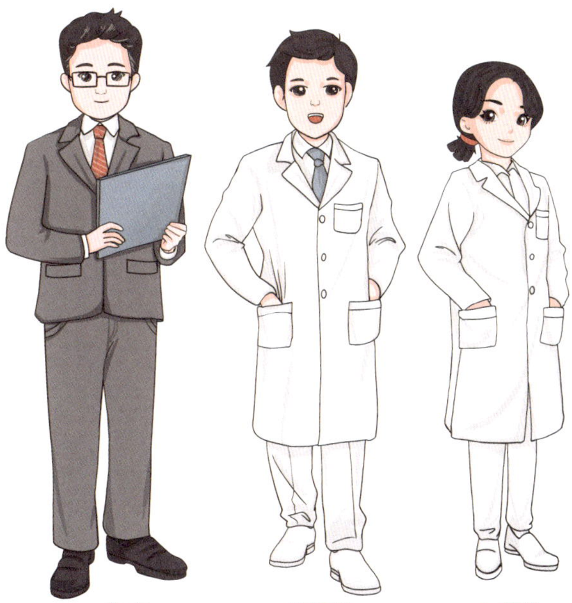

专家　　男医生　　女医生

图书在版编目（CIP）数据

用爱照亮童年 / 王小平主编. -- 北京 ：人民卫生出版社，2025. 10. --（相约健康百科丛书）. -- ISBN 978-7-117-38442-1

Ⅰ. G444

中国国家版本馆 CIP 数据核字第 2025XR7589 号

人卫智网	www.ipmph.com	医学教育、学术、考试、健康，购书智慧智能综合服务平台
人卫官网	www.pmph.com	人卫官方资讯发布平台

相约健康百科丛书

用爱照亮童年

Xiangyue Jiankang Baike Congshu

Yong'ai Zhaoliang Tongnian

主　　编：王小平
出版发行：人民卫生出版社（中继线 010-59780011）
地　　址：北京市朝阳区潘家园南里 19 号
邮　　编：100021
E - mail：pmph @ pmph.com
购书热线：010-59787592　010-59787584　010-65264830
印　　刷：天津市光明印务有限公司
经　　销：新华书店
开　　本：710 × 1000　1/16　　印张：25
字　　数：324 千字
版　　次：2025 年 10 月第 1 版
印　　次：2025 年 10 月第 1 次印刷
标准书号：ISBN 978-7-117-38442-1
定　　价：79.00 元